私たちは電気でできている

200年にわたる生体電気の研究の歴史と未来の展望

サリー・エイディ
飯嶋貴子 訳

WE ARE ELECTRIC
The New Science of Our Body's Electrome

青土社

私たちは電気でできている　目次

はじめに　7
第一部　生体電気の始まり　25
第一章　人工的なもの　Vs. 動物　ガルヴァーニ、ヴォルタ、そして電気をめぐる闘い　27
第二章　壮大な疑似科学　生体電気の興亡　63
第二部　生体電気とエレクトローム　89
第三章　エレクトロームと生体電気コード　身体の電気言語をどう話すか　91
第三部　脳と身体の生体電気　121
第四章　心臓に電気を通す　電気信号の有用なパターンはどのように発見されたか　123
第五章　人工記憶から感覚インプラントまで　神経コードの探求　135

第六章　癒しの火花　脊髄再生の謎　181

第四部　誕生と死の生体電気　221

第七章　はじめに　ヒトを構築／再構築する電気　223

第八章　最後に　分解して元に戻す電気　255

第五部　未来の生体電気　285

第九章　シリコンとイカの交換　生物を生体電気に変える　287

第一〇章　自分をよりよく電化する　電気化学による新しい脳と身体　315

謝辞　351

註　355

訳者あとがき　381

索引　i

私たちは電気でできている

２００年にわたる生体電気の研究の歴史と未来の展望

アンへ

はじめに

検問所に戻る。車の往来はいつもどおりだ。退屈そうな兵士たちが、通行人や埃だらけの車、家畜や農産物を積んだ今にも壊れそうなトラックに手を振って通っていいと合図をする。

すると、ゲートの前に停まっていたハンヴィー〔米軍向けに製造された汎用四輪駆動車〕が爆発した。目を眩ませる爆風の中から全速力でこちらに向かって走ってくる男の姿を捉える。男は爆弾ベストを着ている。私は彼を撃つ。

左手に見えた一瞬の動きで、スナイパーが銃を構えはじめたことがわかった。この男も撃つ。

今度は大勢の人間――七人くらい？――が検問所を突破した。全員マシンガンをもっている。一団をざっと見まわして、一番近くにいるのが誰かを確認する。まずはそいつを排除しなければならない。

さらに三人の男が、検問所を見下ろす低い建物の屋根を横切った。なんとか彼らの姿を捉える。バン、バン、バン。

それ以降は誰も現れず、砂漠の風が奏でる静かな笛のような音のほかは何も聞こえなくなった。それでも私は冷静に警戒し、地平線を注意深く見渡しながら待つ。

照明がついて技術者が中に入ってくる。

「どうかしましたか？」と私は尋ねる。

「何も」と技術者は驚いたように答える。「終了です」。

「終了ってどういうことですか?」私はがっかりした。シミュレーションの中にいたのは三分にも満たないくらいだっただろう。「このまま続けても?」

「いえ、もう終わりです」。

「何人撃ちましたか?」ライフルとヘッドギアを外し、脳内を駆けめぐっていた電流を切りながらそう尋ねる。

彼女は肩をすくめる。「全員です」。

私がいたのは南カリフォルニアの灰色のオフィス街で、近くに検問所もなければ、紛争も起こっていない。私の手には、CO2カートリッジを発射するように改造されたM4近接戦闘用ライフルがある。ちょっとした反動はあるかもしれないが危害を及ぼすことはない。私が撃っていたのは本物の人間ではなかった。壁面サイズの軍事訓練シミュレーションのプログラマーが考え出した作り物だ。

唯一本物だったのは、頭につけていた電気刺激装置だけだ。九ボルトの電池から数ミリアンペアの電流を頭蓋骨に送ることで、射撃能力が向上するかどうかを調べるテストに私は申し込んだのだ。科学者らは、電流が私の脳内にある別の種類の電気、つまり、神経系が通信のために使う自然発生する生体電気信号を再調整すると仮定した。彼らは、脳の実行機能部分に人工的な衝撃を加えてこの繊細な自然の流れを抑え込むことによって、机にかじりついている一記者を万全な戦闘体制の暗殺者に変えてしまうほど、私の精神を警戒と集中状態にねじ込もうとしたのだ。

遡ること二〇一一年、私は『ニュー・サイエンティスト』のライター兼編集者だった。この夢の仕事のために、はるばる海を渡ってきたばかりだった。その前は『IEEEスペクトラム』という米国を拠点とする技術雑誌で、マイクロチップやニューロテックの記事を書いていた。それは、私のような幼少期を過ごした人には避けられない仕事だった。父は元無線技師で、実家の地下室には興味をそそる機械装置——回路基板、飴色に包まれた配線、はんだごてなど——が置いてあり、二〇世紀半ばのSF雑誌『アナログ』のバックナンバーがほとんど全巻揃っていた。私がサイエンスライターになった理由のひとつは、こうした昔のSF小説に描かれていたようなアイデアが、実際の科学へと変容していく姿を目の当たりにするためだった。

　このことは、私がこの度肝を抜かれるような軍の脳刺激実験の噂を初めて耳にした瞬間から、なぜその虜になってしまったかの説明にもなる。私はこの技術——経頭蓋直流電流刺激（tDCS）として知られる——が、数年前から科学系の報道機関を揺るがしているのを見てきた。他にも興味深い結果はあるが、とりわけこの技術は、治療抵抗性うつ病から数学の能力不足まで、すべてを改善してくれるように思えた。私の脳に配線を施した科学者らによると、この電流は、脳内の神経細胞《ニューロン》間の結合強度を変え、それらを一同に発火させやすくすることができる。この自然な同期はすべての学習の基礎であり、電界によってその同期を加速させれば、理論的には、新しいスキルを習得するスピードも加速できることになる（この場合でいえば、ジェームズ・ボンドに変身できるということだ）。

　二〇〇九年に、私が電気のこの奇妙で新しい使用法を初めて垣間見たとき、それはあいまいな医療試験や秘密の軍事プロジェクトといった類のものだった。今では、電気刺激装置を頭に装着するという考えは当時ほどなじみのないものではない。これは、断続的な断食やマジックマッシュルームの微量投与など、精神的な鋭さを求めてシリコンバレーの人たちがやっているのを想像できるようなものであることは確かだ。

ところがそれは、電圧による衝撃で頭脳の力を高めるだけでない――電気は、心と身体の病気を治療するために、他にもさまざまな方法で利用されているのだ。たとえば、パーキンソン病の最終的な治療手段である脳深部刺激療法は、乾燥スパゲッティほどのサイズと形をした二本の電極を脳の深部に滑り込ませ、病気の破壊的症状を鎮める。これがすばらしい成功を収めたのをきっかけに、研究者らは、てんかんや不安障害、強迫性障害や肥満といった他の病気にもこの治療法を試している。その後台頭したのが、「電気薬学《エレクトロシューティカルズ》」だ。これら米粒大の電気インプラントを体内の神経周辺に固定することにより、それらの信号が遮断され、ラットやブタの実験では、糖尿病や高血圧、喘息の回復にもつながるように見えた。二〇一六年には、臨床試験でのすぐれた初期結果――関節リウマチを回復に向かわせるように思われた――にグーグルの親会社のアルファベットが確信し、ある製薬多国籍企業とチームを組んで、クローン病や糖尿病などの病気の治療に身体の電気信号を利用するという五億四〇〇〇万ポンドのベンチャーに乗り出すことになった。

このようなわけで、米国防総省のとあるプロジェクトのモルモットになる機会を得たとき、私はもちろんそれに飛びつき、失望することもなかった。私自身のtDCS経験は斬新だった。電界がニューロンを叩いて刺激することで、即座に集中力が研ぎ澄まされ、推移律により狙撃スキルにも磨きがかかった。そして、何か信じられないような気持ちにもなった――その瞬間まで私の心のBGMだった、集中を妨げるネガティブなひとり言のスイッチを、誰かがようやく切ってくれたような気がしたのだ。私は改心した。そして、電気がもつこのポジティブな力を、耳を傾けてくれるあらゆる人に伝道したくなった。

私の詳細な体験談が『ニュー・サイエンティスト』に掲載されると、それは急速に拡散した。完璧なタイミングだった。二〇一〇年代初頭は、シリコンバレー流の呪術的思考《マジカルシンキング》〔自分の思考や願望とある事柄には因果関係があるとする思考〕が幅を利かせていて、誰もが完全食のソイレントを飲む生産効率の高いゴブリンになることを熱望していた。トランスヒューマニストたちは、その悲しい肉体をアップグレードする新しい方法を探すことに必死だった。電気は今や、人間がその本質的限界を超える手助けをする一連の道具の仲間入りをしようとしていた。その記事は「DIY tDCS」フォーラムの定番となった。このフォーラムは、アマチュア神経工学者が、地下室で自分の脳をオーバークロック〔信号周波数を定格以上に高めて駆動させること〕させるための回路設計や機器のスペックを情報交換する場だった。科学系ポッドキャスト *Radiolab* のプロデューサーたちは、人為的に禅の境地を生み出すtDCSの能力に魅了された。作家であり人類学者でもあるユヴァル・ノア・ハラリは、自著『ホモ・デウス』に私を反面教師として、つまり、人間が自らを操作して神の領域に踏み入ることへの差し迫った警告として引き合いに出している。韓国のドキュメンタリー映画監督からは、神経刺激が人間の状態を変容させるかどうかについて推測するよう求められた。あるインタビュアーは私を、tDCSのセールスレディーと呼んだ。

体内の自然電気をこんなふうに操作する可能性を探ったジャーナリストは、私が初めてではなかった。二〇〇〇年代初頭から、何千もの研究——その多くがオックスフォード、ハーバード、シャリテーといった著名な大学でおこなわれた――が、精神を向上させるひとつの方法としてｔＤＣＳを挙げてきた。ほんの少しの電気が記憶力、数学の能力、注意力、集中力、創造力を向上させるのだ――それは心的外傷後ストレス障害やうつ病にも有望とされていた。データや見出しは何年もの間に蓄積していったが、私のあの風変わりな体験によって、それらのデータが無味乾燥で臨床的なものから、「実際に自分の身に起こったこと」というカテゴリーに収められた。興味深い研究結果が人々の関心の高まりと組み合わされば金になると見込んだ進取のスタートアップ企業は、私が試した、脳を活性化させるヘッドギアの自社版をすぐさま市販しはじめた。数百ドルで買えるこの魅力的なウェアラブルは、国防総省のスーツケースに収められた一万ポンドもするギアとは似ても似つかない。にもかかわらず、これらはまもなくして、ハイレベルなアスリートをはじめ、ほんの少しでもいいから精神的な鋭さが欲しいと願う人たちに採用されるようになった。ゴールデンステート・ウォリアーズ――あまりの強さに「バスケットボール界をダメにした」チームと非難された――は、試合前にこれを身につけて練習し、脳を完全な集中状態《ゾーン》にもっていったという。[2] トレーニングでヘッドセットを使用したアメリカのオリンピックスキーチームは、「脳ドーピング」に値するとして訴えられた。[3]

もちろん、反動は避けられなかった。猜疑心の強い人たちは、「これはちょっとできすぎた話ではないか」と考えはじめた。うつ病を治す？　集中力が高まる？　記憶力が増す？　代数学の能力が高くなる？　まもなくすると研究の波が押し寄せ、それまでの過剰ともいえる希望的観測の正体を暴きはじめた。あるグループは、ｔＤＣＳに関連する電流はニューロンには効果がないということを証明するために、解剖用の死体に電気刺激を与え、それは疑似科学的なでたらめだと結論付けた。また別のグループは、何百ものtDCS研究の影響をすべて調べ――メタ分析――、すべての影響を平均すると何も残らないという結論に達した。

彼らは歴史を味方につけた。懐疑論者たちはさまざまな種類の電気ベルトや電気リング、電気浴槽、その他の珍しい器具が、便秘やがんといった慢性的な病気から、「男性の活力」の喪失や過度のマスターベーションといったヴィクトリア朝の香りが漂う悩みまで、すべてを治すことができると偽医者たちが主張した二〇〇年にも及ぶ電気関連の愚行を指摘した。批評家にとってこれは、一八七〇年代に電気ペニスベルトを売っていたぺてん師と同じく、こんにち脳への電気的刺激の効用を吹聴している人たちには科学的根拠がないということの証明となった。

tDCSはあからさまなインチキではないにしても、同じ領域に属することは確かだというコンセンサスが生まれた。彼らは正しかったのか？　私はプラセボ効果の最新の犠牲者となってしまったのだろうか？　二〇〇年来のガマの油を再加熱して、洗練されたシリコンスプレーに仕立て上げたものに騙されたのだろうか？

私自身、このことに疑念を抱きはじめていた。それでも初めてのtDCSの至福の輝きにまだ魅了されていた私は、早速、他の研究室が提供していたこの脳の快楽を体験してみることにした。私は、オックスフォードの実験心理学部が、数学の能力を高めるtDCSの潜在的役割について研究していることを知った。数学はあまり得意とはいえない分野だったため、私の潜在的なプラセボバイアスをチェックする絶好の方法となるだろう――電気刺激がどの程度有効なのか、繰り返し実験するのだ。

私はその場所に妙技を期待して飛び込んだ。自分の手が黒板の上をさりげなく踊り、『グッド・ウィル・ハンティング』や『ビューティフル・マインド』に出てくるような、数式で黒板を埋めていく姿を思い描いた。ワクワクした。ところが、へとへとになった数時間が過ぎて研究室を出たとき、光明が差したといってよかったのは、数時間にも及ぶ、公共の場での、あまりにひどい数学の試験で恥をかいた自分の真っ赤な顔がほてった瞬間だった。ばかげた電極キャップまでかぶって。私は自分の中に住む数学の天才を解き放つことに失敗したのだ。もしかしたら、本当にすべてがでたらめだったのかもしれない。

でももし本当にインチキだったとしたら、なぜそれがこれほど幅広い病気に効果があるように見えたのだろうか？　確かに、そうした医者たちは誰もまちがってはいなかったはずだ。当時、あらゆるところで医療用電気の研究を目にしていたし、それは比較的無害で小さなｔＤＣＳによる瞬間的刺激だけではなかった。脊髄に埋め込まれた侵襲的刺激装置により、麻痺した人が再び歩けるようになるのも見た。これらの装置を脳に埋め込めば、治療抵抗性うつ病患者をベッドから起き上がらせることもできた。迷走神経に埋め込めば、関節リウマチが治った。電気とは一体何だったのか？　どんなメカニズムを使用すれば身体を治すことができるのか？　私の頭から離れなかった疑問、それは、電気と生物学との関係とは何か？　ということだった。

この技術がうまく働いたとしても、どのように機能させればよいのか私には見当もつかなかった。だからそれを解明することにしたのだ。この迷宮に迷い込んだが最後、そこから這い出るのに一〇年かかった。その一〇年間、私はこれらの疑問とその答えにしびれながら過ごしてきた――そして今度は、この瞬間的刺激を読者のみなさんに伝える番だ。

本書は、私たちすべての身体に湧き起こる自然電気と、それを操る方法を学べば世界が変わるであろう、まさに目の眩むような方法に関する本である。この数百ページの本の中で、生きとし生けるすべての生物のあらゆる動きと意図を支えながら、その体内を勢いよく流れる物質について、みなさんにお伝えしていきたいと思う。この自然の電流は神経系よりも、いや人間そのものよりも前から存在した。最初の魚の突然変異体が、乾燥した大地の上でピチャピチャ跳ねていた頃よりはるか前の、私たちの祖先の体内を流れていたのだ。それは私たち人類に関する最も古いものである。そして生命そのものに関する最も古いもののひとつでもある。

射撃のプロになるまでの私の短い旅路は、身体の自然電気を利用することの可能性と危険性を示すほんの一例に過ぎない。私たちは基本的に電気の通った生き物だが、人間の電化の全容を知れば衝撃を受けるだろう。ひとつ一つの動作、知覚、思考が、どれほどすっかり完全に電気信号の制御を受けているかは、いくら誇張してもしすぎることはない。これは電池から来る電気でもなければ、照明をつけたり食洗機の電源を入れたりするための電気でもない。この種の電気は、電流の中を流れるマイナスの電荷をもつ粒子である電子でできている。

人間の身体は、これとはまったく異なるバージョン、つまり「生体電気」で動いている。その電流は、電子の代わりにカリウム、ナトリウム、カルシウムといった、ほとんどがプラスに帯電したイオンの働きによって生成される。これにより、すべての信号が脳の内部を通り、神経系を介して脳と体内のすべての器官との間を行き来することで、知覚、運動、認知が可能となる。それは私たちが考えたり話したり歩いたりする能力や、転ぶとなぜ膝が痛むのか、擦りむいた皮膚はなぜ治るのかということの基本をなす。グミを酸っぱいと感じるのも、その味を洗い流すためにコップ一杯の水を手に取るのも、そもそも喉が乾いていたことを知るのも、こうした理由からなのである。

壁のコンセントから出てくる電気は発電所で作られている。人間の身体でいえば、発電所は私たち自身だ。体内にある四〇兆個の細胞のひとつ一つが、それ自身の小さな電圧をもつそれ自身の小さな電池なのだ。細胞が休んでいるとき、細胞の内側は、外側の細胞外液よりも（平均して）七〇ミリボルトほどマイナスに帯電している。そのままの状態を維持するために、細胞はそれを取り囲む皮膜に絶えずイオンを出し入れしながら、常にマイナス七〇ミリボルトを維持しようとしている。こうしたすべてのことはみなさんにとってはあまりにも些細なことで、注目するに値しないように聞こえるかもしれない。そう、確かに私たちの生活の規模からすれば、七〇ミリボルトの差は取るに足らないものだ。補聴器の電源に必要な電力量の一〇〇〇分の一程度なのだから。しかしニューロンの観点からするとそれどころではない。神経インパルスが轟音を立てながら神経繊維の中を降りてくると、ニューロン内のチャネルが開き、何百万というイオンがたちまちそれらを通って細胞外空間に吸い込まれたり、そこから吸い出されたりして、すべての電荷をもっていってしまう。こうした電荷の大量移動によって発生する電界は一メートルあたり約一〇〇万ボルトということになり、その規模では、両腕を広げた状態で、片方の手からもう片方の手に稲妻を丸ごと走らせるような感じだ。それこそが、全身のあらゆるニューロン、つまり人生のすべての瞬間と感じられる。

生物学者は昔から、こうした類の生体電気信号は脳と神経系との間のすべてのコミュニケーションを引き受けていることを知っていた。それは、脳の指令センターが筋肉と交信し、手足を動かす手助けをする電話線のようなものと考えることができる。

ところが、生体電気は私たちの脳に限ったことではない。これらの信号は、知覚や運動を司る細胞だけでなく、体内のあらゆる細胞に役立てられていることが、この数十年で明らかになった。

それぞれの皮膚細胞には独自の電圧が流れており、それがとなりの細胞と結びついて電界を発生させる。電圧計で皮膚の電気を測定することだってできるのだ。皮膚の一部を引っぱって電極につなげると、「皮膚電池」が電球を点灯させる。前立腺電池でも同じ電球を点灯させることができる。乳房電池でもいい。その電界がけがによって遮断されると、本人はそれを感じることができる。舌や頬の内側を噛むとヒリヒリと痛む。それは損傷電流で、周囲の組織に助けを求めているのだ。

同様に、骨の中の細胞も電気を帯びている。歯も電気を帯びている。臓器もだ――そして、そのそれぞれを抱え込む上皮組織の被膜も同様である。血液細胞もそうだ。どれひとつとっても、小さな電圧を発生させて、それらの内部で、またそれら同士で通信する微小発電所なのだ。

かつて私たちは、そうした非神経系細胞は主に、ちょっとした管理やメンテナンスの仕事――たとえば、廃棄物処理やエネルギー管理など――のために生体電気信号を使っていると考えていた。ところが新たな研究により、それらはもっとずっと多くの仕事をしていることが明らかになった。あなたも私も、一般に認識されているよりもはるかに電気を帯びているのだ。

最近になって、電気信号は人間が子宮の中で成長する際にビーコンを送ることで、最終的な姿――腕が二本、足が二本、耳がふたつ、鼻がひとつというように――になるよう私たちを導くということも発見された。この信号が子宮内で遮断されるとかなりまずいことが起こるため、科学者らは現在、体内の電気を再調整することで生理学的な先天性欠損を防ぐ方法を模索している。そして、誕生に対してできることは死に対してもできる。がん細胞はそれ自体の異常電圧を有し、それらは電気信号を利用してそのホスト環境について交信するということが、最近の事実から明らかになった。これらの信号を遮断することで、がん細胞が転移するのを防ぐことができる。

また、この自然電気は私たち動物に限ったことでもない。同じ信号が藻類から大腸菌（*E. coli*）に至るまで、すべてのもので検出されている。植物はこの信号を使って、遠くまで拡散したそれぞれの部位にメッセージを送り、捕食者を警告し、防御体制に入る。菌類は、その繊細な菌糸で良好な食料源を探し出したとき、これらの信号を使って交信する。バクテリアはこれらの信号を利用して、自身のコミュニティを抗生物質の効かない要塞に成長させるタイミングを決定する。分類学的にどこに属するかよくわからないような微生物——私たちはそれらをまとめて「原生生物」というラベルのついた万能ボックスに押し込んでいる——でさえ、これらの電気通信信号を利用しているのだ。

こうしたすべてについてここでお話ししているのは、「生体電気」が単なる比喩でも、ありふれた生化学的な真実を手際よく拡大解釈したものでもないということを強調するためだ。あなたも私も、文字通り電気を帯びている。すべての生命の基礎は電気なのだ。体内の細胞の充電が切れたら、私たちはみな死んでしまう。

では、もし電源スイッチを制御する方法を学んだとしたら？

まだよく理解できないとしても（あるいは私の熱い主張にまだ疑念を抱いているとしても）、それはあなただけではない。生体電気の歴史全体は、物理学と生物学の両分野の主流派から研究者らに向けられた懐疑的な態度によって特徴付けられ、何とか定義されてきた。

歴史は、生物学的現象が電気的根拠をもつことを示唆しようとする際に生物学者らが直面した困難な闘いの話で満ち溢れている。こんにち、脳の活動の脳波測定値を調べるのは一般的におこなわれていることだが、その発明者であるハンス・ベルガーが世間の嘲笑に耐えていたことは知られていないかもしれない——そして、自分がつくった装置がいかに世界を変えたかを見届けることなく、一九四一年に自殺をはかって生涯を終えたことも。体内電気の最もありふれた電気的機能でさえ、激闘の末にようやく認められた。一九六〇年代、ピーター・ミッチェルは一〇年の歳月とかなりの額の財産を投じて自身の研究所を設立し、細胞がエネルギーを生成する方法の中心に電気があることを科学界の主流派に納得させた。（彼は自分の考えが高い評価を得るまで生き延びた数少ない人物のひとりで、一九七八年にノーベル化学賞を受賞した。）

おそらくこの懐疑主義のすべては、生体電気の起源の物語に付随する、物議を醸した闘いまで遡ることができる。電気は私たちの筋肉を動かすというルイージ・ガルヴァーニの一八世紀後半の発見は、おそらく電気論争の原型といえるだろう。カエルに電気ショックを与える実験については聞いたことがあるかもしれないが、彼の発見に対する疑惑がヨーロッパ全土を分断した科学戦争の発端となったことは知られていないかもしれない。この生体電気の起源の物語は、その後の世代の科学者らがこのトピックにアプローチする方法を——特に科学そのものの構造を形成することによって——、完全に形作った。

その結果、生命の電気的基盤に関する科学的知識は今、広範囲にわたる学問に拡散し、その多くが、他の人たちはばかげていると思っている。

こんにちでさえ、ほとんどのバイオロジスト〔生物学者〕はおそらく、バイオエレクトリシティ〔生体電気〕の物語の全貌を知らないだろう。一九九五年、インペリアル・カレッジ・ロンドンのがん研究者、ムスタファ・ジャムゴズが、電気信号はがんに関わりがあるという持論を初めて提示したとき、同僚らはあからさまにその考えを否定した。さまざまな研究賞を相次いで受賞している現在でも、ジャムゴズは、気付けば自分の研究を頻繁に説明しなおし、ゼロからやり直さなければいけない。というのも、ある研究者が「まあ、当然でしょう」と考えるような概念が、別の研究者にはSFのように聞こえることもあるからだ。

このことは、科学の枠組みに埋め込まれた一対の硬化した概念を反映している。つまり、生物学者は生物学に固執し、電気の研究を物理学者や技術者に任せているということだ。彼らはただ、お互いにわかりあえないだけなのだ。「生物学を専攻すると、物理学の授業は半学期分しか受けられないだろう」と、もうひとりのがん生物物理学者、リチャード・ヌッチテリはいう。しかも「電気工学には触れることさえない」と。そしてコンピューターサイエンスについては忘れてしまう。これは明白で、何の問題もない役割分担のように見えるかもしれないが、それはつまり、野心あふれる物理学の博士過程の学生は、テスラと自分の交流電流については学べるが、自分自身の体内を流れる生体電気については学べないということだ——そしてその逆のことが生物学の学生にも当てはまる。それぞれの分野は「自分の領分を守る」べきだというこの暗黙の前提は、何十年もの間、生物学と科学の発展を制限してきた。私たちに必要なのは、身体の異なる電気パラメーターをひとつ屋根の下にもってきて、それらを首尾一貫した形でまとめて研究するための新しい枠組みなのだ。

これをエレクトロームと呼ぼう。

ゲノム〔生物がもつ遺伝情報の総体〕とマイクロバイオーム〔ヒトの身体に共生する微生物の総体〕の特定は、複雑な生物学のすべてを理解するために不可欠のステップだということが証明されたが、科学者の中には、今こそ「エレクトローム」の概要を描くべきときだと考える者もいる。「エレクトローム」とはすなわち、細胞の電気的規模や特性、細胞が協力して形作っている組織、そして生命のあらゆる側面と関わりがあることが判明しつつある電気の力のことである。ゲノムの解読が、目の色などの情報がDNAにコード化される規則へと私たちを導いたように、生体電気の研究者らは、エレクトロームの解読によって私たちの身体の多層なコミュニケーションシステムを判読し、それらを制御することができると予測している。

過去一〇年から一五年の間におこなわれたさまざまな実験は、私たちはこのコードを解読することができるだけではないということを示唆してきた。自分たちでその書き方を学ぶこともできるかもしれないのだ。研究者らは、治癒から再生、記憶に至るすべてのことを司る細胞内の回路を正確に反転させる方法を探し求めている。たとえば健康な細胞ががんになると、その電気信号が劇的に変化する。ところがこれらの電気的特徴を正常に復元することによって、腫瘍のある細胞を回復させ、もう一度健康な状態に戻すことができるのだ。他の実験では、脳内電気活動のある一定のパターンが特定の感覚経験を形成し、これらが記録・上書きされる可能性があることを示している。このことは、人は自分が生まれもった皮膚の感覚と完全に同じ感覚をもつことができるという先端的な補綴学の出現に一役買った。細胞が本当に生体電気通信内のさまざまな種類のメッセージを運ぶとしたら、その生体電気コードを解読することで、これまで遺伝子や化学のどんな介入によっても取り除けずに残っていた問題を解決できるかもしれない。それはあたかも、電気ボックスを開けて、好きなように自分たちのシステムを配線しなおすことができるような感覚である。

生体電気をその大もとで操作することが可能になれば、結果は計り知れないものになるだろう。私たちはこれらのコードを、自分たちの生体が破壊したときにそれを修復するにじゅうぶんなほど理解することができるだろうか？　生体電気の研究者の中には、このソフトウェアの規則を学ぶことによって、私たちの身体と心をハードウェアと同じくらいプログラム可能なものにすることができるとさえ主張する人もいる。彼らはあらゆる種類の可能性を提示する。たとえば人間の電気コードを編集して知能を向上させる、問題のある性格をプログラミングしなおす、切断された手足をもとに戻す、身体の設計図を丸ごと再配置するといったことだ。もし私たちが本当に電気を帯びているならば、私たちはみな、細胞レベルでプログラム可能なはずだ。

しかしエレクトロームの知識を、がんを治すかわりに、よりよい成績をとるために利用しはじめたらどうなるだろうか？　遺伝子編集技術ＣＲＩＳＰＲがきっかけで、デザイナーベイビーに関する懸念が怒涛のように押し寄せた。生体電気コードを編集する能力も同じことになるだろう。ある研究では、エレクトロームを単純に微調整しただけで、通常に機能する目がカエルのお尻にできたり、ふたつの頭をもつミミズが生まれたりした。[4] エレクトロームと私たちの身体がとる形――カエルやミミズから人間まで――の間には明白な関係性があるため、ソーシャルメディアでバズることを目的に誰かが第三の目をこしらえる前に、もっと多くの研究が必要となる。

生体電気研究は、ハードウェアとソフトウェアを追加したり代用したりすることによってしか改善することのできない劣った肉体の占有者として人間を見るという、あいまいながらも疑う余地のない強い衝動によって、いとも簡単に悪用することができてしまう。いつの日か私たちは、傷ひとつないシリコン製のクラウドの楽園に自分たちの意識をポンと投げ入れる日が来るだろうという発想だ。では、人間を更新したり改変したりするとき、私たちはどのような制限を設けるべきなのか？　身体の電気配線をマッピングしなおす際、誰がその規則を統制するのか？　各国の国防総省が自国の兵士に対して、私がカリフォルニアで受けたのと同じ訓練をさせたらどうなるだろうか？

本書は、昔から生体電気が働いているとされてきた脳や神経系と、現在発見されつつあるより広範で、より予想のつかない文脈の両方において、生体電気を理解するのに役立つだろう。それは私たちがなぜ、生物種の仕組みを掘り起こすために人工電気を応用してきたかの理由を解き明かすことにもなるだろう。人工的な電気刺激を超えて、私たちの言語で、私たちの身体に語りかけることのできる新しいインプラント――カエルの細胞から作られたロボットから、エビのキチン質から作られた新しい電気インプラントまで――を作ろうとしている研究者にも出会うだろう。人体を操作しようとするとき、少なくとも私たちが発明したヘッドギアを使ってではなく、数百年来の進化によって磨かれてきた人体の条件で操作するべきだ。私たちは生体電気の新しい段階に到達している。「われわれは今、生体電気でもって、ガリレオが望遠鏡を発明したときに天文学がいた地点にいる」と述べたのは、未知の世界にまなざしを向けるがん研究者、ジャムゴズだ。一九世紀が「電気の世紀」と呼ばれたならば、二一世紀は生体電気の世紀として歴史に名を残すかもしれない。

第一部　生体電気の始まり

「英雄は生きつづけ、生き残る。その転落さえも、彼にとっては最後の誕生を達成するための口実に過ぎなかった」

ライナー・マリア・リルケ「最初のエレジー」

たいていの場合、今現在を形作っている複雑に絡み合ったすべての文化や歴史をごちゃ混ぜにして、一貫した物語を作り出すのは難しい。だが、生体電気に関する混乱の中には、特定できる一連の因果関係が存在する。科学は野蛮な闘いによって、こんにち私たちが見ているような構成分野に分割され、生物学者と物理学者を対決させ、誰が電気の親権を握るかを死闘で最終的に決定させた。生物学が敗退し、物理学が勝利した。その結果が、その後二〇〇年の科学に波及していくことになる。生体電気のこの原初の分裂こそ、次世代の科学者がこのトピックに取り組む方法を形作ったのだ。

第一章　人工的なもの vs. 動物

ガルヴァーニ、ヴォルタ、そして電気をめぐる闘い

アレッサンドロ・ヴォルタは仰天した。その手には古代の謎、すなわち、すべての生物の体内を勢いよく流れ、そのあらゆる動きと意図を支える物質は何か？　という疑問を解明したと主張する著者が書いた初期の印刷原稿が握られている。

答えは、電気だ。

ヴォルタ——小柄な体格で、大きく派手な襟を立て、豊かな黒い前髪が額との激しいバトルを繰り広げている——は、この著者の主張を評価できるのは自分だけだと思った。その十数年前の一七七九年、ヴォルタは静電気をためる新しい道具を考案した後、パヴィア大学の実験物理学部教授に昇格した。この道具は他の科学者に幅広く採用され（後に彼の名を歴史に刻むことになる装置を予感させ）たが、控えめな、ほんのわずかな賛美の言葉だけでは彼には物足りなかった。ヴォルタはもっと多くの賞賛が欲しかったし、それに値する人間だった。出世階段を上り、科学の最重要拠点を訪問し、科学者のみならず政治家やその他、イタリア社会の上層部からなるパトロンの影響力ある社会的ネットワークを自ら構築した。彼は、物議を醸すような、並外れて華やかで真新しい電気という神秘的な現象を研究する世界的権威のひとりとして、その地位を確立しようとしていた。

電気はかつて――そして今も――自然の力であり、その謎は当時、科学的探究に委ねられはじめたばかりだった。この目に見えない流体について多くを理解している人はまったくといっていいほどいなかった。それは人々に刺激を与え、ときには空から人々に命中してその命を奪った。それが、電気魚が獲物を気絶させるのに使う電気と同じものかどうかは、まだ議論の余地があった。電気はまた、パーティの余興や荒唐無稽な推測といった域を脱する途上でもあった（強い電気をもつ男性は性交の最中に火花を散らすことができるということが、普通にいわれていた）。本格的な科学的調査や実験をおこなうために、この自然のものを対象にした最初の初歩的な手段が開発されたのは、ごく最近のことだった。こうした手段の発明者は、一八世紀の科学界のロックスターとでも呼ぶべき人たちだった。ヴォルタもそのひとりで、電気を解読して経験的真実にしようとした科学者の期待の星としての名声をほしいままにしていた。彼の仲間の物理学者の中には、彼を「電気界のニュートン」と呼びはじめる者までいた。[1]

　ところがこの著者である解剖学者のルイージ・ガルヴァーニは、今度は生物にその変異体を発見したと主張したのだ。

　ガルヴァーニは、最近になってようやく今世紀と歩調を合わせるための設備が整いはじめたばかりの、イタリアのとある州からやってきた保守的な田舎者だった。敬虔な産科医で、その原稿は洗練されていない専門用語で埋め尽くされていた。そんな男が、哲学と科学の世界で最も賢い男たちを悩ませてきたものについて、秀でた知識があると主張したとはどういうことなのか？

　この原稿から、ガルヴァーニは自分が主張していることについての重大性を理解していたことがわかる。「いわば神経の中に潜む電気を扱う最初の人物になれるほど、幸運がそこまで私に味方してくれるとは思ってもみなかった」と、彼は予兆ともいえるような不安とともに序文に書いている。[2] 実際、この主張はやがて破滅をもたらすことになる。

ガルヴァーニの主張――身体はある種の電気で動いている――は、なぜそれほどまでに物議を醸してきたのだろうか？ ヴォルタがなぜそれほど激昂したかを理解するには、一七〇〇年代後半に生物学がどれほど物理学に遅れをとっていたかを理解する必要がある。

ヨーロッパにおける科学革命は、常識を打ち破り、それを検証可能な法則や予測可能な方程式に置き換えることによって、物理的世界に対する科学者の理解を根底から覆した。コペルニクスとガリレオは私たちの惑星を創造の中心から引き離し、それを宇宙の目立たない隅っこへはめ込んだ。ケプラーは、新たに中心となった太陽の周りを惑星がどう動くかを司る法則を発見した。そしてこれらのことから、ニュートンは重力の法則を推論し、物体がどのように地面に落ちるかを推定した。

一方で生物学は、これと同じ規模の新しい洞察を発見することはほとんどなかった。[3] 生物の研究にとって、前途有望な一世紀は行き詰まりに終わった。生理学者は顕微鏡によってバクテリアや血液細胞、酵母菌を細部にわたるまで調べることができるようになった。解剖学者は身体のすべての四肢に浸透する神経の詳細な地図を開発した。これらの神経は、私たちが手足を動かす能力と密接に関わっていることも理解された。しかしどのように？ 一七〇〇年代後半、科学者たちは、人間が歩いたり話したり、指やつま先をピクピク動かしたり、痒みを感じたり掻いたりできる仕組みについて、まだほとんど何も知らないも同然だった。非物質的な魂がどのように動物機械の動きをおこなっているのか？ 誰もまったく検討がつかなかった。

一七世紀におけるこの現象の理解が、暗黒時代に行き詰まりを迎えたというのは控えめな表現だろう。それよりもずっと前から行き詰まっていたのだ――それは、紀元二世紀のローマで影響力をもっていた、才能溢れる医師であり哲学者でもあったクラウディウス・ガレン（ガレノス）まで遡る。[4] 彼こそが、私たちの体内を流れ、私たちを考えたり動いたりさせるものについての一五〇〇年分の哲学的思索を始めた最初の人物だ。

ガレノスの推測は何世紀にもわたるアリストテレス的な思想からまとめられ、解剖された多くの死体の助けを借りながら洗練されていった。神経は空の管で、「アニマルスピリット」（*pneuma psychikon*）と呼ばれるエーテル物質を介して人間の意思を送り、手足と筋肉でそれが実行されると結論付けた。ここでいう「アニマル」は、動物学的な意味での‘animal’ではなく、*psyche*（精神）のラテン語訳で、ギリシャ語で活力を表す*anima*（心の、生気から出た、の意）の意味である。このスピリットは体内の複雑な一連の相互作用の中で生成される、とガレノスは提案した。肝臓から始まり、心臓で蒸留され、吸い込んだ空気と反応し、最後に脳の準備領域へ送られる。[5] 動作が要求されると、脳は油圧ポンプのような機能を果たし、これらのアニマルスピリットを空の神経に配置して、身体の感覚部分や可動部のすべてに分配する。こうしてスピリットが脳から筋肉へ流れると、そこで収縮を起こす。反対方向に流れるときは感情を運ぶ。

この教義は、次第に過剰に飾り立てられていったことを除けば、少なくともその後一三〇〇年間、ほとんど問題視されることはなかった。この分野での理論的な進歩はいずれも、実験的な精査ではなく哲学的推論に依存するようになった。たとえば一六〇〇年代半ば、心身二元論の生みの親であるルネ・デカルトは、アニマルスピリットの構造は「火気」ではなく、おそらくは機械を動かす水のような液体に近いのではないかと推測した。医学者はそこまでの健闘はなかった。シチリア島の生理学者・物理学者のジョバンニ・アルフォンソ・ボレリは、アニマルスピリットは水のようなものというよりも、実はきわめて反応性に富むアルカリ性の「髄」なのではないかと主張した——彼の言葉でいえば *Succus nerveus*、つまり神経分泌液のようなもので、わずかな摂動で神経から絞り出されるというのだ。この分泌液が筋肉内の血液に反応すると、周辺の組織を沸騰させる。

これらの解釈はすべて同じ問題に行き着いた——一七世紀の変わり目に顕微鏡が発明されたことにより、まもなくすると、神経は空であるはずはないということが明白になっていった。つまり、アニマルスピリットや神経分泌液が私たちの手足を支配する物質になる余地はない、ということだ。ところがこれら初期の顕微鏡は、神経が管状器官であることを除外する性能はじゅうぶんにあったが、神経の構造をより正確に探るには及ばなかった。そのため、決定的な疑問に答えが出ないままとなった。つまり、どのようにして何かが管状器官の力を借りずに体内を輸送しているのか？　という疑問である。その空隙を埋めるべく、新しい理論が殺到した。

証拠が足りなかったため、この上なく信ぴょう性の高い人からこの上なく疑問の余地が残る人まで、あらゆる人に討論の門戸が開かれた。アイザック・ニュートンは、脳のメッセージは、ちょうどギターの弦を爪弾くように振動によって神経を通って運ばれることを示唆した。もう一方の思索の端には、温泉保養地バースの温泉医学者の推測があった。（温泉医学者とは温泉に住み着いている医者で、イギリスで人気を博していた頃は、飲料用と入浴用の厳密な養生法を処方していた——もちろんちゃんとお金をとって。）

そのひとりであるデヴィッド・キネアは一七三八年の小冊子で、アニマルスピリットは血液を通って運ばれるため、温泉地で鉱泉水を飲むと、それらを運ぶ血管の詰まりが治ると主張した。[6]一九世紀以前、科学はその学問的境界にそれほどこだわっていなかったことは注目すべきだろう。自然界について研究する人々に対して、厳格な学問分野に自らを押し込んでおくよう要求することはあまりなかった。その主な理由は、そうした学問がまだ存在していなかったからだ。それらはどれも、もっと後になってから現れた。実際、科学者は科学者とすら呼ばれていなかった。自然界を研究する人々は自分たちを、自然哲学者とか、ときには実験的哲学者と呼んでいた。その究極の典型がアレクサンダー・フォン・フンボルトで、気が向いたものなら何でも研究するという姿勢で世界中を旅して回った人物だ。彼やガルヴァーニのような人々は、まさに骨の構造から比較解剖学、電気に至るまで、興味をそそられることならどんなことでも自由に調査した。

特に定義があいまいだったのが、物理科学と生命科学の区別だった。分野をまたぐ流動性は普通に見られた。一八世紀に生物学を研究していた人々を分類しようとすると、改革派の神学者から物理学者に至るまで、あらゆる人を含めなければならなかった。しかしひとつだけはっきりしていることがあった。医者——実用的な治療法を提供することを使命としていた人々——は、その科学者としての風格と、病人を治療するという実際の能力との間に溝があるという認識が次第に広まっていったために、高い地位を享受することができなかったのである。

新たな期待

一八〇〇年代になると、その前の一〇〇〇年よりも身体に関する知識がほんの少しだけ増えた。一方で、科学革命によって電気に対する理解もますます深まっていった。

アニマルスピリットと同様、電気的現象についても数世紀にわたって観察が続けられていたが、特に大きな洞察を生み出すことはなかった。たとえば古代ギリシャ人は、目に見えない力で金属を引き寄せているように見える不思議な石があることに気づいていた。雷が人に当たると死んでしまうことがしばしばあるということも経験していた。電気ウナギは獲物にとんでもない衝撃を与えることも知られていた。そして琥珀——昆虫を閉じこめたりする樹脂で、不思議な石が金属を引き寄せるのと同じように、埃や綿毛のかけらを引き寄せるという奇妙な傾向もある——があった。この琥珀を勢いよく小刻みにこすると、少しの衝撃とともに火花が散ることがある。しかし一七世紀になるまで、こうしたすべての観察が何らかの種類の説明的な枠組みにまとめられることはなかった。

実際、電気は、上記のいずれかにどう関わっているかを私たちが理解するよりもはるか以前から、すでにそう名付けられていた。この言葉は一六〇〇年にウィリアム・ギルバートが造ったもので、彼は——この分野についての前述の言及を踏まえると——医者、物理学者、自然哲学者とされていた。彼は古代ギリシャ語で琥珀を意味する *elektron* という言葉を借用した。それは、魔法の火花を確実に放つことができるという、この素材のユニークな能力から来ている。

科学革命は、その現象を調査するための手段を大幅に向上させた。一六七二年、オットー・フォン・

ゲーリケは、科学者が自分で電気を生成することができる初の装置を発明した。「静電気発生器」と呼ばれるこの装置はガラスの球体で、絹でこすると微量の電荷を蓄電できる。触れるとビリッとする。(ちなみに「静電気」という言葉はここから生まれた。球体がその表面に電気を閉じ込めるため、どこにも逃げ場がなくなる――つまり動かない。だから「静」電気なのだ。)静電気発生器により、蓄積された電気を琥珀よりも激しい振動で払い除けることができ、人々は初めて、その振動をどのように、いつ、どこへ送るかを決定することができるようになった。その後、さらに多くの機械が登場したが、中にはハンドルを手で回して、簡単に発電機を充電できるようにしたものもあり、絹でガラスをこすって腕が疲れるということもなくなった。ガラス管が大きければ大きいほど、より強い瞬間的刺激が得られた。それらが生み出す衝撃は弱かったが、「キッシングヴィーナス」――帯電した女性がキスをすると、小さな電撃とともに男性の唇に刺すような感覚が走る――から、まるで魔法のように糸くずやほこりを引き寄せる電荷を装填した少年に至るまで、室内ゲームに代表される科学の世紀をスタートさせるにはじゅうぶんだった。

ところがこうしたすべての発電機には共通の問題があった。蓄積された静電気の源に触れるという行為そのものによって、静電気が一気に放出してしまうのだ(これは、ドアノブに触れたとき、ビリッという痛みとともに電撃が走る現象と同じだ)。将来のために大量の電気を蓄える方法は何もなかった。

最初の静電気発生器から約一世紀後、幾人かの科学者がそれぞれ別個に、目に見えない神秘的な物質を発電機から吸い上げ、それを後の使用のために蓄えておくことができる特別な瓶というアイデアに群がった。起源という厄介な問題を回避するため、この新規の発明はライデン瓶と名付けられた。これは、このオランダの街で初期的な仕事を数多くこなしたピーテル・ファン・ミュッセンブルークに対する間接的な称賛である。科学者たちは、誰が一番多くの電気を瓶の中に集めることができるかを競ったが、全員が競い合ったことによって、まさに予想どおりの不幸な結果を招いてしまった。ファン・ミュッセンブルークが、詰めすぎたスーツケースのようにライデン瓶に電気をいっぱいまで詰め込むと、それは即座に、彼の目の前で爆発した。ファン・ミュッセンブルークはその衝撃によって一時的に麻痺状態となり、二日間寝込むことになった。

次第に大容量化する容器をいっぱいまで詰め込むのがうまくできるようになるにつれて、ライデン瓶の実演は、二〇〇人の修道士の集団を一本の鉄線でつないで一個のライデン瓶で電気的衝撃を与えたり、特別にデザインされたワイングラスに電気を流してピクニック客を楽しませるという悪ふざけをしたり(標的となった不運な人々は楽しめなかったが)といったように、次第に劇的なものになっていった。[7] 上流階級の人々はこうした実演を好んだが、彼らでさえ、電気はせいぜい目新しいものでしかないと思っていて、この驚異のサーカスがいかに有益と証明できるかを推測できる者は誰もいなかった。一七四〇年代半ばに、スペンサー博士と呼ばれるスコットランド人の電気興行師が、若き頃のベンジャミン・フランクリンが住むフィラデルフィアの家に自分の装置を送るまでは……。[8]

フランクリンはしばしば、たったひとりで電気の見世物を科学に変えた人物だと称される。ライデン瓶よりも少し複雑だが、フランクリンの有名な凧の実演は、雷、琥珀、静電気発生器といった異なる電気的現象が同じ量子場のさまざまな顕現であることを証明する、まさに統一化のプロセスの始まりだった。

有名な博学者であり政治家でもあったフランクリンは調査員らを指導する立場にいた人物で、「自然電気」（雷）を、発電機で発生させてライデン瓶に詰め込んだもの（「人工電気」）と結びつける電気の大統一理論を展開しようとしていた。彼は雷雨のさなか、凧から垂らした長い糸に鍵を取り付けた。ライデン瓶を雷雨からの電気で充電することができれば、彼の主張は証明されるだろう。これは途方もなく危険な実験だったが、とてもうまくいったため、今なお、子どもたちは学校で強制的にこれについて読まされる。結論：雷はまさに電気だった、と。

フランクリンの実験は非常に大きな影響をもたらし、自身を電気科学者と呼ぶ人々が実践する科学の分野に形式化された新しい理解への道を切り開くことになった。（当時この電気科学者という言葉にはもっと華やかな意味合いがあった——一八世紀の電気科学者は今でいう「ロケット科学者」ほどの響きがあった。）さらに当時はすでに、電気というものを、瓶の中に集めることができ、幅広い距離を横断し、空洞であろうとなかろうと紐状のものを伝って移動する目に見えない流体として理解していた。

電気とは、他にどのようなものだったのだろうか？　一七七六年になると、人々は、この「非物質的な流体」は誰もが不思議に思っていたアニマルスピリットとは密接な関係がないのではないかと考えはじめていた。その年、ジョン・ウォルシュが電気ウナギで実験をおこなったときに初めて、この考えを裏付ける最初の証拠が得られた。

ウォルシュは典型的な自然哲学者だった。大佐であり、イギリス庶民院の議員であり、何でもこなせる資産家だった。彼は、ちょうど電気魚へのこだわりを温めはじめていたフランクリンと同じ学派へ転身した。それらの電気を帯びた器官に関する説明を聞くと、フランクリンはこの電気魚が生み出す衝撃も電気的現象の現れだと確信するようになり、ウォルシュに対して、「魚の電気」は本当だということを証明する実験を考案することに「自らの科学的エネルギーを捧げる」(つまりその莫大な財産を注ぎ込む)よう説得した。[9]

その実験とは、電気魚を暗室に入れて瞬間的刺激を生じさせるというものだった——そうすることで目に見える火花が生じるのではないかと期待した。それが決定的な証拠となるだろう、と。信じられないことに、ウォルシュはこれに成功したように見えた。彼が一七七六年におこなった実演を見た聴衆の証言の中には、電気ウナギは実際に電気を帯びているという説得力のある証拠を報告する歴史的な証言もあった。『ブリティッシュ・イブニング・ポスト』はこれを「鮮やかな閃光」と報じた。

この実験は、「魚の電気」と、人間の作用に関与する何かとの関連性を示す直接的な証拠を提供することはなかったが、それでも、ある種の電気が神経と筋肉の作用によって働いているかもしれないという考えは型破りなものだった。ウナギが火花を散らすことができるとしたら、もしかしたら私たちも、自分の体内で火花を発生させることができるのではないか。

これが、電気とルイージ・ガルヴァーニとの出会いだった。

神の秘密を知りたがった男

歴史家は、ルイージ・ガルヴァーニの家族や青年時代のことをあまり知らない。私たちが知っているのは、彼が一七三七年に裕福で進歩的なイタリアの州、ボローニャ教皇領で生まれたということだけだ。

歴史家マルコ・ブレッサドーラによると、ガルヴァーニは商人の家庭に生まれたという。父親のドメニコは金細工職人で、ルイージがこの世に生を受けたときには四番目の妻（バーバラ）と二番目の妻の子どもたちがいた。[10] ガルヴァーニ家には、複数の子どもに大学教育を受けさせるに足るお金があったが、それは決して安くない金額だった。しかし一家に学生がいるということは、商人階級にとっては社会的地位や名誉の証となったため、ドメニコは子どもたちを学校へ送り出した。

ルイージはもともと、こうした運命に反発していた。彼は夢見る少年で、ボローニャの学童たちのばか騒ぎよりも家庭生活の方を好んだ。一番好きだったのは、ボローニャ近郊の僧院で修道僧たちと話をすることだった。修道僧らは死期が迫る人々のカウンセリングにあたっていた。[11] ガルヴァーニは、生と死の瀬戸際にいる人々と過ごす時間から修道僧たちが得ている洞察に心を奪われた。ガルヴァーニはこの修道院で、当時君臨していたローマ法王の「公共の幸福」理論など、進歩的なカトリック啓蒙思想の価値と理想を吸収していった。進歩的なベネディクト一四世は、多くの前任者のように儀式や壮麗さに照準を合わせるのではなく、実際に市民生活を向上させることによって彼らの忠誠心を鼓舞しようとした。たとえばそれは公共下水のような土木計画の形をとったり、電気的道具を含む最新の道具を大学に備えるなど、教育システムの改善という形をとったりすることもあった。[12] 彼は、競争的な盲信ではなく慈善活動として信仰を定義しなおした。

この哲学が若きガルヴァーニと共鳴し、彼は一〇代でこの修道院への入会を希望した。ところが彼の家族は、明らかに才能があるこの子どもをもっと社会的に活躍できる道に進ませたいと考え、僧侶を説得して入会をやめさせた。ガルヴァーニはこの探求を諦め、代わりにボローニャ大学に入学して医学と哲学を学ぶことにした。（彼はまた化学、物理学、外科医学も学んだ。）父親は息子の可能性を正しく見きわめていた――ガルヴァーニは骨の構造、成長、病理学に関するだけで二〇もの論文を書きつづけることになったのだから。博士号を取得すると、ガルヴァーニはボローニャ大学で解剖学の研究と講義を始めた。生まれつき外向的なタイプではなかったが、人気のある講師だった。[13]彼は実験を駆使して講義をおもしろくした最初の教授のひとりで、その情熱があまりに幅広く伝わり、その教え方があまりにわかりやすかったため、近隣のアートアカデミーからも生徒が集まり、教室はしばしば学生で溢れかえるほどだった。ガルヴァーニはボローニャ大学で次々と学術的地位と名誉を獲得し、やがて、ヨーロッパ初の近代実験機関のひとつであるボローニャ科学研究所でも地位と名誉を獲得するようになった。

　しかし彼は決して、自分が選ばなかった道を見失うことはなかった――あらゆる証言によれば、彼はその人生を終えるまで敬虔なカトリック教徒を貫いた。修道院で神に自分を捧げることができないのなら、少なくとも研究室の中で自分を捧げようと思ったのだ。彼は自分の主義主張を精一杯生き、自分の仕事を、その献身を表現することに変えた。大学での職位に加え、彼は地元の病院でも医師として勤勉に働いた。そして最貧困層の人々、特に女性に対して、優先的に治療を施した。ガルヴァーニは産科医として、創造に対する深く永続的なこだわりを育んだ。何よりも彼は、神がいかに人間に生気を与えたか、その科学的根拠を理解したかったのだ。

　ガルヴァーニは理想的な場所に、理想的なタイミングで居合わせた。一〇八八年に創設されたボローニャ大学は、ヨーロッパで最も古い大学であるばかりか、最も進歩的で、考え方も前向きだった。たとえばこの大学は当時、実験物理学で初の女性講師だったラウラ・バッシを昇進させたばかりだった。バッシは自宅兼研究室でニュートン物理学を教え、当時、時代を率いる電気理論家とされていたベンジャミン・フランクリンやジャンバティスタ・ベッカリーアといった、世界中の電気科学者との絆を確立した才女だった。[14] こうしたネットワークにより、ボローニャ大学はこの重要な新現象の先頭に立つことになった。他の同時代の人たちと異なり、ガルヴァーニは権力のある女性や科学界全般の女性たちに憤慨することはなかった。誰も彼にフェミニストという未来を先取りしたレッテルを貼ることはできなかった一方で、彼は、女性から指導を受けることを「ばかげている」とする考え方にはがまんできなかった。たとえば彼は世間の目を気にもせず、蝋人形師のアンナ・モランディと共同研究をおこなった。そしてモランディが作成した美しく精巧な人体模型を、自身の解剖学のクラスで使用した。[15] たとえ、女性に何かを教えられると考えるだけで青ざめるという同僚がいたとしても。[16] そうした偏見にも動じなかったガルヴァーニは、バッシの多くの講義に出席し、まもなくして、彼女とその夫である医学部教授のジュゼッペ・ヴェッラッティが彼の指導者となった。

絶頂期のジャンバティスタ・ベッカリーアからはテキストブックが届いた。その中で彼は――フランクリンと同様――電気に関する独自の大統一理論の輪郭を描きはじめていた。ベッカリーアは、電気魚の解剖学的構造を詳述したジョン・ウォルシュの一触即発ともいえる出版物を読んで、自然電気は動物の中にも存在する可能性があるという考えを注意深く探究した。バッシとヴェッラッティは、弟子たちにライデン瓶で動物に電気ショックを与えることを奨励し、バッシは自身の研究室を、カエルの心臓や腸、神経の電気実験をおこなうために提供した。

バッシの研究室で、ガルヴァーニはますます取りつかれたようになっていった。彼は講義の中で、アニマルスピリットを電気流体と合成しはじめた。死因に関する解剖学講義では、それは「動作、感覚、血流、生命そのものが依存していると思われる最も高貴な電気流体」の消滅に根ざしていると主張した。[17]
多くの学者がこの種の解釈に収束しはじめていた一方で、それは非科学的な相関性に満ち溢れていたため、慎重を期して結論を避けた。より実際的な問題として、この仮説をテストする実験的な方法は何ひとつなかった。それでもガルヴァーニは、電気――雷に含まれるもの――は神が人間や他のすべての生物に息吹を与えたのと同じメカニズムなのではないかという考えに囚われた。そして、自分がこの神の恩恵の一面を発見した最初の人物になるかもしれないという考えにも、同じく囚われるようになった。
そこで一七八〇年に彼は、電気が筋肉の動きに対して果たす役割について研究プログラムを作り、これらの実験になるべく多くの時間を費やすことができるように、自宅兼研究室《ホームラボ》の建築に着手した。この研究室には静電気発生器やライデン瓶の他、発明されたばかりの、これら電気機器の変種が備わっていた。
ガルヴァーニはこの研究室でカエルの実験を始めた。なぜカエルなのか？　カエルの神経は場所が特定しやすく、筋肉の収縮が見やすく、彼が「準備」と称するおぞましい姿にカエルを解体してから最大四四時間、その収縮が持続するからだ。ガルヴァーニの出版物はどれをとっても両生類実験の図解に溢れている。ある図解では、頭と胴体の中央部がほとんど完全になくなっていて、かろうじて足を背骨につないでいる二本のクモの糸のような下腿神経だけがあらわになったカエルの様子が示されている。[18] その他にも、上肢の下で半分に切断し、皮を剥いで内臓を取り出したカエルの図解もある。足だけが残っていて、それらが互いに背骨の節でつながっている。また他には、ガルヴァーニと彼の研究協力者のジョヴァンニ・アルディーニ（ガルヴァーニの甥）とルシア（彼の妻）が、これらの剥ぎ取られた何十もの死体に囲まれて地下の研究室に立っているイラストもある。

　カエルを準備するこのきわめて特殊な方法――ガルヴァーニはここから逸脱することはなかった――は、ガルヴァーニが頻繁に文通していた当時最も重要な博物学者だったラザロ・スパランツァーニからインスピレーションを得ていた。スパランツァーニの詳述により、原因と結果の区別がきわめて容易になった。神経以外のすべてを剥ぎ取れば、筋肉や神経に電気を通したときに起こることに混乱は起きない。

　ガルヴァーニは、人工的な電力源からくる電流が、筋肉の収縮を引き起こす原因を理解する手助けとなるように設計された一連の実験から研究をスタートした。筋肉に電流を通すと、当然のことながら筋肉がピクッと動くが、そのメカニズムはどのようなものなのか？　彼はまず、それまでの実験を単純に繰り返し、カエルの体のさまざまな部位に電気を接触させた。ターゲットにしたい特定の場所に発電機から電気を送るため、彼は配線やアークと呼ばれる金属体を使い、カエルのさまざまな部位に刺した外部電源につないだ。

　その結果はたいてい彼の期待に応えるものだった……しかしあるとき、そうならない日があった。その日カエルは、発電機と接触していなかったにもかかわらず跳び上がったのだ。ガルヴァーニはずっと、プレートの上に置かれたカエルの露出している下腿神経に触れていた。同じタイミングで、二メートルほど離れて立っていたルシアが装置に指を近付けると、不意に火花が散った。カエルはピクッと動いた。ガルヴァーニは驚いた。発電機とカエルとの間に通常の接触がなければ、死んだ動物に電気を伝送できる明白な方法などないと考えていたからだ。動物を動かす外部の電気がないのに、なぜカエルはピクッと動いたのか？

　満足できる説明を与えてくれる既存の仮説はひとつもなかった。その瞬間から「興奮に包まれた」と、ガルヴァーニは後の原稿に書いている。[19] 彼は取り憑かれたように、手に入るありとあらゆる「人工」電力源——ライデン瓶、静電気発生器など——を使って、カエルを近付けたり遠ざけたりしながら、この実験をさまざまなバリエーションで繰り返した。カエルはその都度、ピクッと跳び上がった。

　このことからガルヴァーニはいくつかの壁にぶち当たった。第一に、研究室の中にはある種の大気電気があり、それがカエルの中に蓄積し、足に触れたときにその電気が解放されるのではないかと考えた。一七八六年、ガルヴァーニは同じ結果を異なる電源から得るために、新しい実験に着手することにした。彼は、フランクリンの雷研究をいくぶんグロテスクに再現した実験を始めた。この実験は後に、大衆の想像力の中で彼を定義するものとなった。ガルヴァーニは家のテラスの金属の手すりに皮を剥いだカエルをフックで吊り下げ、暗雲が立ち込めて雷の音が轟くのと同時に、空に向けられた長い金属の配線にカエルの筋肉をつないだ。当然のことながら遠雷は、金属の手すりにぶら下がっているカエルに人工的な火花と同じ効果を与えた。カエルの足はゾンビのカンカンダンスのようにキックした。（その数十年後、これがきっかけでガルヴァーニは「カエルダンスの師匠」という不朽のニックネームがつけられた。）

　ガルヴァーニは、晴れた日に同じ実験をするにはそれなりの注意が必要だと確信した。晴れていたにもかかわらず、カエルの足はときどき、キックの動作をしていたからだ。ガルヴァーニは空模様を確認した。「嵐のような大気電気」の兆候は一切なかった。ガルヴァーニはカエルに近づいていった。カエルの体が捩れるのをしばらく見ていた彼は、その小刻みな動きは嵐ではなく、金属の手すりにぶら下がっている真鍮製のフックの動きと同期していることに気づきはじめた。彼はカエルの方へ歩み寄り、手すりにぶら下がっているフックの部分を押した。カエルの足が収縮した。手を離すとカエルの足は脱力した。もう一度押し、何度か繰り返すと、そのたびにカエルの足はまるで命令されているように反応した。

フックを操作すると必ずカエルが飛び跳ねるという事実は、カエルそのものの内部に何かがあることを示唆していた。もしかしたら、それ自体が一種の雷のようなものなのかもしれない。またはガルヴァーニが後にそう推測したように、それ自体がライデン瓶なのか。これによってすべてが変わる可能性があった。

ガルヴァーニはカエルを研究室に持ち帰り、今度は、以前の実験で遠雷の火花がそうであったのとまったく同じように、カエルの神経を刺激していると彼が仮定していた遠雷の痕跡から逃れることにした。まだフックに串刺しにされているカエルを、あらゆる電気機械から離れたところにある金属プレートに載せた。足がピクンと動いた。この実験について述べているガルヴァーニの声明からは、このときの緊張と興奮が伝わってくる。考えられる外部電源はなかった──彼がそれらをすべて取り除いていたからだ。これはあるひとつのことだけを意味している。すなわち、電気インパルスは動物そのものの内部から来ているという証拠だ。または、彼が述べているように、「心の赴くままに」その体を動かすことができるメカニズムである。彼が──数多くの実験を数ページにわたって列挙した後に──あえて「動物電気」という言葉をはっきりと述べたのはこの文書が初めてだった[20]。

しかし彼はそれをすぐに発表することはなかった。科学者であり、カトリック僧であり、ガルヴァーニの伝記作家でもあるブラザー・ポタミアンは、これは彼の堅実な性格にあると考えた。「小さな存在であるものが初めて新しい真理を遠くに垣間見た瞬間に、その生まれたばかりの発見を大急ぎで活字にしようとする強烈な宣伝欲が彼にはなかった」と。[21] この現象に対する他の説明は考えられないとして、彼が自分に満足することができたのは、それから五年ほど経ってからのことだった。一七九二年一月、ガルヴァーニはその実験結果を、「筋肉運動における電気の影響について」というタイトルの、五三枚の手紙にしたためた。それはボローニャ科学研究所の公式刊行物『コメンタリー』にラテン語で掲載され、少量の部数で流通された。それでも、それは野火のように広まった。アレッサンドロ・ヴォルタはその初期の版を手に入れたと歴史家は考えている[22]——このことは、彼がなぜあれほど早く、ガルヴァーニの主張を覆すことができたかの説明になる。

野心ある電気科学者

アレッサンドロ・ヴォルタの状況はガルヴァーニのそれとまったく異なっているというわけではなかった。彼はコモ湖畔にあるロンバルディア州のコモと呼ばれる小さな町で育ち、家族はこの地でちょっとした貴族だった。ヴォルタ家はその財産を土地と不動産収入から得ていて、アレッサンドロと兄弟たちは裕福な親戚からかなりの額の遺産を相続していた。家族はコモとミラノにいくつかの所有地があった。[23] ヴォルタはただ自分の財産を享受し、当時流行していたアマチュア自然哲学者としての好奇心に耽っていたが、快適な田舎暮らしでのあいまいな存在という行く末に苛立ちを感じていた。カトリックの教義を礼儀正しく守っていた一方で、新たな啓蒙時代の先駆けとして崇めていた自然哲学者という地位に昇進することを最優先課題としていた。彼は一六歳のとき、「この新時代は〝盲目的な迷信〟と昔の人々の譫妄《せんもう》を打破しようとしている」と、科学への盛大な賛辞に記した。[24] 理論生理学への一般的な蔑視――アニマルスピリットや神経液を含む――を踏襲していたヴォルタは、検証可能な仮説をもつ物理科学を「有益な科学」として歓迎した。

特に、新しく興った電気科学は彼にとって、迷信より理性の時代の勝利を具現化しているように見えた。彼の見解では、たとえば雷は――古くからの迷信がそうであったように「火の要素」によって引き起こされるものではなく――電気的な現象であるというフランクリンの証明は、近代自然哲学者は疑いなく、世界に対するよりすぐれた理解を確立してきたことを示していた。ヴォルタは単なる学術的な「学者《リテラッティ》」ではなく、何よりも自然哲学者という地位にのぼりつめたかった。ヴォルタは電気科学者という肩書きが欲しかったのだ。

中でも彼は、フランクリン、ミュッセンブルーク、ジャンバティスタ・ベッカリーアといったスターたちの本を貪るように読んだ。彼らはバッシとともに、フランクリンの思想をヨーロッパに紹介した人々だ。この卓越した一派の中に入り込むため、ヴォルタはちょっと変わったアプローチ法をとった。彼らに手紙を書いたのだ。しかも何度も。当時、資格もコネもないまま、こうした著名な人物に近づくことはきわめて厚かましいことだと考えられていた。彼は若干一八歳にもかかわらず、まるで対等な人物との対等な会話にさりげなく参加している大学教授のように、電気に関する未熟な理論についてコメントを求めていたのである。最終的に彼は、長々とした論文をベッカリーアに送った。

ベッカリーアがそれに応答するまでに一年の月日が流れ、ついに彼が返答したとき、ヴォルタに届いたたった一通の手紙は、ベッカーリアがつい最近執筆した論文を印刷したものだった。そこには彼自身の最新の電気理論が明らかにされていた。それはさまざまな物質の摩擦と、電気流体を「与える」または「受ける」というそれぞれの性質に基づいた、苦悩の末に導き出された理論だった。ところが彼の仮説は、当時影響力のあった他の電気科学者からは丁重に無視された。これにはおそらくベッカリーアもじゅうぶんに傷ついただろうと思われるが、その仮説が自分自身の（まったく信用されていない）新しい電気理論に異議を唱えるものだと指摘した若い新進気鋭のヴォルタの苛立ちに直面したことは、ベッカーリアにとってとどめの一撃となっただろう。それから幾度か実りのないやりとりを繰り返した後、明らかに感情を害したベッカーリアはヴォルタに、「電気という話題に関して永遠に沈黙を守る」よう「要請」した。[25]

　ヴォルタは果敢にも、その後の手紙のテーマを別のものに変えたが、内心ではその侮辱に激怒していた。そのようなわけで、急速に拡大していた志の高い文通者ネットワークの別のメンバーに自分の理論を持ちかけたとき、ヴォルタはどんな提案も受け入れる準備ができていた。ベッカリーアの考えに対して、ヴォルタが概ね気に入らない反応を示していたことに共感したパオロ・フリシは、ヴォルタに対して、彼とこれ以上手紙のやりとりをするよりも、議論の余地のある理論と同じくらい科学機器を重視すべきだと助言した。[26]

　その頃には、ヴォルタは新しい野心を育んでいた。単なる電気科学者ではなく、電気学の教授になろうとしたのだ。そのためにはまず有名にならなければならなかった。彼は電気がもつ引力の役割に関する理論を証明することによって、自身の評判を固めることになる新しい装置に取り組みはじめた。電気盆と呼ばれるこの新しい装置は、「永久的な」電力源を提供する新しい道具だった。永久というのは強すぎる表現かもしれないが、ライデン瓶がかなり改良される中で、電気盆は再充電が必要となるまでに一〇〇回の電撃を与えることができ、琥珀と絹で無駄に時間を費やす代わりに、ライデン瓶を使って再充電することもできる。パヴィア大学で最も重要な政治的パロトンだったカルロ・フィルミアンはヴォルタに対して、「すばらしく、そして助けになる」という言葉を惜しげもなく与えた。そしてためらうことなく、「あなたの国に、そして科学と芸術の母であるイタリア全土に名誉を与えるものだ」と語った。数ヶ月後、ヴォルタは三四歳にしてこの大学の実験物理学の教授となったが、彼が長い間望んでいたようなレベルの敬意を受けるまでには至っていなかった。

というのも、他のふたりの実験哲学者がその数年前に、電気盆のようなものをすでに発明しており、ヴォルタがその発明品のことも実験哲学者のことも知らなかったとはとても思えなかったからだ。こうした疑念は、ヴォルタ――彼は常に理論派というよりも道具派だった――が、それがどのように作用するか、またそれをどんな法則が支配しているかについて、一度も満足のいく説明ができなかったという事実によっても解消されることはなかった。これに直面したとき、彼は論文を書くかどうか躊躇した――しかし（非常にゆっくりと）執筆に取り組んでいるうちに、実際、それを発表する必要はないかもしれないと気づいた。重要なのは、この発明がすでに彼の電気科学者としての評判を高めていたということだった。ヴォルタが育んできた、深いつながりのある社会的職業的ネットワークのおかげで、電気盆はロンドンをはじめ、ベルリンやウィーンといった都市の電気科学者らに送られた。それでも辛辣な言葉を浴びせてくる人々は別として、他のほとんどの電気科学者にとっては、よりよい科学につながる手助けとなる道具を生み出す限り、理論などどうでもよかった。そうした人々の中には、彼を「電気界のニュートン」と呼ぶ者も出てきた一方で、厳しく非難する人々が完全に消え去ることはなく、説得力のない彼の論文――納得のいく説明が含まれていないにもかかわらず発表してしまった論文[27]――を冷笑し、この装置を発明した手柄を彼が盗んだという地味な噂まで流しつづける者もいた。コンデンサー（蓄電器）という真に画期的な道具を発明しても、彼はこの噂を一六年間払拭することができなかった。コンデンサーは電気を発生させるのではなく、電気を検出するもので、それまで作られた装置の中で最も感度が高かった。

ところがそれでも批評家たちは、「電気を使った娯楽」の発明者だとして彼を嘲笑った。[28] 一七九一年、神経質になり、ピリピリしていて、少しばかり誇りを傷つけられたヴォルタが初めて『コメンタリー』の記事を読んだのはこのときだった。

一八〇度の方向転換

当初、ガルヴァーニの原稿を見てヴォルタは喜んだ。電気科学者ヴォルタは生理学者に対する偏見に辟易していたはずだが、ガルヴァーニの実験を自身で繰り返すうちに確信するようになった。その春、彼は興奮した様子でこう語った。「私は懐疑から熱狂へと、「動物電気という概念についての」自分の考えを改めた」と。彼はすぐに、ガルヴァーニの原稿に応えるために論文を執筆し、一七九二年春にそれを次のように紹介した。「偉大ですばらしい発見のひとつで、物理科学と医学の一時代を定義するとみなされるに値する」と。論文を締めくくるにあたり、ヴォルタは、ガルヴァーニには「この偉大で驚異的な発見のすべての真価と起源がある」と記した。[29]

しかしこの全面的な承認は長くは続かなかった。最初の論文の発表からほんの一四日後の次の発表までに、ヴォルタの熱意は激減していた。[30] カエルの足の収縮に関する代替的な説明をさりげなく提示し――彼は、電荷の唯一の原因となるのはガルヴァーニが使っていた金属だと主張した――、電気の根本的な法則を無視しているとしてガルヴァーニを非難した。ヴォルタは、物質が遠く離れた電源に、必ずしも接触することなく反応する様子を観察していた。おそらく彼は、ガルヴァーニがこの法則に気づいていたら、カエルに本来備わっている電気ではなく、フックの素材が収縮の原因であることを正しく認識できたのではないかと考えはじめたのだ。

情熱が冷めていったのはヴォルタだけではなかった。イタリアの物理学者エウセビオ・ヴァッリはフランス科学アカデミーを訪問し、そこでガルヴァーニの実験を実演した。[31] ヴァッリは動物電気に関する補足的な論文を発表した最初の人物のひとりで、その中で彼は「〝ガルヴァーニの発見〟は彼から〝数日分の睡眠〟を奪った」と書いている。この実演を見た後、科学アカデミーは一連の再現に着手した。これは前途有望な、または論争の的となる研究の性能を試すためのお決まりのアプローチ法だった。[32] この委員会には、幾人かの定評ある科学的権威が指名された。その中のひとりにフランスの物理学者シャルル・クーロンがいた。彼は静電気による引力と反発力を説きつづけた人物で、彼の名は今、電荷の標準的な国際単位になっている。しかし、この委員会がひたむきに待ち望んでいた発見が具体化することはなかった。科学史家のクリスティン・ブロンデルは、ガルヴァーニが自身の実験に対しておこなった「理論的解釈に関する不確定性」を指摘している。これは、ガルヴァーニは古い迷信を新奇な科学として美化しているだけではないかという委員会側の疑念を暗に示している。[33] いずれにせよ、その報告書はなかったこととされ、科学アカデミーは言及を避けた。

ヴォルタにはそのような懸念はなかった。彼は自身の再現を繰り返し、ガルヴァーニは自分の結果をひどく誤解しているのではないかと疑いはじめていた。問題とはこうだ。ヴォルタがその実験をおこなったとき、カエルの筋肉は常に収縮したわけではなかったのだ。ときどき収縮することはあったが、収縮しないときもあり、ヴォルタはそこにある種のパターンが生じているのではないかと考えた。カエルの電極を二種類の金属（たとえばスズと銀など）で作った配線でつないだとき、足がピクッと飛び跳ねるということは確信できた。しかし一種類の金属だけで作った配線を使用したら？ カエルの足はピクリと動くか、生気を失ったままのどちらかだった。このパターンによってヴォルタは、おそらくガルヴァーニはこの実験を逆から見ていたのではないかと疑うようになった。つまり、カエルの内部にはじめから存在する生物学的電気流体によって足が動くのではなく、もしかしたら電気は外部からカエルの中に入り込んでいたのではないか。実際に電気を起こしているのは、配線の金属に関わる何かではないか、と。

電気盆のおかげで教授職を得たものの、理性的な賞賛は得られなかったという事実にいまだ心を痛めていたヴォルタは、才能あふれる理論家としての評判を固めるため、一般的な電気理論を追求しつづけた――そして、ガルヴァーニの曲解された実験結果にそれを探し当てたと思ったのだ。ガルヴァーニの「筋肉の運動における電気の作用に関する論考」の出版から半年後、ヴォルタはこの収縮の代替的説明を発表した。まず彼は、ガルヴァーニの誤りを攻撃的に指摘した。「アニマルスピリットを、神経の中を流れる電気流体と同等のものとみなすことは、〝まことしやかで誘惑的な〟説明であり、その逆の実験においては撤回されなければならない」と彼は記している。[34]収縮している足は、実際には、カエルに挿入されていた配線の「金属の異種性」が作用したものだというのが彼の見解だった。結局、カエルの足がピクンと動く理由が単に不安定な動物電気だったとしたら、カエルの足をつないでいた配線の構成は、その結果に何の影響も及ぼさなかったはずだ。ところがヴォルタ自身の実験が示していたように、それこそが問題だったのだ。確実にピクンという動きを得るには、「異なる種類、または硬さ、なめらかさ、輝度など、他の何らかの点で相違するふたつの金属」からできた配線が必要だ、と彼は記している。

ヴォルタは、何らかの二種類の金属間の接触により、そこに自動的に電気が生成されるという仮説を立てた。金属は「もはや単なる導体ではなく、電気の真の動力とみなされるべきだ。なぜなら単に接触しただけで、それは電気を帯びるからだ」と彼は述べている。[35]この説明に対して自信をもつにつれて、彼の言葉はより攻撃的になっていった。「自然の、生物から生じた電気がここで働いていると想定する理由はまったくない」と彼はある論文に書いている。同年の末に発表された公開状で、彼は真っ向から闘いを挑んだ。「もし物事がそのようになるならば、ガルヴァーニが主張する動物電気には何が残るのか？　体系全体が崩壊の危機に瀕している」と。

決心のつかない多くの科学者らは、こうした力強い宣言に揺れ動いていた。ガルヴァーニのカエルは苦境に陥った。これを受けて、ガルヴァーニは新しい実験を生み出した。ヴォルタは自身の実験でもって対抗をした。そんなふうに物事は進んでいった。実験と反証実験のそれぞれが、最終的には相手がまちがっていることを証明できるように意図された。にもかかわらず、このふたりは（大体において）紳士的な行動を保ちつづけた。一七九七年、カエル実験の解釈の違いが克服できないものとなってもなお、ガルヴァーニは相変わらずヴォルタの〝学識〟と〝ウィットの深さ〟を強調し、ヴォルタはガルヴァーニの実験を「お見事」と称した。

同じことが同時代の人々には当てはまらなかった。彼らは長い間、代理闘争に従事する気難しい派閥に分裂していたのだ。ヴォルタの宣言は、物理学者のジョヴァッキーノ・カッラドリによると、「真実の雷鳴」とともになされた。化学者のヴァレンティノ・ブルニャテッリは大げさにも、「恐ろしい敵の度重なる攻撃」のもと、「ガルヴァーニの理論は破滅的なまでに崩壊した」と発表した。ガルヴァーニに最も忠実だった支持者のひとりが、甥のジョヴァンニ・アルディーニだった。彼は実験を手伝っただけでなく、自身でもいくつか出版物を著していた。彼は根拠のない攻撃だと思うものに対して憤怒していた。「ほんのわずかな疑いが生じたが最後、科学者の意見のよい評判と一貫性が、必ず疑問に付されることになるとしたら、私たちにはまちがいなく、理論などほんの少ししかない、またはほとんどないということになるだろう」と、彼はヴォルタに宛てた手紙の中で非難した。

ガルヴァーニ自身はといえば、単一の金属からの収縮を誘発することができないというヴォルタの特性評価に対して、断固として異論を唱えた。「ヴォルタが主張するように、私はほんの数回ではなく、かなり多数の実験でこの動きを得たと確信することができるため、一〇〇回やって一回しか効果が得られなかったということではなかった」と、彼は昔からの友人ラザロ・スパランツァーニに説明した。「これらの実験は最近になって、この手の話に精通している他の人々によって再現され、彼らが失敗したことは一度もなかった」と。このばらつきは主に、他の研究者が死後四四時間以上経過したカエルを使用した結果である、と彼は説明している。さらに、彼らは必ずしもガルヴァーニの厳格な準備方法に従ったわけでもなかった。

　今やあまりにも多くの科学者がこの運動に加わったため、ヨーロッパはカエル不足となった。「カエルが欲しい」と、ヴァッリはある実験の再現中にカエルが足りなくなったとき、同僚にそう諭した。「見つけてきてくれ。それができなかったら君を許さない」と。[36]

　その間ずっと、次第に「ガルヴァニズム」と称されるようになった動物電気の正当性について、決定的結論に到達できた者はいなかった。科学アカデミーの最初のフランス委員会が不確かな形で終わった後、一七九三年に「疑わしい、またはあまり知られていない実験を繰り返す」という明らかな使命のもとに創立されたパリ学術協会にバトンが渡された。しかしこの協会には、偉大な物理学者ではなく、三人のアマチュア科学者が運営する第二の委員会があった。[37]ガルヴァーニに対する敵意はそれほどでもなかったが、それでも彼らはガルヴァニズムに関する決定的な判定を下すことはできなかった。

　一七九四年には、ガルヴァーニは満を持して勝利を主張する準備ができていた。自分が勝つためには、金属の助けをまったく借りずに収縮を得ることは可能だということを証明する必要があることを彼は理解していた。もし配線を使わずに同じように足をピクンと動かすことができたら、ヴォルタは譲歩せざるを得なくなるだろう。だから彼はそれを実行した。当初の実験のさまざまなバリエーションをへとへとになるまで続けた後、ついに彼はその混乱の元になる配線を取り除き、その代わりに、解剖学者なみの繊細な正確さでもって、カエルの筋肉を直接その神経に外科的につなげることに成功したのだ。カエルの足はピクッと動いた。

ついにこのときが来た。それは、動物に本来備わっている電気がその組織に流れているという反論の余地のない証拠だった。その痕跡は少なくとも死後しばらくは残っていて、考えられる外部からの金属電源とは完全に隔離されていた。彼は長年、筋肉はライデン瓶のようなもので、導体によってそこから火花を放つことができると考えていた――そしてここに、動物の組織の中では、神経がその導体の役目を果たすという証拠があった。ガルヴァーニはこのことを発表した。説得力のある忠誠な友人ラザロ・スパランツァーニは、ガルヴァーニは「反論を勝利のうちに打ち砕く」ことに成功したと宣言して、その評判にさらなる重みを与えた。

今や誰もがガルヴァーニ主義者になりたがった。ヴァッリは「金属には秘密の魔法のような美徳はない」として、ガルヴァーニに代わって勝利を宣言した。メンバーシップは拡大していった。「真実の雷鳴」のカッラドリは、「破壊的没落」のブルニャテッリと同様、ヴォルタを捨ててライバルに乗り換えた。（実際、三回目の実験をきっかけに、ブルニャテッリは、自分もまた「金属の助けを借りずに」カエルの足の動きを得たと宣言した）[38]。ガルヴァーニの安堵は、その直後にスパランツァーニに宛てた、支援への感謝を述べた手紙からも容易に知ることができる。「これほど思いやりがあり、感謝すべきことはない」と彼は書いている。「この手紙は私の魂にあり余るほどの平穏をもたらした。むしろ落ち着かないくらいに」と。

ガルヴァーニと彼の支持者は、この新たな結果がついに論争に終止符を打つことになるだろうと確信した。一七九四年一二月には、ヴァッリがパヴィア大学でヴォルタと会い、彼を「改宗させた」という噂まで拡散した。この噂は事実無根で、ヴォルタは激怒した。彼はすぐさま、ガルヴァーニの最新の出版物とそれが引き起こした社会的副産物を分析した一連の手紙をトリノ科学アカデミーの秘書であるアントン・マリア・ヴァッサーリに送った。「これらの実験は多くの人々に感銘を与え、まったく異なる私の結論にすでに賛同していた、もしくは賛同しようとしていた人々を、ガルヴァーニの信条に引き寄せた」と。ガルヴァーニがまちがっていなければ、ヴォルタが正しいはずがなかった。

ヴァッサーリとの手紙のやりとりの中で、ヴォルタは反撃をしかけた。おそらく、筋肉と神経との関係性は、結局のところ「動物電気」の大成功ということではないと彼は理論立てたのだ。なぜなら、もし――金属のように――異なる種類の組織も、それらがじゅうぶんに異質であれば、組織間に非常に弱い電荷を通すことができるとしたらどうなるだろうか？　換言すれば、神経と筋肉はおそらく、スズと銀の生物学的バージョンに過ぎず、その異種性こそが、接触することによって電気を生じさせるのかもしれないと彼は考えたのだ。

この洞察にインスピレーションを得たヴォルタは、そもそもガルヴァーニの最初の実験で金属の異種性を検討するきっかけとなった発見、つまり異種導体の理論へと立ち返った。彼はこの金属接触の理論を、金属を超えて深めていこうと決意した。「ふたつの異なる導体が接続されると、常にある作用が生じ、これが電気流体を押し出す」と彼は主張した。回路が閉じている限り、そして材料がまったく異なる限り、「何らかの電流が常に励起されている」と。肉でさえ、それがじゅうぶんに異質な他の種類の肉につなげられている限り、伝導する材料になり得る。ここでも世論はヴォルタの方へ傾いた。

そうしたふたつのクモの巣のような繊維をつなげる方法を何ヶ月もかけて解明したガルヴァーニは、

突然、次にやらねばならないことに気づいた。つまり、ひとつの筋肉をひとつの神経につなげるのではなく、同じカエルの内部にあるふたつの神経をつなげるのだ。彼はカエルの左坐骨神経の切り口を右坐骨神経に合わせ、さらに右坐骨神経の切り口を左坐骨神経に合わせた。それはまさに、同じ動物の内部にある同じ種類の組織だった。考えられる違いは、金属的にも生物的にもなかった。そしてやはり、両足ともピクンと飛び跳ねた。[39]

　これにより彼は、動物の内部には本来電流が備わっているという考えに対するヴォルタの最後に残った反論を阻んだ。ヴォルタ自身の論理からすれば、全く同じ素材からできているふたつの神経は、いかなる電荷を作り出すこともできない。つまり、神経に電流が流れている証拠を説明するには、それ以外の方法はなく、そこには生理学的起源があるはずだということである。ガルヴァーニは一七九七年に自身の原稿をスパランツァーニに送った。彼の返答は率直だった。「［その］斬新さ、その教義の重要性……その書かれ方の背後にある明確さと鮮やかさに関して、この研究は一八世紀の物理学の中で最も美しく、価値あるもののひとつであるように私には見える」と彼は宣言している。「これによりあなたは、そこにしっかりとした基礎があるゆえに、今後何世紀もの間存続する建物を建立したことになる」と。それは予見的な声明だった。この一連のことはすべての電気生理学の基礎に関する基本的な実験だった。ヴォルタも、動物電気の他の敵対者も、それに打ち勝つことはなかった。

　これによってすべての論争に終止符が打たれるはずだった。ガルヴァーニは長年の実験のすべての実りを収穫したはずだった。公正な世界では、ガルヴァーニは賞や名誉が惜しみなく与えられていただろうし、彼の成功は、神経を流れるのはどんな種類の電気なのかということを正確に絞り込むことに重点を置いた電気生理学的研究の大きな流れを巻き起こしただろう。

しかしそうはならなかった。その代わり、ガルヴァーニの美しい最後の一撃は科学のコミュニティには実質的に気づかれず、ほとんど永遠に失われてしまった。というのも、ヴォルタが世界を変えるような装置、すなわち電池を、初めて公に示そうとしていたからである。ヴォルタは接触電気の拡張一般理論を物理的装置へと変えるのに忙しかった。この理論によると、ガルヴァーニの当初の実験におけるカエルは、ふたつの異質の金属間の回路を閉じる湿った材料、すなわち「湿った導体」として機能していただけだった。それなら、人工的な「カエル」を作るのではなく、濡れたカエルの代わりに濡れた塩水を使ったらどうか？

果たして、ヴォルタは塩水につけたダンボールのディスクで分離されている異なる金属でできたふたつのディスクを重ね、その両端を配線でつなげば火花が出ることを発見した。ディスクを高く積めば積むほど火花は大きくなった。これによりヴォルタは、ガルヴァーニが彼の仮説を逆にして、この物語のガルヴァーニバージョンを他の科学者に納得させるのに役立てたのだと確信した。ガルヴァーニが実際にしたことは、「ヴォルタ電池」の半生物学的バージョンを作ったことだけだとヴォルタは主張した。そこでは塩水が、むしろより扱いにくいカエルに置き換えられている。この過度な複雑さを取り除けば、継続的な電荷の保存と放出が可能な装置、つまり初歩的な電池を手に入れることができる。

歴史におけるガルヴァーニの地位に対する最後の一撃は、科学ではなく政治によってもたらされた。ボローニャは北イタリアのフランス領に屈した。ナポレオンのチザルピーナ共和国は、大学教授はひとり残らず当局への忠誠を誓わなければならないと主張した。一七九八年には、ヴォルタとスパランツァーニもこれを誓ったが、ガルヴァーニはまだ拒んでいた。[40] 自分の社会的、政治的、宗教的理想とあまりにも食い違う権威への譲歩に屈することが、彼にはどうしてもできなかったのだ。「それほど重大な機会に、自分の感情を明確かつ正確に表現すること以外、自分に許すべきではないと考えていたからだ」と、ガルヴァニズム闘争のさなか、ボローニャ大学の同僚の教授で、揺るぎないガルヴァーニ派でありつづけた最初の伝記作家、ジュゼッペ・ヴェントゥローリは書いている。「彼はまた、自分の信条を裏切るようなごまかしによって誓いを修正すべきだという提案を利用することも拒んだ」。彼の拒絶の代償はあまりにも大きかった。学術的な地位をすべて失い、収入も財産も目的も、彼には残っていなかった。長い間、熟考を重ねた末、一七九八年、共和党政府はその拒絶を見逃し、彼を復職させた。しかしこの決定はあまりにも遅すぎた。復職が伝えられた頃には、彼はすでにこの世を去っていたのだ。

神の「生命の息吹」とみなしたものをなんとしても探し出したいという執念から、ガルヴァーニは妻の衰弱死と、自身の科学的発見の正当性に対する大衆からの耐えがたい攻撃を経て、死んだカエルの死骸に囲まれながら研究室で数えきれないほどの時間を刻んだ。しかし人には限界がある。ルイージ・ガルヴァーニは一七九八年一二月四日、貧しく、肩書きもないまま、ボローニャにある兄の家でその生涯を閉じた。

一八〇〇年に、ヴォルタがロンドン王立協会の会長に向けて、ヴォルタ電池の実演を公的に披露して勝利を正式に決定した頃には、この途方もなく新しい発見の噂は幅広く普及していた。彼が一七九七年以来草稿を書きつづけ、それらを仲間たちと共有していたことは確かだ。彼は完全に勝利を収めたのだ。この電池が、ガルヴァーニの主張した動物電気の存在を無効にした――それは、ヴォルタがそれを証明したからではなく、彼がそういったからだった。

スパランツァーニのように、頑なにガルヴァーニを信望していた人は別としても、ヴォルタ電池は科学界を彼の側へ振り向けた。「真実の雷鳴」のカッラドリは、「破滅的に没落した」ブルグナテッリとともに、最後にもう一度チームを変えてヴォルタを支持した。[41]

リーダーが誰もいなくなり、動物電気の研究は衰退していった。ガルヴァーニもその支持者らも、どんな電位計を使っても動物電気を測定することができなかった。電流が単にあまりにも弱かったため、当時の装置では検知することができなかったのだ。明らかに有益なヴォルタ電池が金属接触電気に関するヴォルタの概念を直接的に強化したように、動物電気の理論を裏付けることができる装置は、さまざまな研究群――フランスその他――からはひとつも生まれなかった。ヴォルタはある道具と多くの使用例を用いて自身の理論を証明することができた。ガルヴァーニにはそれができなかった。

ガルヴァーニの実験の決定的な限界のひとつは、動物電気の源をその検出器と分離することができなかったことだ――電気源も検出器も、いずれもカエルだったからだ。同じような混乱がヴォルタの研究を悩ますことはなかった。これにより、ガルヴァーニは大きな不利益を被った。というのも、それはこれらの条件を混同させるものだったからだ。

こうして、ヴォルタによる電池の発見は、それ自体が動物電気に関するガルヴァーニのいかなる理論も無効にすることはなかったものの、それはさらなるすべての挑戦を結果的に封印してしまった。ヴォルタは論争の条件を変え、同時代の人々を装置とその可能性に夢中にさせ、本来の争点が何であったかを忘れさせた。ガルヴァーニの考えは、反証されたというよりも放棄されたのだ。

ヴォルタの勝利の確信をきっかけに、ガルヴァーニの理論はほぼ半世紀の間、科学界から閉め出された。ガルヴァニズムはまもなくして、偽医者や、彼らの最もぞっとする疑似医療に制圧された。同時に、電池――そして初めて電気の継続的な流れを可能にした「人工」電気――はまもなくして、物理科学における、世紀で最も重要な進歩の多くを支えることになった。これにより、マイケル・ファラデーは電磁気学の法則を思いつき、より実践的な言葉でいえば、それは電信、電灯、ドアベル、そして最終的には送電線の動力源となった。物理学者の手によって、人工電気は文明を変えたのだ。

ガルヴァーニとヴォルタの闘いが、私たちがこんにち生物学や物理学として理解しているものの分離の舞台になったのだとしたら、それはほんの始まりに過ぎなかった。カエルの足を流れる弱い電流の種類を検知するための、よりよい道具がその四〇年後に発明されたが、それでも遅すぎた。すでに定着した考えがあったからだ。つまり電気は生物学のためにあるのではなく、機械や電信や化学反応のためにあるという考え方だ。生体電気に関する研究が正当な科学的追求であることへと回帰したのは次の世紀になってからのことで、そのときでさえ、この回帰はきわめて限定された文脈におけるものだった。

歴史家マルコ・ブレッサドーラとマルコ・ピッコリーノは次のように指摘している。ボローニャの外では、ガルヴァーニの死後二世紀が経っても、彼の科学への貢献は主に、その偶然の洞察がヴォルタの電池の発明の誕生に一役買った無学文盲の解剖学者の貢献として表現されていた、と。しかしガルヴァーニの死の直後、その評判を定着させた人物はヴォルタではなかった――実際、それは思いもよらない人物だったのだ。

第二章　壮大な疑似科学　生体電気の興亡

ジョヴァンニ・アルディーニは完璧な死体を探していた。といっても墓から掘り起こしたものではなく、生命力の消失を最小限に抑えることのできる新鮮な死体ということだ。それは、体液を汚染する可能性のある「腐敗性の疾患」によって、ゆっくりと死んでいったものであってはならない。[1] しかも手足が切り離されすぎていてもいけない。理想的な死体とは、生きていた頃は健康で、死の瞬間まで無傷のままだった人の死体のことだ。

アルディーニの人気はヨーロッパで急上昇していた。というのも彼は、ガルヴァーニの実験をカエルよりもずっと大きい動物で実演し、しばしばぞっとするような効果をもたらしたからだ。初期の電気ショーのいくつかを——より暗黒なひねりを加えて——模倣した彼は、その当時、首を切り落としたイヌに電気を通して、王族をはじめとする観衆を楽しませていた。[2] アルディーニは、ガルヴァーニが発見した動物電気がすべての動物に同じように存在することを証明しようと必死だった——カエルに当てはまることはヒトにも当てはまる、と。そしてそれを証明するためなら、ヴォルタの電池を使うことも、どれほど芝居じみた演出を利用することも厭わなかった。

アルディーニはまさにちょうど良いタイミングにちょうど良い場所にいた。一八〇三年のイギリスでは半世紀以上も前から、殺人法の文言に、まさに彼が求めていた死体提供の規定が含まれていたからだ。

有罪判決を受けた殺人犯の公開絞首刑が執行されると、裸にされた彼らの身体は公衆の面前で皮を剥がれ、解剖された。そこまでしなくてもと思えるが、これは完全に意図されたものだった――この「さらなる恐怖と悪名の刻印」が付加されたのは、これから人殺しをしようとする人たちにほんの少しだけ思いとどまる猶予を与え、あわよくば「殺人という身の毛のよだつ犯罪」を防ぐことができるのではないかと考えたからだった。[3] 後にアルディーニはこう記している。それが彼らの罪滅ぼしとなったか、あるいは、もっと好都合な二次的利益があったかは不明だった、と。死体を掘り起こすことは法的に禁じられていたため、この法律によって、王立外科学会の医学生や講師たちのスキルアップのために、解剖用死体が継続的に提供されたからだ。[4] 王立外科学会の研究員らはイタリアからアルディーニを呼び寄せ、つい最近ヨーロッパで彼の人気を不動のものにした実験の数々を実演させた。[5] 彼らは必要な材料を喜んで提供した。こうして、有罪判決を受けた殺人犯ジョージ・フォースターがニューゲート刑務所で絞首刑に処されると、彼の死体は街中を通って王立外科医大学に運ばれた。そこには、緊張して待つアルディーニの姿があった。

その部屋は、互いに肘と肘を突き合わせて立っている有名人や科学者、紳士らでごった返していた。アルディーニの取り組みを支援していたのは、ヨーク公病院の外科医兼解剖学者で、アルディーニに招待状を送ったジョセフ・カルプーと、すべての適切なプロトコルが解体中に確実に順守されていることを確認する仕事を任されていた外科医師団体の世話役、パス氏だった。[6] しかし、アルディーニに冷や汗をかかせたのはこの群衆ではなかった。上流階級の人々の前で実演することには慣れていたのだから。

その日、彼が心配していたのは寒さだった。時は一月、死体は氷点下二度の大気の中で一時間吊るされていた。寒さで動物電気が体内を流れなくなり、実験が屈辱的な大失敗に終わる可能性があった。彼は願いを込めて、フォースターの死体が安置されている台の上に亜鉛と銅のディスクを交互に積み上げて巨大な山のようにし、この死んだ男の神経系に「ガルヴァーニ液」を注入する準備を整えた。

アルディーニは、山のいずれかの端に取り付けられている二本の金属線の先端を塩水につけて濡らした。この金属線をきわめて慎重にフォースターの耳の中に捩じ込むと、期待を裏切らない結果となった。『タイムズ』の記事によると、死んだ男の顎がかすかに震え出したという。「周囲の筋肉が恐ろしいほど歪み、左目は実際に開き」、ぞっとするほど卑猥なウィンクをしているように見えた、と。[7] それから数時間、アルディーニのチームは、胸郭から臀筋に至るまで、この男の死体のあらゆる神経と筋肉を露出させて電気実験をおこなった。

フォースターはアルディーニが初めて扱った犯罪者の死体ではなかった。その前年、アルディーニはボローニャとパリで過ごしており、絞首刑や斬首刑に処された他の囚人の頭や身体はもちろんのこと、生きているものも死んでいるものも含め、何頭ものヒツジやイヌ、ウシやウマを使って自らのガルヴァーニ電気技術を完成させていた。それらがイタリア全土のカエルとともに、彼の実験台の上に並べられた。こうした動物実験を続けるうちに、特に印象的な実演のアイデアがひらめいたのだ。

アルディーニが一本の金属線を死んだ男の直腸につないだとき、死体に起こった痙攣は「それまでの実験よりもはるかに強かった」とアルディーニは記している。実際、あまりに強い痙攣だったため、「生き返ったのではないかという印象さえ与えた」。『タイムズ』によると、この時点で、「何も知らされていない傍観者の中には、この哀れな男は生き返る寸前の状態だと思った人も実際にいた」。拍手をする者もいれば、ひどく狼狽する者もいた。パス氏は実験台の上の光景にあまりに動揺し、その夜、帰宅後に亡くなってしまったという。[8] アルディーニにとって、この実験は成功した。

この目を見張るような公開実演は多くの模倣を生み、歴史家たちは、フォースターのガルヴァニゼーションからメアリー・シェリーの『フランケンシュタイン』の構想へと続く道筋を辿っている。したがって、アルディーニがこの実験を始めた目的が、死者を蘇らせることによって退屈している王族たちの心をくすぐることではなかったというのは意外に感じられるかもしれない。彼はもっと崇高な衝動に突き動かされていた。つまり、最愛の叔父の名誉を回復したかったのだ。しかし、フランケンシュタイン博士と同様、彼はその執念のあまり、科学が提供できる範囲を超え、やがては人々の嘲笑の的となってしまった。そして科学界のつまはじき者となっていったのだ。彼の実験は、家族の遺産のみならず、首を斬られた者たちの身体を復活させたどころか、その後四〇年の間、動物電気の本格的な研究を偽医者やペテン師たちの砂漠へ追放する上で大きな役割を果たすことになる。

アルディーニの策略

ガルヴァーニに対するアルディーニの忠誠は、単なる家族の名誉の問題だけではなかった。彼は、叔父の最も近しい、最も重要な科学の共同研究者でもあった。この解剖学者の有名な通信文の中には、アルディーニが書いたものもあった――「ガルヴァーニ」とヴォルタの間でなされたとされる最も活発なやりとりの一部は、実際にはヴォルタとアルディーニの間でおこなわれたものだったのだ。[9] しかしガルヴァーニの死後、本格的な動物電気の科学的調査を進めようとする支持者はほとんど残っていなかった。

一八〇一年、ナポレオンのフランス科学アカデミーは（五年目に五番目の）委員会を発足し、ヴォルタが金属電気や人工電気に対しておこなったことを動物電気に対しておこなうことができた者に対して六万フランの賞金を与えることにした。[10]（現在の通貨に換算すると約八六万ポンドに相当する。）これほど気前のよいものであったにもかかわらず、その賞金は誰の手にもわたらなかった。動物電気に使う電池のように重要なものを作る立場にある人がいなかったのだ。さらに、金属接触の理論の受容と動物電気の受容は両立しないという誤った認識があり、それは多くの人々にとって、明らかに正しいのは（ナポレオンがひどくひいきにしていた）ヴォルタなのだから、定義上まちがっているのはガルヴァーニだということを意味していた。

アルディーニは、このことが公に常識として受け入れられるのをなんとしても阻止しようとした。彼は、叔父が築き上げようとした科学的根拠を理解していたし、それを蝕もうとするトリックの巧妙さにも気づいていた。特に、アルディーニはその最も成功を収めた論文がすでに忘れ去られてしまったことに、いまだ心を痛めていた。その論文は、スパランツァーニが「一八世紀の物理学の中で最も美しく、価値あるもののひとつ」として認めていたもので、ガルヴァーニはこの論文で、神経電気が神経組織を刺激し得ることを証明することに成功し、ヴォルタに完全に勝利した。この論文は、ヴォルタの死んだカエルに筋肉の収縮が起こり得る唯一の理由は、異質なふたつの種類の肉が出会うことによって、ある種の金属電気が生成されるからであるという主張が虚偽であることを証明するはずだった。しかしそうはならず、ヴォルタ電池が華々しく宣伝されたことによって埋もれてしまったのだ。

だからこそ、叔父の死後、最初におこなった探究で、アルディーニはこの実験の根拠となる基礎科学を強化し、これがどのように動物電気の理解を深めるかを探ることに集中した。彼は、ガルヴァーニがこの世を去る直前の一七九八年に、ボローニャ大学の物理学教授に就任していた。それは叔父の研究を続ける上で権威あるポストだったため、アルディーニはこの立場を利用してボローニャ・ガルヴァニック協会を立ち上げた。

ガルヴァーニはほぼカエルだけを使って実験をおこなってきた。したがってアルディーニの最初の実験は、叔父の探究を温血動物へ拡張するものとなった。一八〇四年に出版された『ガルヴァニズムの理論的・実験的試論』では、アルディーニがガルヴァニック協会の共同研究者らとともに、「動物内」帯電について理解するためにおこなったさまざまな実験の説明が延々と記述されている。ある特徴的な実験で、アルディーニは「直列」と呼ばれる導電線に子牛の頭をいくつか置き、発生した動物電流を使って死んだカエルに激しく電気を流した。ところが、この実験を逆にして、カエルの神経に走る動物電気を切り落とした牛の頭に流したところ、それほど劇的でもなければ失望するものでもないような結果となった。これらの実験は、すべての動物には同じ電気物質が流れているというガルヴァーニの当初の考えを再現することには成功したが、いずれも劇的な成果や斬新な知見が得られることはなかった。

ある時点で、アルディーニにとって、科学的なガルヴァニズムに対する興奮を維持するためには、五つの委員会がそれまでできなかったこと、つまり叔父の発見をヒトに医学的に関連付ける方法を見つける必要があることが明確になったように思われる。ちょうどその頃、彼の目的はむしろ急速に変化し、彼はヴォルタ電池が放出する「ガルヴァーニ液」を突如として新たに評価するようになった。「ヴォルタ教授が想像する電池によって、これまで生命力の作用を推定するために使用されてきたどんなものよりも明晰な手段を私は思いついた」と、アルディーニは一八〇四年の『試論』で振り返っている。[11]

アルディーニにとって、叔父を破滅に導いた道具をしぶしぶ受け入れ、利用するのは辛いことだったはずだが、いったんコツをつかむと、それを多用するようになった。彼は、安定した電流を供給することの電池の能力を利用して、死んだ動物を使った大がかりで劇的な実験をおこなった。動物の直腸腔に配線を挿入し、その後に必然的に起こる激しい便の排出を詳細に記録した。また、動物の脳のさまざまな部位だけでなく、自分の脳にも触れるという実験も始めた。電池から自分の頭蓋に瞬間的刺激を与えたことにより、彼は数日間不眠症に陥ったが、同時に不思議な高揚感も得られた。

こうした実験はガルヴァニック協会の他のメンバーらを魅了した。頭への瞬間的刺激がアルディーニに幸福感をもたらすことができたのなら、他にどんなことができるだろうか？　この種の実験を分析し、繰り返した結果、彼らはついに、電気が病気の改善に果たす役割に関する新たな理論へと統合していった。最も効果が期待されたのはてんかんだった。てんかんは舞踏病と呼ばれる麻痺の一種で、当時は「憂鬱な狂気」と呼ばれており、現在は治療抵抗性うつ病として理解されている。となると、彼らに必要なのは被験者だった。

一八〇一年、ボローニャのサントルソラ病院で、アルディーニはルイージ・ランツァリーニという名の二七歳の農夫と出会った。彼は憂鬱な狂気を伴う緊張状態に陥っており、治る見込みがないと告げられていた。[12] アルディーニはランツァリーニの毛髪を剃り、頭蓋を弱い電池で刺激した。それから翌月にかけて、ゆっくりと電流の量を増やしていった。するとランツァリーニの症状が軽くなったように見え、最終的に彼は退院してアルディーニの保護のもとで生活することができるまでになった。約一ヶ月後、アルディーニは彼を家族のもとに返すことができるほど回復したとみなした。

　この功績の噂はたちまち広まり、一八〇二年にはフランスの科学者らが、彼ら自身のガルヴァニック協会パリ支部を創立するに至った。ガルヴァニズムは正当な追求であるという評判を高めようとするアルディーニの目標に対して、彼らは必要となるあらゆる手段を使って献身的に取り組んだ。ジョセフ・カルプー——フォースターの実験で助手を務めた新進気鋭の外科医——は、ガルヴァニック協会パリ支部のM・ラ・グラーヴという人物がヒトの脳、筋肉、塩水で湿らせた帽子の材料（文字通りの意味で）をそれぞれ六〇層重ねてヴォルタ電池を作ったことを報告した。[13] その効果は「疑いの余地がない」とされた——というのも、動物電気が動物の組織と同じようにヒトの組織にも関連し、存在することを示す、もうひとつの証拠となる電流を発生させたからだ。

　ガルヴァニズムから、やらせとかインチキといったイメージを完全に払拭することは不可能だった——「ガルヴァニック協会の」メンバーの何人かは「ガルヴァーニの魔術」に傾倒していったと、歴史家クリスティン・ブロンデルは述べている——が、この協会の研究のほとんどはフランスや海外の科学雑誌に快く受け入れられ、奨励されることさえあった。[14] 注目を集めるための実験が功を奏したのだ。有名なフランスの精神科医らが、患者の健康の回復を目的とした電池の使用について、アルディーニに相談するようになった。

　しかしその頃には、アルディーニの関心はすでにまったく新しい患者集団に向いていた。彼は、死者を蘇らせるひとつの方法として、帯電の調査を始めていたのだ。[15] 誤解のないようにいっておくと、彼は死体を縫い合わせて、ある種のアンデッドゴーレムを作ろうとしていたわけでは決してない——アルディーニがいっているのは、不慮の溺死、脳血管障害、窒息死などの後に、明らかに可逆的に起こる「仮死状態」のことである。[16]

アルディーニは、アンモニアや、仮死状態の人の肺に息を吹き込むという初期の心肺蘇生法など、緊急蘇生法としてよく使われる方法にガルヴァニズム――具体的には頭への電気刺激――を含めるキャンペーンをおこなっていた。これらの治療法のいずれかに電気的衝撃を加えることにより、「どちらかを別々におこなうよりもはるかに大きな効果が得られる」とアルディーニは主張した。また、本当に不可逆的に死んでいるかどうかを判断するための調査ツールとして帯電を採用させるためのロビー活動も開始した。「これは、本当に死んでいるかどうかを判断するために必要なテストを実施することができる見識ある人々によって、すべての国の公的機関によって確立されることが望ましい」と。

もちろん、この直感が正しかったことは、今となってはよく知られている――電気的除細動は確実に死に至るはずだった人を蘇らせることができる。ところがアルディーニの憶測は何か特定のメカニズムや証拠に基づくものではなかった。二〇〇〇年後の現在では当たり前とされている情報へのアクセスが、彼にはできなかったのだ。その情報とは、有意義な蘇生は主として、その患者が脳死状態であるか否かによって決定されるということ、また脳に酸素を送り続けることが重要だということ、そして蘇生を試みることのできる時間は非常に限られており、それを過ぎればすべてが無駄になってしまうといったことだ。残念ながらアルディーニは、刺激すべき臓器は脳ではなく心臓であるという最も基本的なメカニズムさえも理解していなかった。実際彼は、心臓は帯電の影響を受ける可能性があるという考えに、何度もはっきりと反論している。基礎科学よりも見世物的なものに重点を置いたことが、彼を誤った方向へ導いてしまった。[17]

だから彼の実験の被験者——ヒトだろうと動物だろうと——が誰ひとり電気的衝撃によって蘇生しなかったことは、彼にとって驚くべきことではなかった。絞首刑になったフォースターについても、生き返らせることがアルディーニの目的だったわけではない。「ここでの私たちの目的は蘇生を生み出すことではなく、蘇生の試みにおいて、ガルヴァニズムを他の手段の補助としてどの程度採用することができるかに関する実践的な知識を得ることだったに過ぎない」と、彼は一八〇三年のこの実験の報告書に記している。この記述からは、蘇生するために肺を準備することに加え、「停止していた筋力を再び回復させる」ことによって、ガルヴァニズムが死者を生き返らせるためにどのように作用することができると彼が考えていたかの手がかりも得られる。

しかし、王族たちがアルディーニの実験台の周りを取り囲むようになったのは、こうした展望があったからではなかった。彼らのお目当ては、苦悶に歪む顔や直腸プローブ、そして、もしかしたら悪人が生き返るかもしれないという暗黙の了解のようなものだった。一八〇二年の初頭、ボローニャ大学では、死んだ犯罪者に関するアルディーニの研究が噂になりはじめていた。[18]彼は、死後七五分経過した死体の前腕を、「その手に鉄のペンチのようなかなり重いものを置いてから」、なんとかして二〇センチほど持ち上げようとした。腕に刺激が加わったことで手が持ち上がり、まるで集まった聴衆を指差して非難しているように見えた。その場でにわかに卒倒する者もいた。ガルヴァニック協会の彼の同僚らと、ジュリオ、ヴェッサーリ、ロッシといった教授たちは、打首になったばかりの三人の男たちを使って、トリノでこうした実験を繰り返した。[19]これらの実演がロンドン王立人道協会の関心を引くようになったのは、それからまもなくのことだったが、その理由はおそらく思いもよらないものだろう。

今の時代なら、人道的だと自認する人は、娯楽のために犯罪者の死体を解剖することに懸念を抱くかもしれない。しかしこの当局者たちは違った。彼らはより差し迫った問題を抱えていたのだ。たとえば、本当に死んでいる人と蘇生するかもしれない人とをどのように区別するかといった問題だ。[20]信頼できる蘇生方法を幅広く入手したり、それらを認識したりする前に、かなり慌ただしく埋葬が執りおこなわれたため、地下二メートルほど掘った地中に埋められた小さな箱の中で、昏睡状態または強硬症状態（あるいは単なる熟睡と酔って眠った状態）から目覚めてしまった不幸な人が何人もいた。ときに彼らの叫び声が聞こえることもあった。（特に悲惨なケースでは、こうした運命が同じ哀れな女性に二度も降りかかった。）「人々は死が不可逆的に彼らを襲う前に大急ぎで墓に運ばれていたということを、多くの事実が繰り返し示してきた。このような致命的な出来事を防ぐことに、私たちは最大限の注意を払うべきではないか？」アルディーニはこうした潜在的に「殺人的な埋葬」の心を乱すエピソードに憤慨してこのように書いた。[21]商業と海運業が盛んなイギリスでは溺死や鉱山事故が多発していたため、「確かに死んでいるようには見えるが実際には死んでいない人」と本当の死人とを区別する何らかの方法を得ることは、王立人道協会にとって非常に重要な課題だった。

一八〇二年の後半、彼らはアルディーニのスポンサーとなって、オックスフォードとロンドンへ長期にわたって彼を巡業させた。こうして彼は、あの肌寒い朝、パス氏とフォースター氏を訪れることになったのだ。彼はその男が実験台の上で目を覚ますと思っただろうか？　もちろん思わなかった。その実験がよりよい蘇生に貢献すると考えただろうか？　それはそうだろう――しかしその刺激がどのように蘇生を達成するかに関する経験的な理解については、彼の書物にはほとんど根拠がない。だからあの日、自分がそこでやっていたことは、科学というよりも、大体においてショーマンシップに近いものだと理解していたに違いない。

アルディーニは、叔父の初期の科学に残されていたものを守り抜こうとしたが、残念ながら失敗に終わった。とはいえ、「正当な」ガルヴァニズムと、ガルヴァーニが最初のカエルに触れたときよりもはるか前から急増しはじめていた非科学的なインチキ電気療法との間の境界をあいまいにすることに関しては、大きな成功を収めたことは確かだ。そしてその境界線上を偽医者たちが行進してきたのだ。

エリシャと偽医者

一七四〇年代半ばにライデン瓶が発明されるや否や、人々は、これには強力な治療効果をもたらす威力があると確信するようになった。[22] イタリアではこの発明をきっかけに、電気医学系の学校が三校も開校した。そこではさまざまな治療がおこなわれていた——患者に電気的衝撃だけを与えて最善の結果を期待する医師もいれば、電気刺激によって外用薬が皮膚の深部へ到達する効果が高まることを期待する医師もいた。これを実践することによって治すことのできる病気は非常に広範囲にわたるとされていたため、それはまさに奇跡としかいいようがないほどだった。

痛風、リウマチ、ヒステリー、頭痛、歯痛、難聴、失明、月経不順、下痢、そして当然のことながら性病まで、ライデン瓶の介入のない病気はひとつもなかった。[23] 一七八〇年代には、一〇年来の不妊に悩んでいた夫婦が「クランクを何回か回転させ、当該部位に何度か衝撃を与えることで、電気によって希望を取り戻すことができた」という報告にもある通り、電気は奇跡を生むという噂が広まった——この報告をしたベルトロン修道院長は、「身体のどの部位に電気ショックを与えたかの明言は謹んで避けた[24]」。それは単なる大陸的な流行ではなかった。「靭帯の弛緩」、睾丸や泌尿器系の病気、おこり（今でいう「悪寒」）なども、電気が緩和することのできる症状のリストに加わり、イギリスの医療電気系の偽医者文化も盛りあがりを見せた。ロンドンの医療電気科学者ジェームズ・グレアムが一七八一年に考案した電気装置は最強だった。彼は、自身が開設したヒューメンの神殿の特別棟に置かれた電気刺激式のセレスティアルベッド（天空のベッドの意）が不妊症や性的不能を治癒することを保証した[25]。このインチキ電気療法が通常の治療よりすぐれていたのは、それが実際の電気を通しているわけではなかった点だった——グレアムは、患者を治すには「電気蒸気という方法」でじゅうぶんだと考えたのだ[26]。この奇異な装置の中で一晩過ごせば五〇ポンド、現在の通貨に換算すると九〇〇〇ポンドほどかかるが[27]、もしまだポケットに穴が開くほどお金が余っていたら、帰りにこの神殿の土産屋で電気エーテルという名の、持ち帰り用の媚薬を買って帰ることもできた。（この神殿が二年も経たないうちに閉鎖されたことを考えれば、「ホメオパシー的電気療法」は大成功を収めたとはいいがたいが[28]。）

しかし、こうした偽医者の中でも最も厚かましいとされたエリシャ・パーキンスにインスピレーションを与えたのは、ガルヴァーニの科学だった。フランシス・シェパードは「パーキニズム」について、「教養と地位のある人間に押しつけることに成功したという妄想においては群を抜いている」と、一八八三年の『ポピュラー・サイエンス・マンスリー』誌に記している[29]。

パーキンスは、ガルヴァーニが「筋肉運動における電気の影響について」を発表した当時、コネチカットで開業していたが、ヨーロッパ大陸で繰り広げられていた闘いの記録を熱心に追っており、二種類の金属に関する議論に好機を見出した。[30] これで金儲けができるかもしれない、と。一七九六年、彼は医学的なガルヴァニズムへの貢献を公表した――先端が尖った七・五センチほどの鉄と真鍮の二本の棒で、彼が「トラクター」と呼んでいたものだ。それらの棒を数分間、患部の上で引きずると、リウマチ、痛み、炎症、そして腫瘍までもが即座に取り除かれると彼は主張した。パーキンスが特許をもつこのトラクターは、アメリカ国内の富裕層で影響力のある人たちの間であっという間に広まった。最高裁主席判事のオリヴァー・エルズワースやジョン・マーシャルだけでなく、ジョージ・ワシントンまでもが家族のためにこのセットを購入したという。[31]

コネチカット医学会はこれをまったく認めようとしなかった。パーキンスを痛烈に非難した上で、その余白にまで憤りを込めた手紙を送って除名手続きを開始した。パーキンスの発明を「妄想的なインチキ治療」と酷評した彼らは、医学会の会員であることを利用して自身の「迷惑行為」を南部や海外に広めたとして彼を非難した。「こうした明白な詐欺的行為は、教授陣にとって不名誉なことであり、何も知らない人々にとっては欺瞞であるとわれわれは考える」と同会は罵倒した。これを踏まえて、パーキンスに「自分の行いについて釈明し、そのような不名誉な行為によって自分が医学会から追放されるべき存在ではない理由を述べよ」と勧告したのだ。[32]

パーキンスがいかなる理由を提示することができたとしても、医学会の意見を揺るがすことにはならず、一七九七年、妙薬（無資格の人間による治療）に対する禁止事項に違反したとして、彼は医学会から除名された。これにより、パーキンスの息子が家業をすぐにヨーロッパ大陸へ移したことの説明がいくらか可能になる。彼らは大成功を収めた。一七九八年、コペンハーゲン王立病院が正式にこのトラクターを治療に採用した。ロンドンでは、王立協会がトラクターとそれに付随する書籍（こういう場合には常にこういう本が存在する）を「受諾」し、一八〇四年にはパーキニアン研究所の設立に至った。会員には王立協会の会員も含まれていた。間もなくすると、「トラクトレーション」〔トラクターを使った療法〕を唯一の治療法とした病院が設立された。数々の証言が寄せられた。それは司教や聖職者からのものでさえ、パーキンスが最も古くからある手口、すなわち無料のレビュー用サンプルを狡猾に提供したものであった。「私は自分の家族に何回かトラクターを使い、成功した」と、この受領者は述べ、マルチ商法的なロジックを思い浮かべた。「経験が証明しているのだから、どんな理屈もその意見を変えることはできない」と。

　ガルヴァニズムはやがて、フランツ・メスメルの動物磁気、催眠術、電気的装身具など、地震、ダウジング、火山活動などとさまざまに関連性があるといわれる、広がりつづける既存の疑似科学の中で徴用されるようになった。この研究全体が、明らかに世間を不快にさせはじめていた。ガルヴァーニの死から一一年後、バイロン卿は一八〇九年の詩で、ガルヴァニズムをトラクターと同列にみなしている。どうやら彼は、両者を一緒くたにしはじめた国民感情を伝えようとしたようだ。

なんとさまざまな不思議が　私たちを誘惑しながら通り過ぎていくことだろう
牛痘　トラクター　ガルヴァニズム　そしてガス
交互に現れては　下品な視線を浴びせる

膨れ上がった気泡が破裂し――すべてが大気と化すまで！[33]

「ガルヴァニズムの堕落」

結局、叔父の雪辱を果たそうとしたアルディーニの努力はまったく逆の結果に終わった。それは動物電気の父としてのガルヴァーニの名声に残されていたものを破壊する、無期限のスパイラルを生み出した。自分自身の目的のためにガルヴァニズムを取り入れる偽医者が増えれば増えるほど、電気と生命の関係性に関わることに意欲的な本物の研究者は減り、本格的な研究が実施されなくなればなるほど、ばかげた主張に道を譲ることになる。月日が経つにつれ、ヴォルタとガルヴァーニの確執を振り返る科学者や歴史家がますます多く現れ、動物電気に対する皮肉な新しい視点と、それが存在すると信じた無知を裏付けるような、ガルヴァーニに関する歴史的エピソードを創作しはじめた。中でも最も長く続いたもののひとつが、ガルヴァーニが偶然にも動物電気を思いついたのは一〇年にわたるいっそう研ぎ澄まされた再現実験によってではなく、彼の妻が金属製のナイフでカエルのスープを調理していたときだったという悪意に満ちた起源神話である。

同時に、科学は今やそれぞれの分野へと急速に分岐しはじめており、生物学は自らをひとつの学問として定義するようになっていた。生物学を正当に研究しようとする人々は、ガルヴァーニと同じ過ちを犯すまいと、電気から離れ、解剖学的、分類学的な記述に重点を置き、全体を司る力やプロセスではなく断片を研究することへと回帰していった。

電気を本格的に研究する人々――電気科学者――は、自分の努力に対する社会的信用を取り戻そうと必死だった。研究対象を生気論的な意味合いから切り離し、化学者や物理学者がヴォルタの電池のおかげで成し遂げている進歩に限定して焦点を当てるということだ。こうしたことがまたたく間に増殖していった。一八〇〇年、科学者らはヴォルタの初期の電池によって水を電気分解し、水素と酸素に分解した。一八〇八年、さらに改良を加えた電池によって、化学者はナトリウムやカリウム、アルカリ土類金属を発見することができた。この関係性を定義する方程式が考案され、これによって電気は世界に影響を及ぼすことができるようになった。一八一六年、ハマースミスで、ヴォルタ電池を動力源とする電信の最初の実用試作機が作られた。物理学者とエンジニアは、自分たちの周りに誰も触れることのできない電気力場を作り、生物学者と詐欺師の両方から自分たちを守った。

医療専門家の中には、人々の病気を治すことができる人工電気を活用しつづける者もいるにはいたが、やがては彼らも動物電気から離れていった。一八三〇年代になると、ゴールディング・バードという名の若い医師が――偽医者たちが荒稼ぎをしている様子を見て――ロンドンのガイズ病院に「電気風呂」施設を設置し、ここで、上流階級の患者に高額な料金を払わせて漠然とした不調を和らげていた。

しかし、誰もが動物電気の調査に関する正当な学問を構築するというプロジェクトを放棄したわけではなかった。水面下では、また別の科学者が脈々とその研究に取り組みつづけていたのだ。アレクサンダー・フォン・フンボルトは一七九〇年代全般にわたって、フランスの委員会のためにガルヴァーニがおこなった研究をレビューし、ヴォルタとガルヴァーニの理論は結局のところ互いに矛盾するものではなく、ヴォルタが動物電気を即座に退けたのは、実はまちがいだったのではないかという強い疑いを抱くようになった。[34]

フンボルトはその後、プロイセン王の侍従となり、啓蒙思想のリーダーとして、自然そのものを単一の相互接続されたシステムとして理解する方法を形作った。しかし電気戦争中、彼はまだ二〇代前半で、大学を卒業して鉱山検査官としての地位を得たばかりだった。彼の博学な傾向はすぐさま地質学から植物学、比較解剖学へと飛躍した。ヴォルターガルヴァーニ論争の存在を知ったとき、彼はこの謎を解き明かそうと心に決めた。

　そのために、フンボルトは五年にわたって約四〇〇〇の実験をおこない、そのうちのいくつかは自身を使っておこなった。（友人のヨハン・ヴィルヘルム・リッターを何度も誘ったが、彼はこの種の自己実験で神経系にダメージを受け、三四歳の若さで亡くなった。）これらの調査の中で最も衝撃的だといわれているのが、ヴォルタ電池に接続された銀の配線を自らの直腸に挿入するというフンボルトの決意だった。これは歴史家スタンリー・フィンガーをして「ほとんど想像に絶する」といわしめた実験だ。[35] この実験はアルディーニが大型動物から得た不快な結果のすべてを引き起こしたが、自分自身を実験台にしたことにより、フンボルトにとっては実際に体験したという恩恵が得られた。こうして彼は、不本意な便の排出には苦しい痙攣性の腹痛と「視覚的な経験」が伴うという洞察を得た。それだけでは満足しなかった彼は、配線を自分の肛門にさらに押し込むと、「両方の目の前に鮮やかな光が見える」ことを発見した。動物電気を理解することを自ら証明するために、これ以上のことをするのは難しかっただろう。

　一八〇〇年、彼は生きたウナギを使ったジョン・ウォルシュの実験を調査するためにヴェネズエラへ旅に出た。ウナギは、本来の生息地から離れて旅をさせるとほとんど生き残ることができなかったからだ。彼は駄獣をけしかけてウナギを誘い出し（その中には長さ一・五メートルほどで七〇〇ボルトの電気的衝撃を放出するウナギもいて、ウマやラバを気絶させるにはじゅうぶんだった）、動物電気が持つ明白な力をその目で確かめた。旅から帰ると、彼はこの種の身を守るためのパワフルな生物学的電気と、日々の動作や知覚を支える、より日常的なさまざまな電気との間の関連性を見出しはじめた。電気ウナギに関するその後の書物の中で、彼は丁寧な文章で次のように結論付けている。ある未来の時点で「おそらくほとんどの動物において、筋繊維のあらゆる収縮は神経から筋肉への放電に先行し、異質の物質が単に接触するだけで、すべての組織的生物の生命の源となることが見い出されるだろう」と。[36]

フンボルトは、ガルヴァーニが正しかったと信じて突き進むアルディーニの戦略を採用する代わりに、実験生理学を復活させるための長期戦に臨んだ。彼は動物電気を研究するよう、若い有望な科学者たちを鼓舞したのだ。一八二〇年代後半に旅からベルリンへ戻ると、フンボルトは新進気鋭の生理学者ヨハネス・ミュラーの後援者となり、兄のヴィルヘルム・フォン・フンボルトがその二〇年前に設立した世界的な名門大学の解剖学部の指導者に、ミュラーを任命する手はずを整えた。[37]

電気の偽医者らは動物電気に関する公式記録の信用を徹底的に落としていたため、その存在を示す最初の真の証拠がついに姿を現したとき、それを再発見した科学者ですら、自分が何を発見したのかよく理解できなかった。一八二八年、フィレンツェの物理学者レオポルド・ノビーリは、電位計の感度を改善する方法に取り組んでいた。それは、大西洋横断電信ケーブルの敷設に欠かせないものであったため、次第に重要度を増していった。電気科学者はこれらを使って、電流が流れていて、メッセージが伝達されていることを確認した。この初期のバージョンは精度の限界に悩まされていた。というのも、地球の磁気が電流の跡を測定するのを妨害していたからだった。それを取り除く方法は誰にもわからなかった。

そのためには、はるかに感度の高い電位計が必要だった。（フランスの物理学者アンドレ＝マリー・アンペールの粋な計らいにより、その頃にはすでに、これらの電流計はガルヴァノメーター（検流計）として知られはじめていた。）改良された彼のバージョンが本当によりよいものかどうかをテストするため、ノビーリはできる限り弱い電流を探す必要があった。彼は、ガルヴァーニが目撃したのは特別な「動物電気」ではなく、ふたつの異質な物質間の接触によって発生する、ごく微弱な電流に過ぎないというヴォルタの主張を思い出した。もし、自分の装置が死んだカエルに流れるものと同じくらい極微弱な電流を測定することができれば、その優位性は議論の余地がなくなるだろうということに気づいたのだ。案の定、彼の新しい計器はこの電流を検知し、彼はすぐさまこれを「カエル電流」と名付けた。[38] これによって彼は初めて、神経筋標本から電気活動の記録ができるようになった。しかし、ノビーリは実際、これがカエルに本来備わっているとは考えていなかった――彼はまだヴォルタ陣営にしっかりと属していたのだ。すべては金属に関係している、と彼は言い張った。

しかし、それから一〇年の歳月を費やして、別のもうひとりの科学者がノビーリの測定結果の重要性を正しく解釈したことにより、ついに生体電気が再び脚光を浴びるようになったのである。

カエル電池

カルロ・マテウッチはカエルの体からその最後の大腿部を切り落とし、それを注意深く電池に取り付けた。彼はそれまで一〇〇匹のカエルを殺し、大腿部を切り離し、それらをひとつ一つ――片側は切らずにもう片側を二等分して――半分にカットしたオレンジのような形にした。それからこれらのカエルの断片を互いに重ね合わせ、亜鉛と銅を筋肉と神経に置き換え、生物学的に反転（倒錯と呼ぶ人もいるかもしれない）させたヴォルタ電池にした。マテウッチは今、完全にカエルだけから作られた世界初の電池の製作を終えたところだった。[39]

電流をテストしてみると、出力が確認できた。より多くの大腿部をつなぎ合わせるほど検流計の針が振れ、電流が増加していることを示した。しかしこれで実験終了というわけではなかった。自分の電池に生物学的材料がじゅうぶんにあることに満足すると、彼はその生物学的電池に取り付けられた配線を手に取り、傍のプレートの上でだらりと横たわっている切り離されたカエル——というよりも、先ほどのカエルの残骸に、この配線を慎重に触れさせた。カエル電池と異なり、これは何年も前にガルヴァーニが普及させた形で準備されたものだった。皮を剥がれ、頭部と胴体がほとんど失われ、全体が残っている足をかろうじて背骨につないでいる二本の下腿神経が残っているだけだった。配線を接触させると、この不気味な小さな半人形は即座にピクッと反応し、おなじみのあのダンスを始めた。動物電気で——しかも動物電気だけで——死んだカエルの足を動かしたのだ。

これこそ、ガルヴァーニの死から四〇年を経て、ガルヴァーニ自身の時代以来初の電気生理学における真の進歩だった。

マテウッチは動物電気の人気が落ち込んだ数十年の間にフンボルトから教育と資金援助を受けていたもうひとりの前途有望な若き科学者だった。フンボルトは神経に潜む電気の力の可能性に対するマテウッチの情熱に触発され、この若い科学者を自分と同じピサ大学の教授に推薦していたのだ。彼はまた、シビレエイが衝撃を制御するのに使用する神経中枢をマテウッチが発見したことに対し、その信用を貶めようとするさまざまな試みからも彼を擁護していた。こうしたわけで、マテウッチがカエル電池のことをフンボルトに話すと、パトロンだったフンボルトは大喜びで、すぐさまこの論文をすべての知り合いに拡散した。その中には、マテウッチの論文を自身の熱心な若き教え子であるエミール・デュ・ボワ＝レーモンの手に押し込んだ、ベルリン大学のミューラーも含まれていた。[40] フンボルトはここでもこの若き生理学者の指導者だった。「彼はある事柄、つまり筋肉の動きの奥深くにある自然の秘密について研究しています」と、フンボルトは一八四九年、デュ・ボワ＝レーモンの研究資金を確保するためにドイツ文化相宛てに手紙を送った。「私も人生の前半は、これに夢中になっていました」と。マテウッチの実験によってデュ・ボワ＝レーモンの興味を刺激したところ、その炎が燃え上がったのだ。

デュ・ボワ＝レーモンは、マテウッチのグロテスクな実験を非科学的と考えていたが（「この検証が、目的と明瞭さにおいてどれほど多くの物足りなさが残るか、私以上に深く感じられる人はいないだろう」）、彼がその後二〇年かけてそれを確立するためにおこなった研究は、長らく枯渇していた生体電気分野を復活させ、正当な科学的探究の傘下に引き戻すことになった。デュ・ボワ＝レーモンは名声をあげること に信じられないほど野心的かつ熱心で、ベルリン大学における彼の五五年の在位期間は、動物電気の父としてのガルヴァーニの地位を奪うことで、歴史に自分の地位を確立しようとする試みへと変わっていった。

彼は多くの点でガルヴァーニを継承していた。すぐれた科学と厳密さを追求する彼の姿勢は伝説的ともいえるものだった。神経内を流れる電流を特徴付け、それをより正確に測定するため、彼はまるで強迫観念に駆られたように、どんな苦労も惜しまなかった。電線を流れる電流ではなく、カエルの筋肉や神経に流れる微弱な電流を測定するのにじゅうぶんな感度をもつ独自の特殊な検流計の設計を、何年もかけて試行錯誤の末に完成させたのだ。あまりに多くのカエルを入手したため、ベルリンの彼のアパートは「カエル小屋」に変身した。[41] カエルの筋肉や神経繊維を切断する際、誤って外部の電気の源を取り込んでしまうのを避けるため、金属製の器具を使わずに、自分の歯で噛んでカエルを真っ二つにした。カエルの皮膚に付着する刺激物を浴びつづけたせいで、危うく失明しかけたこともあった。ベルリンはその数十年前のイタリアと同じように、カエル不足という事態に陥りはじめた。しかしこの執念――ガルヴァーニの実験を洗練させ、自分の手柄にするという決意に燃えた執念――が、ついに実を結んだのだ。

デュ・ボワ＝レーモンは自身の新しい検流計を使って、筋肉の収縮に付随して起こる明らかな電気的変動を自身の計器で確認することができた。検流計の針は、彼が測定した部分を電流が通過するたびに振れた。ガルヴァーニは、カエルの足が痙攣するという証拠から、筋肉を伝わる電気インパルスを間接的に検出した（ちょっと変わったやり方でカエルを世界初の検流計にした）だけだったが、デュ・ボワ＝レーモンは、筋肉を興奮させるものとして動物電気を直接的に捉えていた。八〇歳のフンボルトは果敢にも、自らこれらの研究のモルモットとして参加した。今や「毎晩、国王のとなりで夕食をとる」ほどの大物になったにもかかわらず、フンボルトは腕まくりをして、デュ・ボワ＝レーモンの検流計の針が振れるまで手足を曲げた。[42]

一八世紀末には、ほとんどの研究者が初期の実験を冷淡に受け止めたが――思考や意図が測定可能な電気を生成するという考えに断固反対する時代思潮があった[43]――、デュ・ボワ＝レーモンとその同僚らは、生体電気を神経生物学の一側面として確立することに成功した。神経や筋肉に電気が流れているという考え方は、社会的地位を確立しつつあった。しかし、未解決の問題もいくつか残っていた——電気はどのように移動するのか？　そしてこの電気はなぜ、電線を走る電気よりもはるかに遅いのか？
しかし、今ではそれを測定することができる。デュ・ボワ＝レーモンと同僚のヘルマン・フォン・ヘルムホルツは、筋肉を活性化するために神経が送るこの電気的刺撃を「活動電流」と呼んだ。まもなくすると他の科学者も、正確な特徴付けをおこなうためにこの探究に参加するようになり、細部をめぐって激しい論争が勃発したが、神経系に電気的現象が存在することはほぼ認められるようになった。デュ・ボワ＝レーモンは、電気が人体に関係していることを証明した。神経は電気で作動していた。彼は、フォン・フンボルトを誇らしい気持ちにさせ、ガルヴァーニの地位を奪取したのだ。[44]「私は、物理学者や生理学者の一〇〇年来の夢である神経物質と電気の同一性を、完全に現実のものとして蘇らせることに成功した」と彼は記している。[45]
デュ・ボワ＝レーモンの研究が生体電気の正当性を復活させたのと同時に、脳や神経系のマッピングにも新たな進歩があった。過去にも起こったように、新しい道具が古い科学に疑問を投げかけ、新たな不確実性が明るみに出たのだ。単一の電気インパルスが、これほどまでに多様な個々の感覚や運動をどのように生み出すことができるのか？　当時の科学では、神経系は融合した糸が作る、遮られることのない広大なネットワークだと理解されていた。考えられる最良の比喩は配管である。科学者はいまだにそれを、別個の細胞の束で構成されるものではなく、管状に連なるものとして見ていた。ただしその管を勢いよく流れるのは、アニマルスピリットではなく電気だったのだ。

すぐれた道具——感度の高い検流計やヴォルタ電池など——と、科学的手法の厳密さを追求したフンボルトやデュ・ボワ＝レーモン、ヘルムホルツのおかげで、アニマルスピリットの千年来の謎がついに解明された。アニマルスピリット、すなわち、その脳の衝動や意図を手足に伝えて実行させ、外界の感覚を持ち帰るものは電気を帯びていた。アニマルスピリット＝動物電気だったのだ。しかしそれを動物電気と呼ぶ代わりに、新たに登場したのは「神経伝導」という言葉だった。意味することは同じで、哲学の代わりに科学になったというだけの話だ。ガルヴァーニの正当性は証明された。

第二部　生体電気とエレクトローム

生命の完全な理解は、その計算メカニズムを解き明かすことからしか生まれない。

ポール・デイヴィス『生物の中の悪魔――「情報」で生命の謎を解く』

神経インパルスの存在と性質をめぐる論争が何世紀にもわたって続く中、懐疑論者には、動物の神経系に実際の電気が流れていることを疑う理由がたくさんあった。電気魚や電気ウナギの不思議な力を調べてみると、そこには明らかな源があった。その源とは、電荷を蓄え、それをひとつの大きな麻痺させるような電撃として放出することに特化した巨大な発電器官だった。どんな解剖学者も、それと同じような器官を人体の中に特定することに、いまだ成功していなかった。しかも電源もないというのに、どうやって神経に電流を送るというのか？　こうしたことから、電気は神経信号のある意味不可解な伝導機構を説明するための、満足できないメタファーに過ぎないのではないかという疑念が生まれた。

二〇世紀後半になるとこうしたすべてが変化した――そしてその源が見えてきた。この発見を支援した新しい技術は、電気生理学と神経科学の分野に大胆な変化をもたらした。その結果もたらされた進歩はあまりに速く、あまりに多種多様だったため、科学史家のマルコ・ブレッサドーラとマルコ・ピッコリーノはこれを「マックス・プランクの時代の量子力学に匹敵する」と称した。[1]

第三章　エレクトロームと生体電気コード
身体の電気言語をどう話すか

一九世紀末には、アニマルスピリットは何千年にもわたる実体のない哲学的推測から救い出され、科学的手法という確固たる基盤の上に置かれるようになった。アレクサンダー・フォン・フンボルト、エミール・デュ・ボワ＝レーモン、ヘルマン・フォン・ヘルムホルツが、ガルヴァーニが命を捧げた研究の正当性を証明したからだ。私たちの神経にあるアニマルスピリット、すなわちあらゆる感覚や動作に生気を与えるこれらのものは何なのか？　それは電気である。

しかし彼らでさえ、その基盤となる道具や洞察が、その後一五〇年の間に何を引き起こすことになるかを予想することはできなかった。現在、生体電気に対する私たちの理解は、エレクトロームの輪郭を把握しはじめるにつれてさらなる変容の過程にある。[1]

エレクトロームは、ガルヴァーニやデュ・ボワ＝レーモンがその概要を少しだけ垣間見た生体電気信号を超越している。生体電気信号は、私たちが世界を感じ、世界の中で活動する手助けをする神経系の原動力だったが、今やそれらは、神経科学という現代の学問の確立に寄与した夥しい数の調査のおかげで、じゅうぶんな特徴付けがなされている。しかしこの二〇年ほどの間に、新たな姿が浮かび上がってきた。助けとなる生体電気信号がいかに神経系を越え、身体の他の部分でどれほど役に立っているかということがますます明確になってきたのだ。ゲノムが生物の遺伝物質のすべて——それを構築するための命令セットを書き込むDNA、この命令セットが書き込まれたコードを構成するA、C、T、G、および遺伝子の活動を制御するその他の要素——を記述するのと同じように、私たちのエレクトロームを完全に説明することによって、さまざまな電気信号が生物学を成り立たせる奥深い方法のすべてが列挙されるだろう。

エレクトロームをマッピングすることで、私たちの生と死のほとんどすべての側面を決定する電気的性質の独自の設計図が提供されるだろう。それには臓器レベルから細胞まで、またミトコンドリアを含むこうした細胞の小さな構成要素、そして電気的性質を持つ分子そのものの挙動に至るまで、私たちの規模と特性のプロファイルが含まれるようになるだろう。

第一部で述べたように、エレクトロームの最初期の理解は、神経や筋肉の電気的な活動によってもたらされた。「アニマルスピリット」が神経伝導となり、その研究の周囲に結合した科学分野が神経学だった。神経学（および一八世紀の電気科学者と理論生理学者を結びつけた分野である電気生理学）から得られた洞察は、一九六〇年代、現在では神経科学として知られている正式な学問分野に体系化された。つまり、動物の神経系に関する研究だ。

二〇世紀は、神経系の電気的活動に隠されたパターンの特徴付けに大きな進歩をもたらした。私たちは、脳へ、また脳から、どのように情報が伝達されているかを説明するコードを解読しはじめた。次章以降でも説明するが、これらの洞察はほとんどすべて、金属の電気で神経系を探り当てることによってもたらされたものだ。これにより私たちは、人工的な電気が、成功の度合いこそ違うものの、私たち自身の生体電気――そして健康や思考、行動までをも修正することができることを発見した。それだけでもじゅうぶん驚くことだが、二〇世紀末に近づくにつれて、私たちはこのわき道がどれくらい重要だったかを知ることになる。

しかし先に進む前に、神経科学の基本を知っておく必要があるだろう。そうすれば、神経系がどのように機能するか、なぜ人々は人工電気で神経系を刺激することにそれほどまで熱中したのかについて、私たちは同じ認識をもつことができるからだ。本章はそれを説明するためにある。電気生理学の一五〇年間を駆け足で辿るので、ぜひついてきてほしい。

神経伝導101

脳や脊髄の構造、そして通信伝達を可能にする特殊な細胞の構造がいったん明らかになると、電気的なメッセージがどのように体内へ送られるかを解明するのがはるかに容易になった。これが神経細胞、またはニューロンと呼ばれるものだ。これはすべて、一九〇六年にカミッロ・ゴルジとサンティアゴ・ラモン・イ・カハルがノーベル賞を受賞したニューロン説として知られる一連の画期的な洞察において立証された。私たちが神経系の働きを初めて理解したのはそのときだった。（それ以前は、アニマルスピリットをめぐる会話からも明らかなように、神経系は脳から全身を貫く管でつながったひとつのネットワークに過ぎないと考えられていた。だからこそ、その管に水や作動液を入れることは理にかなっているが、それ以外のことはあまり意味がなかった。）

ラモン・イ・カハルとゴルジが解明したのは（ここでも数多くの中傷や反論を経た）、神経系は、脳から神経や筋肉に電気信号を送っては返す細胞――「ニューロン」と名付けられていた独立した特別な細胞――から構成されていたということだ。

神経系が細胞でできていることは誰も気づいていなかった。ニューロンは標準的な細胞のようには見えないからだ。ほとんどの細胞は球体が少しつぶれたような形をしている。ニューロンは違う。これは明確に三つの部分から構成されている。細胞体（この部分は通常の細胞と似ている）はあるが、その細胞体から四方八方に長さの異なる突起が枝状に分岐している。これらにはふたつのものがある。ひとつは、「樹状突起」と呼ばれる非常に短いもので、受信したメッセージを細胞体に伝える。もうひとつの「軸索」は、長さが最大で一メートルにもなり、細胞体から他のニューロンや筋肉にメッセージを送る役目を果たす。

八六〇億個ある脳のニューロンには脳内のみに存在するものもいくつかあるが、膨大な数のニューロンが背骨を通り、皮膚、心臓、筋肉、目、耳、鼻、口、内臓、腸――つまり身体のあらゆる部位に伸びていて、それらに動作や感覚、他にもたくさんのものを与えている。

感覚や知覚を脳にもたらす「感情の」ニューロンは「求心性神経系」の一部であり、外界のニュース、つまり外界が身体に与える光景、音、匂い、傷、衝撃をもたらす。これらのニューロンは、感覚ニューロンとも呼ばれる。人間の意図を身体に落とし込んで作動させる「動作の」ニューロンは、求心性神経系が運ぶ感覚に人間を反応させる「遠心性神経系」の一部である。

何かを感じていようと、動いていようと、脳との情報伝達をする信号は、活動電位という単一のメカニズムを介して送られる。これが、デュ・ボワ＝レーモンが活動電流または神経インパルスとして理解していた針が動くほどの小さな微動だった。神経インパルス、活動電位、またはスパイクとも呼ばれるのを聞いたことがあるかもしれないが、これらはすべて同じものである。つまり、脳内の隣り合うふたつのニューロン間で、または神経から筋肉へ、メッセージを中継する小さな電気信号のことだ。メッセージを受け取ると、樹状突起はその信号を細胞体に送り、細胞体はそれを軸索に伝えるかどうか評価する。メッセージを伝えると、それは軸索の末端まですばやく進み、そこで次の細胞の樹状突起にジャンプする。デュ・ボワ＝レーモンとヘルムホルツが神経信号を測定しはじめた頃から、人々はそれが電気信号なのか化学信号なのかをめぐって争っていた。しかし、ある細胞から次の細胞まで信号が飛び交う仕組みが発見されたことにより、この争いは戦争に近い状態にまで発展した。

これは、そのメッセージが軸索の末端で小さな防止帯にぶつかるからである。そこで、ある細胞の軸索と別の細胞の樹状突起を隔てる小さな隙間に遭遇する。この隙間はシナプスと呼ばれ、ニューロン説がその生みの親にノーベル賞を授けたのと同じ年に命名された。電気信号を伝達するはずの細胞間に隙間があるという発見により、動物電気は実在する、神経インパルスは電気を帯びているという、まだ脆弱な考え方に対する多くの疑問を蘇らせた。結局のところ、電線では電気信号が空隙を越えて伝わることはできないのだから、神経系の配線でなぜそれができるというのだろうか？

一九二一年、シナプスの隙間を浮遊する神経伝達物質と呼ばれる化学物質が発見されたことは、議論をさらに過熱させるだけだった。そのため、自称「スープ」（化学チーム）と自称「スパーク」（電気チーム）という対立する科学者グループ間で、神経信号の性質をめぐって一時的に争いが起こった。[2] それは、科学界の『ウェスト・サイド・ストーリー』さながらだった。

最終的に――まさに疲労困憊になるほど数多くの小競り合いの後――、スパークが勝利を収めた。そしてとどめを刺したのが、ケンブリッジ大学の生理学者であるアラン・ホジキンとアンドリュー・ハクスリーだった。彼らの名前は、学校の授業でその功績について暗記させられたという、頭の片隅にある非常にわずかな記憶を呼び起こすかもしれない。彼らの研究が科学史の正典となっているのは、電気が神経インパルスのきわめて重要な決定者だということを立証したからである。彼らは、一九五〇年代にスープとスパークの間で交わされたすべての言い争いに、ついに終止符を打った。彼らの実験は、活動電位が電荷を帯びた粒子によってどのようにニューロンを伝って運ばれるかということ、その電気的な特性と活動がなければ何も起こらないということを、初めて、議論の余地のないほど詳細に示した。

　この粒子がイオンと呼ばれるものである。イオンは、プラスまたはマイナスの電荷をもつ原子だ。細胞のひとつ一つを浸すこの液体は、これらの粒子で満たされている――人間の体内にはこの液体がたくさんあり、身体の六〇パーセントが水分であるとよくいわれるのはそのためである。このいわゆる「細胞外液」に溶けているイオンは、海水の成分と非常によく似ていて、主にナトリウムとカリウム、その他カルシウム、マグネシウム、塩化物が少量ずつ含まれている。各ニューロンの内外にあるこれらの物質の正確な濃度が、電気信号の通過を許可するかどうかの主要な決定要因となるのだ。

　この用語は、まるで自らの意思で動いているかのようなその奇妙な傾向にちなんで、マイケル・ファラデーが命名した。彼がこの傾向を発見できたのは、実はヴォルタ電池のおかげだった。一八一四年にヴォルタから初期の試作電池のひとつを受け取ると、[3]ファラデーはそれを使って電気モーターと電磁誘導の原理を考案し、電気の法則を統一した。しかし、本書の目的においてそれ以上に重要なのは、彼がイオンの存在を発見するのにヴォルタ電池が役に立ったということだ。ファラデーは、さまざまな化合物を水に入れ、その水に電流を流すとどうなるかという実験をおこなった。化合物とはふたつ以上の別々の元素が混ざってできた物質のことである。電流を流した状態にすると、化合物はまるでケーキから砂糖と小麦粉がきれいに分けられるように、元のふたつの別個の元素に戻る。この比喩では、混合物から分離した「砂糖」の部分が、水に電流を流している電極の方へ移動する。その間、「小麦粉」の粒子はもう一方の電極に集まっていく。[4] ファラデーは当時、このことをどう判断すればよいかわからなかった。水中を移動し、電極に蓄積しているものは何だったのか？　一八三四年、彼はこの謎の粒子を「イオン」と名付けた。その後、半世紀の間は何も進展がなかった。

　そして一八八〇年代になると、スウェーデンの科学者スヴァンテ・アレニウスは、イオンの動きは電気的な力に引っ張られた結果であることに気づいた――これは道理にかなう。というのも、イオンは単なる原子であり、中性ではなくプラスかマイナスに帯電しているからだ。これにより、イオンはまるで自らの意思でそうしているように溶液の中を浮遊するということが解明された。しかし、イオンは自らの意思でそうしているわけではなかった。むしろ、プラスイオンが電池のマイナス極に引き寄せられ、マイナスイオンがプラス極に行こうとしていたということだ。ついにファラデーの観察に対する明確な説明が得られた。

　イオンの特性はすべての溶液に適用される――あらゆる生体組織におけるあらゆる細胞の内側と外側を浸す生物学的な液体《スープ》もこれに含まれる。イオンは、私たちを生かしているものだ。点滴静脈注射をしたことがあるなら、それはイオンのおかげである。そして一九世紀の生理学者シドニー・リンガーのおかげでもある。彼はこの細胞外液の模造品で血管内を満たすための、ナトリウムやカリウムなどの電解質の正確な配合を明らかにした人物だ。これにより、それまで支えてくれていた身体から取り出した後も、臓器が機能停止しないようにすることができるようになった。彼の最初の実験はカエルの心臓を使ったものだった。この心臓を自作の新しい「生理食塩水」に入れると、カエルの体がない状態でも数時間、通常の拍動を続けることができた。[5] この培養液はもともとリンガー液と呼ばれていたもので、生物学に多大な影響を与えた。

　だが、なぜイオンはそれほど重要だったのか？　それなしでは生きられないほど、イオンの何がそんなに特別だったのだろうか？　二〇世紀の幕開けとともに、イオンは神経インパルスの電気的伝達における主要な作用物質になり得るというコンセンサスが、ゆっくりと浮上した。

　ニューロン説が視野に入ってくるにつれ、こんなことがわかった。1：生化学者らは、ナトリウムのようなプラスに帯電した原子や、マイナスに帯電した塩化物が、どこへ行くにも電荷を運んでいることを立証した。2：イオンは――リンガーのような人々のおかげで――細胞内外に存在していることも理解された。そして最後に、3：活動電位は、神経信号が通り過ぎると検流計の針が揺れるほど強い電気活動を引き起こすことがわかった。総じて、これは神経や筋肉の中で電荷が動いていることを示す状況証拠だった。しかし一八世紀に、動物電気に関する事実はどれもばらばらで、それらを統合する枠組みもなかったように、神経系とイオンに関するこれらすべての別個の事実を理解する方法はまだ存在しなかった。一九四〇年代になってようやく、イオンがいかに神経インパルスの電気的伝達の主要な作用物質であるかということが、一連の実験によって正確に示された。

アラン・ホジキンとアンドリュー・ハクスリーは、活動電位の過程で、ニューロンの内外でイオン濃度がそれぞれに変化することが証明できれば、生体電気信号の生成のまさに根幹に、電気が――化学的なプロセスの反映としてだけでなく原因物質としても――関わっていることが決定的に証明されると考えた。[6] またしてもカエルが犠牲になった――しかしカエルの神経はあまりに小さすぎて、既存の道具ではその膜の内部のイオン含有量を分析することはできなかった。次に、ホジキンとハクスリーはカニで試してみた。やはり小さすぎた。そして彼らはついに、電極を突き刺すのにじゅうぶんな大きさの神経をもつ動物を発見した。イカだ。

この生物の軸索は尋常でないほど大きい――ヒトの軸索の直径がミクロン単位で測定されるのに対し、これはその一〇〇〇倍のミリメートル単位であることから「巨大軸索」というあだ名が付けられている。というのも、「逃げろ!」という脳からの指令を送って、イカの大きな体を瞬時に作動させる必要があるからだ。[7] これにより、ホジキンとハクスリーには、細胞の電気的特性を追跡するのに必要な記録装置を挿入するじゅうぶんな余地が残された。神経が発火すると、これらがどのように変化するか、また、それに応じて細胞内外のイオン濃度がどのように変化するかを知りたかったのだ。そこで彼らは、一本の電極を内側に、もう一本を外側に挿し込む方法を見出し、そうすることによって初めて、細胞の内側と外側の間の電気的差異を測定することができた。この差異は非常に大きかった。神経が活発に発火せず、休んでいるとき、細胞の外側は内側より七〇ミリボルトも高かったのだ。

この数値は細胞の膜電位と呼ばれる。これは膜の内側と外側の荷電粒子間の差異を測定する。つまり、どこがどれほどプラスまたはマイナスに帯電した原子かということを覚えているだろうか? イオンへ行くにも自らの電荷を持ち運んでいるのだ。たとえばナトリウムは＋1の電荷を持ち運んでいる。カリウムもそうだ。塩化物は－1の電荷を引きずりまわし、その姿はいつも控えめに恥ずかしがっているように見える。気まぐれなカルシウムは＋2の電荷でひときわ目立つポーズをとっている。ニューロンの外では、これらのイオン（およびそのさまざまな電荷）が混在して、細胞外液の自由空間に集合している。ある一定のニューロン内には限られた空間しかないため、ニューロン内のイオンの個数が比較的少ないことにより、電荷の総数がニューロンの外側よりも内側の方が低くなるといった状況が生じる。そのため、どのニューロンもその外側の空間よりも七〇ミリボルト低く、この七〇ミリボルトというのがまさにニューロンが好む値となっている。こうした理由から、これは「静止電位」と呼ばれている。ニューロンがリラックスし、エネルギーを温存している状態だ。

しかしホジキンとハクスリーは、活動電位がすばやく通過したとき、その数値が大きく変化することを突き止めた。細胞の内側と外側の電荷の差異は即座にゼロに近づき、だんだん目立たなくなって、しまいには細胞の内側と外側の差がなくなってしまった。（そして、ゼロを少し超えたくらいをキープし、最終的には細胞の内側が外側のスープよりも一瞬だけプラスに帯電した。）しかしこれらすべての騒ぎが収まると、必ず七〇ミリボルトの安定した状態に戻った。

こうした電気的な変動が起きている間、ホジキンとハクスリーは、異なるイオンがまったく別の働きをすることにも気づいた。静止電位の間、細胞の内側には多くのカリウムイオンがあった。しかし、活動電位が起こると、突然、細胞内はすべてナトリウムとなり、カリウムを大量に吐き出したのだ。細胞が再び安定状態へ戻るには、すべてのカリウムイオンが戻ってこなければならなかった。この現象が神経に滝のように降りかかり、波のように神経インパルスを運んでいく。こうしてホジキンとハクスリーはついに、活動電位がまちがいなくイオン濃度の変化によって生成されることを証明したのだ。[8] ナトリウムとカリウムは、軸索を伝わる信号に何らかの形で役割を担っていた——これらのイオンが正確に振り付けられた行来をすることによって電荷が通過する。

ここにリンガー液の謎に対する答えがあった。この正確なイオンの混合が生体を維持するために必要なのは、それらこそが、神経インパルスが神経を伝わるようにしているものだからである。イオンがなければ神経信号は伝わらない。そうなると、息を吸ったり吐いたり、飲み込んだりすることもできなくなり、心臓も動かなくなってしまう。

一九五二年、ホジキンとハクスリーは、ナトリウムとカリウムのイオンの位置が細胞の中でどのように入れ替わってそれぞれの電荷を出し入れし、活動電位を生成するかを示す数年来の研究結果を発表した。活動電位のメカニズムを初めて明らかにしたことで、彼らはノーベル賞という恩恵を得たが、ホジキンにとっての本当の勝利は、電気は単なる副次的作用ではなく原因であるという具体的な証拠だった。一九六三年のノーベル賞受賞講演で彼が述べているように、「活動電位は単なるインパルスの電気的な表れというだけではなく、伝播の原因でもあるのだ[9]」。

彼らの発見は非常に重要で、この発見をきっかけに、これらのイオンによって運ばれる情報を理解するための協調的な新しい探求が始まるはずだった（そして短期的にはそうだった——ある報道は、主要な研究センター周辺の海洋から一時的にイカがいなくなったと伝えた）。しかし、急上昇した関心は短命に終わった。動物電気が再び多くの脚光を浴びるはずだったちょうどそのとき、雲が太陽を覆った。ホジキンとハクスリーが神経インパルスの難しいメカニズムを明らかにするや否や、他のふたりの若い研究者が、それよりもはるかに重大とされるもの、すなわち二重らせんを発見し、話題をさらっていったのだ。一九五三年、ジェームズ・ワトソンとフランシス・クリック——そしてロザリンド・フランクリン——はDNAを発見したと発表した。「そこには分子しかない。それ以外はすべて社会学に帰する」とワトソンは宣言し、[10]ガルヴァーニ以降もそうだったように、生体電気の重要性はまたもや、「より大きな」発見によって影を潜めてしまった。

ホジキンとハクスリーは、活動電位は、細胞がカリウムをしっかりと保持しながらナトリウムを排出していることにきわめて依存していることを示していた。しかしDNAの華やかさは別としても、彼らが切り開いた研究の道がヒトへと続かなかった大きな理由は、細胞内を出入りするイオンを観察し、それがどのように起こっているかを知るために必要な、より微細な隅々まで覗き込んで観察することのできる、じゅうぶんに小さな装置がなかったからだった。その結果、大きな問いに答えの出ないままだった。

デュ・ボワ＝レーモンの時代に遡る長年にわたる理論は、細胞膜の壁が時折消えて、あたかもカーテンが引かれるように、イオンの束に対して透明になるというものだった。[11]ところがそれはあまり意味をなさなかった——そして今や、ホジキンとハクスリーの発見をきっかけに、さらに意味をなさなくなった。ナトリウムとカリウムがこのように入れ替わるのを見て、ホジキンは、膜はカーテンのように引かれるだけではないことに気づいた。それは、何を入れて何を出すかを積極的に選んでいたのだ。しかし、そのメカニズムとはどのようなものだったのか？　ニューロンには特定のイオンのための特別な穴があったのだろうか？

カリウムに触れることなくナトリウムだけを取り除く方法を、ニューロンはなぜ知っていたのか？　カリウムはナトリウムより一六パーセントほど小さいことを考えると、細胞がナトリウムを取り込みながら、すべてのカリウムを瞬時に排出することができるのはなぜなのかという疑問にさらなる謎が加わった。

ホジキンとハクスリーは長年の実験作業の中で、イオンは、まるでふるいをかけるように、膜に開けられた小さな穴から出入りしているという説を立てた——この穴の中には、ナトリウムを好むものもあればカリウムを好むものもあったのではないか？　と。人々は、これらの力学に関する理論や言語を開発しはじめていた——しかし「イオンチャネル」と命名されるまで、それらには名前がなかった。

私はイオン人間

ところでイオンチャネルとは実際のところ何なのか？　一九六〇年代以来、これらの小孔は、実はタンパク質が細胞膜を貫通してできる穴なのではないかという疑問が広まっていた。しかし一九七〇年代初めに、西ドイツのゲッティンゲンにあるマックス・プランク生物物理化学研究所で、物理学者のエルヴィン・ネーアーと生理学者のベルト・ザクマンがこの問題に手をつけるまで、誰もそれ以上のことはできなかった。もし、本当にそのような小さな穴が存在するとしたら、イオンが出たり入ったりを繰り返す際に生じる微小な電流を検出できるはずだと推論したのだ。しかし、それはトースターを作動させる電流の一〇〇〇億分の一程度のものなので、それを検出するには、きわめて高感度で強力な装置が必要になるが、そのような装置はまず存在しなかった。

そこでネーアーとザクマンは、これら穴とみなされているものを数個、またはもしかしたらその穴をひとつしか含まないような、ニューロンの小さな一部を隔離することのできる新しい装置を作った。イオンと穴はやはり、当時の機器で見るには小さすぎたが、生きている細胞膜にあるひとつのイオンの穴から出てくる紛れもない電流を記録することができたとき、ネーアーとザクマンは、この穴が実際にそこにあることを証明した。それらは本当に存在したのだ。

それだけでなく、彼らはそれらの穴がどのような働きをするかについても解明した。これらの電流パルスの形状から、この小さな穴はふたつの状態のうち、いずれかひとつの状態にしかならないことは明らかだった。つまり全開または全閉だ。半開きになることは決してない。[12]そして開いているときは、まさにフルオープン状態だった。ひとつの穴が開いていると、カリウムイオンとナトリウムイオンが一ミリ秒につき一万個から一〇〇万個の範囲でひとつの細胞に出たり入ったりする。+1がたくさんあるということだ。

それから数年後の一九七八年、ウィリアム・アグニューとカリフォルニア工科大学（カルテック）のチームは、ナトリウムチャネルとは実際のところ何なのかをついに突き止めた。それはふるいに開いた穴というだけではなく、タンパク質なのだ。[13]この洞察により、分子生物学は多くの注目をさらう敵から、生体電気の親友へと変わった。それはワトソンとクリックがDNAを発見したことよって、科学者がタンパク質の遺伝コードを読み解くことができるようになったからだった――つまり、このコードを分離し、配列することができれば、そのクローンを作ることができるということだ。さらには、イオンチャネルを使って実にさまざまなことが本格的にできるようになるということでもある。全閉バージョンだけ、あるいは全開バージョンだけをもつ細胞を作って、それが生物にどのような影響を与えるかを見ることもできる。

一九八六年、野田昌晴は世界で初めて、電位依存型のナトリウムチャネル（周囲の膜に圧力を加える電圧の変化を検知すると開くナトリウムチャネルの一種）のクローンを作ることに成功した。[14] 科学者らはさまざまな形のタンパク質を合成し、さまざまな種類や数のイオンチャネルをもつ、さまざまな細胞のクローンを作りはじめた。[15] すべてが編集された特定のチャネルをもつ細胞を作ることもできた。真に意欲的な科学者なら、合成した「デザイナー」フランケンチャネルをもつ細胞を作ることもできるだろう——そして次に何が起こるかを見届けることもできる。この研究はまもなくして、科学者にすべてのイオンチャネル——ナトリウムチャネル、カルシウムチャネル、塩化物チャネル、カリウムチャネル——の完全な指標を与えた。透明なカーテンについては気にしなくてよい——どのイオンがいつどこに行くかを決定するのは、これらのタンパク質だからだ。

果たしてタンパク質は、こうした複雑な決定をどのように下したのだろうか？　この謎は、ネーアーとザクマンがこの雪崩のような研究を始動させたことでノーベル賞を受賞した一九九一年、生物物理学者のロデリック・マッキノンによって解決された。

マッキノンが明らかにした信じられないほど複雑なシステムを説明するために、数多くの複雑な比喩が使われてきた。だがここでは、イオンチャネルを形合わせブロックのようなものだと考えたい。ご存じのように、この玩具を赤ん坊に与えると、彼らはさまざまな形状のブロックを、形が合致する穴から木箱の中へ押し込むことができる。ブロックには丸や三角、四角や星形がある。四角い穴には四角いブロックを通す、といった具合だ。そのため穴の中には、形が一致していない穴よりも原理的には大きいものもあるが、それでもその穴にブロックを通すことはできない。それらはチャネルの性質に合わないため、貫通できないのだ。（この赤ん坊の玩具の穴は、その子が最も好むブロックに合わせて形を変えることができるため、実際はもう少し複雑だ。）

マッキノンが細胞膜の全体像を完成したことによって初めて、生体電気を支える連動機構の数々を理解することができるようになった。膜内のタンパク質がどのようにイオンと作用して活動電位を生成するか、活動電位が通り過ぎると、どのようにすべてが振り出しに戻るかといったことだ。イオンチャネルを理解した途端、活動電位を完全に理解することができるようになったのである。

これは、会員制ナイトクラブの運営方法と非常によく似ている。

クラブの中

これからお話するアナロジーは細胞の内外の複雑な宇宙全体を無視し、電圧が生成される場所だけに焦点を当てたものであることをお知りおきいただきたい。しかし、この本が生体電気に関する本であることに変わりはない。

したがって、細胞は高度に微細管理されたナイトクラブだと考えることができる。イオンはパトロンの役割を担い、イオンチャネルはＶＩＰが出入りするドアを見張る用心棒のような役目を果たしている。

これらの参加者が活動電位の三つの段階を組織している。（私のばかげたイオンナイトクラブは、フランシス・アッシュクロフトの著書『生命の閃光』のすばらしい解説に便乗している。）

第一段階――静止電位

活動電位が休んでいて、ひとつも通過しなければ、ニューロンは「静止電位」として知られるものの中にとどまる。これはホジキンとハクスリーが発見した七〇ミリボルトの差異だった。この状態では、細胞の内側は細胞外空間の液体よりもマイナスに帯電している。

このクラブの中にいる群衆の大半は、プラスの電荷を帯びたカリウムイオンで構成され、それらが屋外でひしめき合っている状態の五〇倍の濃度でこの狭い空間に詰め込まれている。クラブの外では、期待に胸を膨らませた人々――主として同じくプラス電荷を持つナトリウムイオン――の長い列がドアに押し寄せている。しかしどうしたことか、これらのドアのほとんどが彼らを締め出しているのだ。支配人は明らかにカリウムグループのメンバーをひいきにしている――ナトリウムはお断りという厳しいポリシーが施行されているのだ。ところがこれらのナトリウムイオンは私たちと同じように、どんどん数を増やしてドアに押し寄せ、中に入ろうとする。しかし支配人はただぶらぶらしているわけではない。イオンポンプとして知られる用心棒が、ひとつのナトリウムイオンがどうにかこうにか中に侵入したのを発見すると、すかさず外へ連れ出す――そして最後の侮辱として、三つのカリウムイオンが、ナトリウムイオンの代わりにセキュリティを通過する。

カリウムイオンについていえば――やはり彼らも私たちと同じだ。彼らはクラブ内のムンムンする空気に耐えきれず、時折、負の電荷を残して去って行く。彼らは何の障壁もなくクラブの外に出ることができる。

支配人の警戒心、ナトリウムイオンの無謀な行為、カリウムイオンの全体的なよそよそしさ、その他さまざまな不確定要素のこの微妙なバランスが、細胞膜の静止電位の推移を絶えずマイナス七〇ミリボルト周辺にキープしている。(内側のプラスに帯電したカリウムイオンよりも、外側のプラスに帯電したナトリウムイオンの方が多いため、外側と比べて内側がマイナスになる。)

細胞生物学者のロバート・カンペノットが、活動電位が発生する前のニューロンの状態を一触即発と表現したのもさほど不思議ではない。必要なのは口実だけだ。均衡が少しでも変化すれば混乱に陥るだろう。

しかしその前に、もうひとつついわせていただきたい。このクラブには、これまで述べてきた用心棒付きのドアしかないわけではない。非常ドア、すなわち電位依存性ナトリウムチャネルもあるのだ。注意深く保たれた静止電位に変化を感じると、これらのドアは勢いよく開く。クラブの外の電荷量が適量に変化すると、これまで微妙に保留されていたすべての電位エネルギーが一瞬にして解放される。[16] つまり、クラブの外にいるナトリウムの群れがあまりに騒ぎ立てると、ベルベットのロープがぐらつき、クラブに無理やり入り込もうとしはじめるのだ。そして、ディスコはパニック状態となる。

第二段階——活動電位

細胞の大きさと比べて膜電位は巨大だ。細胞膜は幅が約一〇ナノメーターで、その片側は他方よりも七〇ミリボルト分マイナスに帯電している。仮に自分の身体にこれと等価の電圧差があるとすると、まるで一〇〇〇万ボルトのように感じるということになる。つまり……とてつもない大きさということだ。汚い言葉で悪態をつきたくなるほど強烈な静電気ショックには、約一万ボルトが詰め込まれている。

私たちの小さなイオンチャネルの用心棒仲間にとって、活動電位の衝撃はもっとずっと強烈だ。非常ドアが開け放たれる。そして、ナトリウムイオンがこの混乱を利用してクラブ内になだれ込み、フィードバックループを誘発する。膜電位の変化が大きくなればなるほど、多くのナトリウムチャネルが開き、より多くのナトリウムイオンがなだれ込む――そしてナトリウムイオンがたくさん入ってくればくるほど、電圧はプラスになり、より多くのナトリウムチャネルが開くということだ。一瞬にしてナトリウムがその場に旋風を巻き起こした。

第三段階――再分極

数百万個のナトリウムイオンが、かつてはカリウム専用だったこの高級クラブに押し寄せ、怯えるカリウムイオンを押し除けて殺到している今、細胞内は一時的に、外部よりも一〇〇ミリボルト分プラスに到達している可能性がある。それから一ミリ秒も経たないうちにカリウムチャネルが開き、うんざりしたカリウムイオンは一斉にクラブを後にする。

クラブの中は、カリウムイオンが大量に流出したことにより、細胞膜が静止状態に戻っている。しかし、すべての客がこの場にはふさわしくない！　支配人は逃げ出したカリウムイオンを呼び戻すのに必死だ。彼らは再びこの場所を封鎖する。用心棒が指の関節を鳴らしはじめる。ほとんどすべてのナトリウムイオンが、自らの意思でその場を去る。[17] 荒らされたクラブの中に再び入るようカリウムイオンを説得するには時間がかかる。しかし最終的には、支配人が彼らを説得して連れ戻す。そうなれば、また同じことが繰り返されるのは時間の問題だ。

電圧によってチャネルは開閉する。[18] 電圧の変化に反応するナトリウムチャネルとカリウムチャネルが活動電位の発生を仲介し、信号がニューロンの一方の端から他方の端まで伝播するようにする。結局、化学的な神経伝達物質を制御していたのも同じメカニズムだったのだ。活動電位が終わる軸索の最末端には、電位依存性カルシウムチャネルというまた別の用心棒たちがいる。活動電位が衝突すると、これらのチャネルが開き、細胞外の塩水から、カルシウムが軸索の末端へと流れ込む。すると、神経伝達物質（おなじみのセロトニン、ドーパミン、オキシトシン）が解放されて軸索の末端を伝って、隣のニューロンの樹状突起の入り口付近まで流れてくる。そしてそれが次の活動電位を引き起こし、一連のシーケンスが再び始まる。これらのもの——化学的・電気的側面——はすべて、最終的には膜の電圧、つまりその電気的状態によって制御される。

そしてこれが、私たちのあらゆる感覚、動作、感情、鼓動を司る神経インパルスの物語なのだ。その電気自体が中枢発生器である。あなたの電気も私の電気も、その源はウナギのそれのような別個の電気器官ではなく、細胞そのものの内部で、タンパク質を介した、絶妙に調和されたイオンのダンスによって生成される自己再生メカニズムなのだ。

このすべての複雑さを担う基本的なメカニズムは驚くほど単純だ。膜の一方の側に、もう一方よりも多くの帯電したイオンを重ねると電位が得られる。電圧を変えるとすべてのエネルギーが放出される。これが根本的な電池の仕組みである。つまり、一方の側ともう一方の側で帯電量が違うということだ。

ニューロンと筋肉細胞は、充電可能な小さい電池であることが明らかになった。

四〇兆個の電池

しかし、それらだけが電池のように振る舞う唯一の細胞というわけではなかった。分子生物学の道具を利用してイオンチャネルを適切に研究することが可能になってから、イオンチャネル（およびそれらが許可した、または許可しなかったイオン）もまた、体内の他のあらゆる細胞に存在したということが明らかになったのだ。これがきっかけとなった。それらはそこで何をしていたのか？　これら他のすべての細胞は、電気的特性に対してどんな使い途があったのだろうか？

そしてわかってきたことがある。一九八四年、イオンチャネル生理学者のフランセス・アッシュクロフトは、たとえば膵臓は特定のカリウムイオンチャネルを使って、インスリンを分泌するベータ細胞を正確に同期させる電気的指令を発することを発見した。（ベータ細胞は化学的性質の一〇倍の速さで伝わるため、それが、これほど多くの細胞を同期させて一致した行動をとる唯一の方法なのだ。）このカリウムチャネルは、インスリンの放出を調整するために、完璧に機能していなければならない。二〇〇〇年代初頭、アッシュクロフトとアンドリュー・ハタズリーは、インスリンを放出する突然変異を発見し、結果的にそれが糖尿病の原因になることを突き止めた。

このような洞察がますますその数を増やし、やがて医学を変革していった。イオンチャネル物理学はそれ自体で、主要な生物医学分野として出現した。今や科学者は、筋肉細胞とニューロン内のイオンチャネルが人体の最も基本的な働きをどのように維持しているかを調査するための道具と理解を得た。さらに重要なのは、そうでない場合に何が起こったかということだ。そして最も重要なのは、科学者らがついに、その電気をより正確に操るための新たな道具を兵器庫に確保したということだった。これは電池の発明以来、生体電気研究者にとって最も重要な道具だった。

電気を操ることができる薬物に関する最初のアイデアは神経毒からもたらされた。一九六〇年代、神経毒に関する研究は、これらの天然毒の多くがナトリウムとカリウムのバランスに影響を与え、細胞間のコミュニケーションを可能にする繊細なメカニズムを混乱させ、逆リンガー液のように作用することを明らかにした。[19]（フグをものすごく正確に捌くことのできる高度な技術をもった人が提供したものでない限り）人がフグを食べようとしないのは、フグの体の一部にテトロドトキシンと呼ばれる防御毒が含まれているからだ。どれほど微量でも、それが体内に入ると、肺をはじめとする身体のすべてを動かす筋肉が即座に麻痺し、やがて仮死状態に陥る。これがどのように作用するかに関する正確なメカニズムは、ネーアーとザクマンがイオンチャネルの理解を深めたことによって解明された。つまりテトロドトキシンは、ナトリウムイオンが細胞に入らないようにしているのだ。[20]テトロドトキシンはこれらのチャネルの中に割り込み、ドアをブロックする。ナトリウムの流入がなければカリウムが一斉に外に押し出されることもなく、活動電位に伝わるドミノの残りをすべて防ぐことができる。その他の種類の神経毒は、すべてのドアをこじ開け、最終的には同じ効果をもたらす。細胞は他の神経や筋肉にいかなる信号も伝達できないということだ。機能的なイオンチャネルがなければ、細胞は生き残ることができない。

研究者らは——このきわめて重要なイオンチャネルを妨害することにより——自然がどのように神経毒を作るのかを理解した途端、自分で選んだチャネルだけを塞いで閉じたり、こじ開けたりするための、オーダーメイドの神経毒を作ることができることに気づいた。（アッシュクロフトとハタズリーは、既存の薬物がおかしくなったイオンチャネルを閉じ、この珍しい形の糖尿病を回復に向かわせることができることを解明した。）そしてこれが、イオンチャネル創薬の時代の幕開けとなった。

イオンチャネル創薬は現代医学の根幹である。これにより、蛇に咬まれたときには、神経と筋肉の間の情報伝達を人工的に高めるという治療法が実証された。この薬は不整脈の治療薬の土台ともなっている。研究者らは現在、数多くの運動障害、てんかん、偏頭痛、希少な遺伝性疾患などについて、突然変異型イオンチャネルの可能性を調査している。[21] 生物学全般において、イオンチャネル物理学は病気や障害の治療と概念化に革命をもたらした。「カルシウムチャネルについて知る前、心臓の活動電位に関してわれわれがいかに誤解していたかについては、いくら誇張してもしすぎることはないだろう」と、ある心臓電気生理学者は述べている。[22]

イオンチャネルは重要な薬剤標的だが、それらに対する理解は不完全である。私たちはその思いもよらないバリエーションを発見しつづけている。そのひとつがギャップ結合と呼ばれるもので、初めは心臓内に確認されたが、今では私たちの体内にある一兆個の細胞のひとつ一つに存在すると考えられている。ギャップ結合は隣り合うふたつの細胞間を突く特殊なイオンチャネルで、ホテルの隣室同士のように、それらだけが共有できる秘密のドアを作る。ギャップ結合は、心臓細胞において、連動して機能する必要のある細胞の活動を同期させるが、同時に皮膚細胞、骨細胞、心臓細胞の膜を束ね、さらには血液細胞でも発生する。至るところに存在するのだ。それらはみな、これらの電気シナプスを利用して互いに会話をする。いったい何のために？

驚くのは新しいイオンチャネルだけではない。もうひとつの新しい発見は、がん細胞が健康状態から移行する際に排出する電子流だ。[23] より大きなスケールでいえば、神経系には、それが単に感じたり動いたりする部分に作用するだけでなく、臓器機能や免疫系の調節もおこなっていることが判明しはじめた二一世紀に入るまで、私たちが正しく理解していなかった側面もある。これらの洞察がエレクトロームの輪郭を形成しはじめている。

最近まで、生物学のこれらの異質な電気的特徴に関する知識は、学問分野の狭い下位区分に隔離されていた。その理由は、生体電気の研究が神経科学や、神経や神経科学に重点を置く電気生理学の中へ――生体電気は神経にしか使われないと科学者が仮定する程度まで――次第に隔離されていったからである。

エレクトロームのもっとも驚くべき特徴のひとつは、動物電気は決して動物に限ったものではないということだ。これらのイオンチャネルをもっているのは私たちだけではない。他の自然界もすべても同じ電気で動いているのだ。

電気界

私たちはこの現実についても、それを合理的に説明できるようになるよりもずっと前から垣間見ていた。一九四七年、生理学者エルマー・ランドは藻類から発生する電界を発見した。[24] 彼だけではなかった。このような混乱をきたす電気の発生は、ハエジゴク、カエルと人間の皮膚、菌類、バクテリア、鶏胚、魚卵、オーツ麦の実生など、人々が測定しようと考える他のあらゆる生物の表面からも出ていた。

異分野の研究報告では、植物、バクテリア、菌類が使用する電気信号はすべて、私たちが使用する電気信号と奇妙なほど類似していることを示しており、研究からは、これらが電気信号を使って非常によく似た効果をもたらすことが示唆されはじめている。バクテリアは電気カルシウム波を利用して生物膜群衆を形成する（これらの電気的制御信号の妨害は、薬剤耐性菌との闘いにおける最新の研究テーマだ[25]）。菌類は（とりわけ）これらの信号を使って、栄養のある食料源を見つけたか、または役に立たないものを見つけたかを、長い菌糸をつたって伝達する[26]。植物は電気を利用して、捕食者に対する化学的防御を作動させる。というように、挙げればきりがない。

過去二〇年間、これらの電気と私たちの電気との類似点をより多く発見するにつれ、私たちは、なぜ（バクテリア、菌類、原生生物における）それらの信号が私たちの神経系内の信号とこれほど似ているのか不思議に思ってきた。ところが今や多くの人々が、もしかしたら私たちはこの疑問を逆に解釈していたのではないかと考えはじめている。つまりこういうことだ。なぜ私たちはそれらとそれほど似ているのか、そしてこれは、私たちがもつ電気に関して何を意味しているのか？

すべての生き物は、脳があろうとなかろうと、似通ったイオンの集合を利用して細胞全体に電圧を作り出している。私たちはみな、これらの電圧を情報伝達の基礎として利用している。動物はこれらの電圧を使って、神経系を命令・制御センターとして機能させる。他の自然界はこれらを使って、神経系を介さずに信号を送ったり通信をおこなったりする。「電位を反転させることが、おそらくすべての信号伝達《シグナリング》の始まりだと思う」と、フロリダ大学スクリプス生物医学研究所の電気生理学者スコット・ハンセンは述べている。

そしてこのことは大胆な考えを提起する。すなわち、私たちは神経系と並行して機能する、もうひとつの通信システムを有することができるか？　ということだ。最近の研究は、私たちの身体は少なくともふたつ――それ以上ではないとしても――の電気通信ネットワークを機能させているということを強く示唆している。

神経系の生体電気――アニマルスピリットの背後にある生命の力――は、動物の生体が使用する唯一の電気通信ネットワークではないという証拠が集まりはじめている。奇妙な電気的特徴や行動は、私たちの体内のすべての細胞を結びつけている。皮膚、骨、血液、神経――あらゆる生体細胞――をシャーレに入れて電界を印加すると、すべてが同じ側の端に寄っていく。たとえ細胞がどのようにこれらのものを感知する可能性があるか、まだ理解されていないとしても、それらはまるで細胞が電界を感じているかのように見えるのだ。私たちにわかっているのは、電界が細胞――あらゆる細胞、ときに臓器全体――の生体電気的特性に、通常ではできないことをさせるのに使用される方法で影響を与えているということだけだ。

こうした理由から、生体電気はエピジェネティクスの一要素として理解することができると考えはじめる科学者もいる――エピジェネティクスは、環境がいかに、実際のＤＮＡを変えることなく遺伝子の働き方を変えるような変化をもたらすかを説明する。「生物学的な情報のパターンや流れの組織化を促進する、より多くのエピジェネティックな要因が発見されつつある」と、物理学者のポール・デイヴィスはいう。[27] 生体電気は主要な――まだじゅうぶんには理解されていないが――エピジェネティック要因として登場し、エピジェネティックな情報を管理する強固な方法を細胞に与えると彼は考える。ところが、生体電気は単なるエピジェネティクスのもうひとつの側面というだけではないかもしれないことを見出している他の研究者もいる。「エピジェネティック」という言葉は、「遺伝子の上に」という意味だ。そしておそらく、電気信号はある種の「メタ・エピジェネティクス」（いわば、それらを束ねるひとつのリング）として機能する。これから先の章で見ていくように、電気的な誘導は、遺伝子の発現の仕方から、炎症が免疫系で始まるかどうかに至るまで、生物学の非常に多くの複雑な側面に対して統制力を発揮する。

生体電気コード

エレクトロームを詳細に理解することで、私たちがコンピューターのハードウェアをソフトウェアで制御することができるのとほぼ同じくらい簡単に、ゲノムを制御する方法が得られる。実際、タフツ大学の研究者、マイケル・レヴィンは、生命の電気的性質が遺伝子を統制することができることを示唆する証拠を発見し、これまで複雑すぎて正確に制御することが不可能だと考えられていた他のシステムにうまく対処する方法を提供した研究者のひとりだ。レヴィンは、生体電気のこのより深い理解が生体電気コードをもたらすのではないかと考えている。このコードは遺伝子内ではなく、イオンとイオンチャネル内に書き込まれる。このコードは、細胞の成長と死を制御したプログラムを実行することによって、子宮内でヒトが形作られる複雑な生物学的プロセスを制御する。この生体電気コードがあるからこそ、生涯を通じて同じ身体の形のままでいることができるのだ。それが分裂している不要な細胞を取り除くため、その人がその人であると認識できる状態が保たれる。それを判読し、操作することができれば、ヒトの身体的形状を精密に再設計するのに使用することができ、先天性欠損症やがんから救うことができる（詳しくは第七章と第八章を参照）。これまで遺伝子ベースでプロファイルしてきたのと同じ方法で生体組織の電気的特性をプロファイルすることができたら――つまりヒトの「エレクトローム」を完成させることができたら――、ヒトの生体電気コードを解読することができるようになる。

生命の起源を考えるとき、明らかに最初に心に浮かぶのが遺伝子コードだ。DNAやRNAは、そもそもどのように進化し、再現可能な生命、その他関連するあらゆることを生み出したのか？　思い浮かぶはずなのに、たいてい思い浮かばないもうひとつのことがある。つまり、細胞膜はどのように得られたのか？　ということだ。

細胞膜が重要である理由は数多くある。第一に実用的である。世界中にあるすべてのDNAとRNAは、すべての元素、すなわち生命に必要と思われるすべてのヌクレオチドとアミノ酸を再生している――そう、容器がなければ大きな液体の中を流れていってしまうのだ。生命の構成要素を利用して少しでも役に立つことをリモートで実行するには、それらすべてをまとめる何かが必要になる。それが膜、すなわち最も過小評価されていた進化的革新だった。

しかし、膜が重要であるもっと大きな理由がある。膜ができるや否や、内側と外側の間に分離が起こる。そして私たちが知るあらゆる細胞は常に異なる種類のイオンを含んでいるため、膜の分離が起こった途端、電圧が生じる。これは単なる物理学だ。あとは、これらすべてのイオンが細胞から出入りできる通路を膜内に形成するために、タンパク質が必要になるだけだ。

これらのイオンチャネルは、ひとつのグループとしては三〇億歳くらいである。植物も菌類も動物も、私たち人間も、真核生物の祖先からイオンチャネルを受け継いでいる。たしかに信号伝達はナトリウムチャネルから始まったのではない――それらが進化したのは、約六億年前に最初の神経系の進化が起こったときだ。[28] 二〇一五年、神経生物学者のハロルド・ザコンはイオンチャネルの幅広い進化の歴史を発表し、私たちが知る最後の祖先まで遡ると、同じイオンチャネル群のほとんどが存在することを明らかにした。[29] 実際、カリウムチャネルは小さなレゴのようなもので、他のほとんどのチャネル――ナトリウム、カルシウムなど――はその後そこから形成された。「カリウムがチャネルに浸透できるようにする共通構造《モチーフ》は非常に古く、非常に大事に保存されている。それはバクテリアから私たち人間に至るまでほとんど同じだ」とザコンはいう。「私たちにもその共通構造があり、体内のあらゆる細胞にもそれがあり、おそらく地球上のすべての細胞が、そのチャネルのその遺伝子をもっている」と。

実際、最初のイオンチャネルの分子共通構造は、今日でもバクテリアの中に見られる。それに続くチャネルとポンプはすべて、この先祖の遺伝子に由来する。

要するにこういうことだ。膜を隔ててイオンを分離し、移動させることは、すべての生き物にとっての基本である。神経系はこれを発明したわけではなく、自然がどのようにして電位を獲得するのか、その全容を理解するにはまだほど遠い。文字通りすべての細胞タイプがこの自己発生的な電気を使用しているものの、その手段となる機能が驚くほど幅広いということは完全に過小評価されている。生物学入門の教科書には、少なくとも生命の電気的側面の重要性や、より深い意義が、誰もが真に理解できるように掲載されていないことは確かだ。私たちみなが膜を超えて運んでいるこれらの元素――ナトリウム、カルシウム、塩化物——は、化石のような星屑なのだ。もし宇宙に別の細胞が存在するとしたら、その細胞ともこれを共有できるかもしれない。「おそらく宇宙のすべての細胞と」とザコンはいう。

初めてアニマルスピリットで実験を始め、後に生体電気コードとなるものの最初のヒントを得たとき、私たちはこのことについて何も知らなかった。イオンチャネルもパターンも知らなかったし、アニマルスピリットを徹底的に調査する唯一の道具はヴォルタ電池と同族のものだけだった。だからこそ、エレクトロームを初めて垣間見ることができたのは、神経や筋肉の電気的活動のおかげだった。こうして私たちは——次に続く三つの章で説明するように——、電気を使って心臓や脳、中枢神経系を制御できるということを学びはじめたのだ。

第三部　脳と身体の生体電気

「電気の法則や現象が無機物や死んだものの中で明らかにされたときのすばらしさ、そのおもしろさは、同じ力が神経系や生命と結びついたときに伴う興味とは比較にならない」。

マイケル・ファラデー『電気の実験的研究』

二〇世紀になると、よりよい道具が、健康か病気かを示すことのできる生体電気信号にはパターンがあるという最初のヒントを明らかにしはじめた。これは即座に、電気的刺激は身体を理解するためだけでなく――欠陥のあるパターンを健康なパターンで無効にすることによって――それを改善するためにも利用できるという考え方へと発展した。私たちは、健康を取り戻すことができるように、自分を電気的に制御することができるのだ。

第四章　心臓に電気を通す
電気信号の有用なパターンはどのように発見されたか

動物電気への理解を探求する中で、ガルヴァーニのカエルや、アルディーニの首を切られた囚人たちの身の毛のよだつような解剖に対して抗議が申し立てられることはほとんどなかったが、イヌを愛するイギリス国民はがまんの限界だった。一九〇九年、生体解剖に反対するロビー団体のメンバーらが腹を立て、科学的残忍性を伴う憂慮すべき行為に関する報告書を携えて下院にやってきた。[1]

同年五月、ロビイストは「コンヴェルサシオン」と呼ばれる夜会に出席していた。王立協会の科学者らが一般市民に向けて自分たちの発見を披露する場だ。（ある新聞によると、これらのイベントの魅力は「[科学者たちが]ここぞとばかりに、へりくだった態度で一般の人々を自分たちの謎に引き込む」ことだった。）そうした実演のひとつに、議会での公聴会を開くに値するほど衝撃的な場面があった。「鋭利な爪のついた革紐を首に巻かれた」イヌが拘束されていたのだ。生体解剖反対主義者の訴えによると、この哀れな生き物を動けなくしておくためという名目で、「足を塩類溶液の入ったガラス瓶に浸し、その瓶を配線で検流器につないでいた。こうした残忍な処置は、一八七六年の動物虐待防止法のもとで確実に対処すべきではないか?」と請願者は勧告した。[2]

このぞっとするような描写にはどこか誤解を招くところが示されており、事態を収拾するのは内務大臣ハーバート・グラッドストンの責任だった。[3] 当該の動物は、実験に処せられる不運な検体ではなく、実はこの科学者が愛するペット、イングリッシュブルドッグのジミーだと彼は説明した。あの「鋭利な爪のついた革紐」は？ それはジミーの（どちらかといえば高価な）真鍮のスタッドをあしらった首輪だった。そして最後にグラッドストンは、イヌが足を入れて立っていた「溶液」――彼は自分の意志で足を入れ、しかもブルドッグに似ていた「ウィンストン・チャーチル」よろしく、実に楽しげだった――は塩水だったことを明らかにした。そして、「私の尊敬すべき友が海の中で泳いだことがあるとしたら、この単純な楽しい経験から得られる感覚をじゅうぶんに味わうことだろう」としめくくった。にもかかわらず、ブルドッグのジミーは、この悪意のない実演により、アルディーニの死んだ囚人たちを全部合わせたよりも電気生理学の進歩に貢献したのだ。ジミー――いやむしろ彼の飼い主である生理学者のオーガスタス・ウォーラー――は世界で初めて、心臓の電気的活動の記録を実証したのである。[4]

電気信号を聞く能力はやがて現代医学の土台となり、心臓に関してだけでなく、それまで不透明だったそのプロセスもより透明なものになろうとしていた。二〇世紀末までには、そうした信号が他の多くの臓器から出されていることが発見されることとなり、ウォーラーが夢にも思わなかったような道具を使って、心身の健康や病気について、到底不可能と彼が思っていたレベルの鋭い洞察を得ることができるようになった。

暴露する心臓

一八八〇年代半ば、ウォーラーは、手足を電位計に接続すれば、心臓の電気信号を伝導し、それを判読可能なものにする回路を形成することができるはずだということに気づいた。（この重大な発見がなされる前、心拍を「読み取る」には、開胸して、露出した心臓に直接電極を当てるという方法しかなかった。それは、もっと残酷な動物実験や、時にはひどいけがが、しかし医学的には願ってもないけがを負った人間に対してのみ可能な離れ業だった。）

しかしウォーラーにとって、心臓の電気的活動を記録することは、依然としてパーティーの隠し芸のようなものだった。彼の装置から得られる出力記録は、反応速度が遅いためにあいまいで不正確だった。[5]それは、そこに心拍が存在するということ以外、ほとんど何も教えてはくれなかった。実際、彼の晩餐会のゲストたちも、それが目的でこの装置を利用する傾向があり、出席していた紳士淑女たちはこの珍しい機器を使って、自分は鼓動する心臓をもっているという確固たる証拠を仲間に見せつけていた。それはどんな珍妙な仕掛けだったのだろうか。この厄介な装置では、夕食後、片方の靴と靴下を脱ぎ、蓄音器のキャビネットと大して違わない大型の毛管検流計と呼ばれる測定器に接続された椅子に座り、素足と片手を塩類溶液が入ったふたつのバケツに浸すことに合意してくれる礼儀正しい仲間が必要だった。この変わった装置にゲストたちが少し緊張していると、ウォーラーはすかさずジミーに実演するよう促し、ジミーはおとなしくその一部始終に耐えていた。

その一方でオランダの生理学者ウィレム・アイントホーフェンは、ウォーラーが見落としていた可能性を見出した。一八八九年、スイスの生理学会議で、アイントホーフェンはこの技術をウォーラー自身が実演しているのを目撃した。彼はすぐさま、ウォーラーの装置ではできなかったことができるように装置を改良した。出力記録を、信号の輪郭が読み取れるほど正確なものにしたのだ。[6]その後一〇年の間、着実な技術的改良を重ねることによって心拍の記録はこれまでになく正確になり、それは一九〇一年、アイントホーフェンの代表的な貢献である「弦検流計」で頂点に達した。この電位計は最も微弱な身体の電気信号をも測定することができた。極端に単純化すれば、それは、一本の弦が非常に明るい光に照らされ、真っ白なシートの上に、誇張されて拡大された影を落とすような仕組みだ。その影が、心臓が鼓動するたびに振動するのを観察することができる。アイントホーフェンはこの装置に、銀メッキを施したクォーツ弦、動く写真板、機械式のペンレコーダーを含めることでさらに改良を加えたが、基本的なメカニズムについての先の説明は変わらない。

ウォーラーやアイントホーフェンがこうした表面上の数値を心臓から拾い上げることができた唯一の理由は、それらが非常に小さい信号でありながら、組み合わせることによってとてつもなく「大きく」なる——つまりこの弦検流計で拾い上げることができるほど大きくなるからだ。活動電位を発火する個々の心筋は、隣りで静かに鼻歌を歌う友人のようなものだ。同時に発火するそれらの負荷は、ヘンデルの『メサイア』の最後を飾る荘厳な四つの和音でオルガンとハーモニーを奏でる一〇〇〇人のコーラスに匹敵する規模だ。ヘンデルの『メサイヤ』を演奏するのは、体内のほんの数ヶ所だけである。血液を全身に送り込む心臓の収縮を生み出すには、多くの心筋繊維が同時に発火しなければならない。

ウォーラーが使用していた検流計は古く、故障しやすく、反応速度が遅かったため、出力記録はあいまいで不正確だったが、アイントホーフェンの改良版では、健康な心臓と病気の心臓を見分けることができるほど鮮明な解像度の鋸歯状波形が得られた。一八九三年のオランダ医学会議でこれらの波形に名前を付けたのはアイントホーフェンだった。彼はこの会議で「心電図」という言葉を新たに作り、現在これは、その頭文字をとってECGとして知られている。[7]
　ところが、そのために彼が作った機械はある種の怪物だった。ウォーラーの初期のバージョンは、アイントホーフェンが作った機械のとてつもない大きさと不格好さに比べると影を潜めてしまう。アイントホーフェンの機械は心臓を測定されている人が、いつも片足とともに両方の手も浸さなければならなかったことはいうまでもなく、二部屋分を占めるほどの大きさで、重さが約二七〇キロもあり、五人の操縦者と特殊な冷却装置が必要だった[8]――しかし、この装置は功を奏した。二〇世紀初頭、アイントホーフェンは、ウォーラーのあいまいな波形を、診断的に正確な谷と山の形へとさらに形式化し、医師らはその波形独自の特異性を見て、病院内で心臓の状態を診断することができるようになった。臨床医らはこの装置を入手しはじめたが、その中のひとりが、一九〇八年にユニバーシティ・カレッジ病院でこの装置を自身の患者に使いはじめた心臓電気生理学者、トーマス・ルイスだ。心房細動から始まるさまざまな心臓リズムの異常を調査し、説明するという、この新たに発見された能力により、ルイスは自分が新しい分野、すなわち臨床心電図検査の基礎を築きはじめていることを知った。心電計によって、医学はかつてないほど身体の内部を覗き込むことができるようになり、その後数十年にわたって、心臓の電気的活動が体内の血液の流れを調整する能力にどれほど役立つかを正確に説明することができるようになった。

電気制御ポンプ

心臓を通る血液のポンプはそれぞれ、導体として最もよく理解されている細胞群によって動いている。

心臓の右上部に位置するこの細胞群は洞結節と呼ばれる。この導体は、心臓のすべての細胞を正確なリズムに調整し、血液がある特定の種類の部屋のひとつに確実に入り、別の特定の種類の部屋から確実に出るようにする。血液は心房と呼ばれる上部の部屋に入り、心室（下部の部屋）に流れ落ち、この心室が約〇・五秒後に収縮すると、一方の心室がその血液を肺に送り、もう一方の心室がその血液を全身に送る。この調整はかなり正確なリズムでおこなわれ、いちかばちかの賭けでもあるのだ！　これをまちがえると、心臓は体内の血液分配を正しく調整することができず、身体は死んでしまう。そして、こうしたすべては電気に依存している。

導体はこのすべてを活動電位で始動させるが、これらはおなじみの神経系の活動電位ではない。心臓の筋肉には、神経が骨格筋を動かすのと同じ方法で筋肉を動かすそれ自体の神経がないからだ。心臓はすべて筋肉だが、珍しい種類の筋肉である。それはある種の自己決定筋であり、それに指示する人間が存在しなくても動く――ご存知の通り、心臓は人間に制御されて鼓動しているわけではない。たくさん練習を積んで集中すれば心拍を遅くすることはできるようになるが、目を閉じるのと同じように心拍を止めることはできない。むしろ、心臓の筋肉は神経と同じように、それ自体の活動電位を発生させる。ただし、化学的シナプスは存在しないのだ。

では、活動電位はどのように細胞から細胞へ伝わるのだろうか？　導体の信号は、どのようにすべての心臓の筋肉細胞へ送られるのか？　結局のところ、それらは標準的なシナプスで接続されているのではなく、すべて電気的な高速ライン――前章で私がギャップ結合と呼んだもの――で直接接続されていることがわかった[9]。これらホテルの隣り合う部屋のドアは通常開いた状態になっているため、信号が部屋間を瞬時に移動することができる。ある細胞が知っていること、あるいは経験したことはどんなことでも、接続ドアを介して即座に拡散し、隣の部屋の細胞もこれを瞬時に知ったり経験したりすることができる。この通信モードは、神経伝達物質や細胞間の隙間を排除するため、通常の化学シナプスの約一〇倍の速さである。

こうして心拍のリズムが臓器の上部から下部へと降りていくことで、出ていく血液が入ってくる血液よりも、常にちょうど〇・五秒遅れて送り出されるようになっているのだ。

ウォーラーが拾い上げようとしたのは、この同期する揺れだった。しかし、彼の初期の装置はあまりに原始的で細部を見ることができず、それはアイントホーフェンが複雑な弦を配置したことでようやく読み取れるようになった。医療系ドラマでよく見かける（あるいは心臓モニターにつながれたことのある人なら見たことのある）鋸歯状の波を私たちが初めて目にしたのはそのときだった。

とはいえ、正常な心拍を見るよりもはるかに興味深かったのは、アイントホーフェンのより精度の高い測定値のおかげで、心拍が正常ではないときを知ることが可能になったことだった。今や健康な心臓と病気の心臓の特徴を視覚的に見分けられるようになっただけでなく――たとえば心拍が異常に遅いなど――特定の病気を検出できるようにもなった。徐脈と呼ばれるこの状態は、血液が脳やその他の身体組織にじゅうぶんな酸素を送ることができないことを意味するため、この状態に陥った人はしばしばめまいや脱力感を覚えたり、失神したりしてしまう。

これらすべての信号がどのように伝わり、どのように作用するかを私たちが完全に理解するずっと以前から、人々は電気を使って、こうした誤った信号を正しい状態に修正しはじめていたのだ。

ペースメーカーが制御する

ペースメーカーは、一八七八年のプロイセンのとある手術台に端を発する。カタリーナ・セラフィンは、悪性腫瘍を摘出する過酷な手術から生還したばかりだったが、鼓動する心臓は剥き出しの状態で、薄皮一枚で覆われているだけだった。[10] これによりドイツ人医師フーゴー・フォン・ツィームセンは、彼女の生きている心臓を機械的・電気的に刺激する貴重な機会を得た。これが、電気を心臓に直接作用させることができるという新たな認識につながった。アルディーニのようなそれ以前の研究者たちは、心臓を電気的に操作するには神経系に頼るしかないと考えていた。

セラフィンの心臓で実験をおこなう過程で、ツィームセンは、自然な心拍数よりも少しだけ速い周期的な直流電流——ヴォルタが電池から発生させたものと同じ安定した電流——のパルスを流すと、心臓がこの人工メトロノームにペースを合わせようとすることに気づいた。心臓の上部にある自然な電気信号が発生する位置に、人工的な電気パルスを取りつけることによって、誤ったリズムを上書きする——または停止したリズムを蘇生する——ことができるという証拠がここから得られた。しかし、それだけだった。この方法は、露出した心臓の表面に電極を直接当てたときだけ有効だった——閉じてしまった胸部にパルスを当てても機能しなかったのだ。また、電気的衝撃を受けるために喜んで身体を開胸させようとする人は誰もおらず、商業化にも至らなかった。

こうした理解から新たな医学的応用が生まれるまでには、それからさらに三〇年の年月を要した。ついに事態を大きく前進させたのは、アメリカの電化によって偶発的な感電死が急増したことだった[11]——

それはまさに、アルディーニがその一世紀以上も前に、逆転させる方法を見出そうとしていた「一時的な死」の一種だった。今やこの問題は緊急性を帯びていた。心拍を再始動させたり、修正したりすることができることは立証されていた――次なる問題はそれをどのように持続させるかだった。心拍を継続的に上書きできる装置の開発が始まった。そしてその装置は実に恐ろしいものだった。

それは小型のスーツケースほどの大きさで、重さは七・二キロ、クランクを回して操作するものだった。[12] 一本の配線が、発生した電気を、心臓を貫通する針へ送る。これはうまく機能したが、臨床試験にもち込むのは難しかった。針を刺す正確な位置を探し出すことが最も重要だった。まちがえれば致命的な多量出血となる。一九三二年、この装置とその考案者であるアルバート・ハイマンは、アメリカ医師会から徹底的に非難された。このような心臓への注入による心臓蘇生の報告は「奇跡に属する」と彼らは述べた。[13] こうした懐疑的な見方は、アルディーニのような実験を長年続けてきたことの名残であり、ハイマンがその装置を製造することに、自社の名声を賭けてでも協力しようとするアメリカのメーカーは一社もないことは確実だった。

にもかかわらず、一九五〇年までには、それを明らかに必要としていて、今やより高度な材料を利用することができるようになった他の医師たちが別の設計を開発した。これらは必ずしも改良版と呼べるものではなかった。人々はこの装置を、触手のように絡み合ったケーブルと一緒にトロリーに載せて移動させなければならなかった。時に、壁から電源を引かなければならないこともあった（停電が起きたらもっと悲惨だ。そうなったという話がまったくないわけではなかった）。埋め込み型《インプラント》――可搬性の極み――にする方法を探る初期の試みには、当時利用可能だったものに勝る電源が必要だった。

心臓に稲妻

もしあなたが心臓近くのインプラントに電力を供給するのに、原子力を使うのは悪い選択だと考えるなら、そんなことはないと反対する人は一三九人いる。[14] 一九七〇年代には、数社のメーカーが少量のプルトニウムを電力源としたペースメーカーの設計を発表した。この放射性同位体が減衰する際に発生する熱は、模型の回路を動かす電気に変換されたが、心配ご無用、それらは「患者に放射能をほとんど与えることがないよう、じゅうぶんに遮蔽されていた」。マテウッチのカエルの大腿電池と概念的に似ていなくもない生物学的な電気で動くものなど、埋め込み型ペースメーカー用の電池の設計は、そこからさらに奇妙なものになっていった。[16]

一九五八年、ウィルソン・グレートバッチは、プルトニウムよりも安定性の高い永続的な電力源を発見し、リチウムイオン電池を使用したペースメーカーを発明した。現在もほとんどの場合これが利用されている。[17] グレートバッチの発明は数十年のうちに、現在ペースメーカーとして理解されている小型の埋め込み型ガジェットへと改良された。

その概念はごく単純で、ペースメーカーはハイマンがやったのと同じ方法で埋め込まれる。幸いにも、心臓に針を刺す人はもう誰もいない。その代わり、心臓の不具合を起こしている箇所に、外科的に電極を埋め込むのだ。電極は、刺激を与える電荷を運ぶ配線でパルス発生器に取り付けられており、概念的には、ベン・フランクリンが空から稲妻を落とすのに使った凧糸と似ている。ただしこの導体は、大気上層の雷の代わりに、電池を電力源とする刺激装置、すなわちペースメーカーから発生する極小で静かな稲妻を伝導する。それらの起源がトロリーの上にあったことを考えれば、今ではありえないほど小さなサイズだ。一〇ペンス硬貨ほどの大きさで、しかもどんどん小さくなっている。

ペースメーカーの最も一般的な用途は、（徐脈のように）遅い心拍数の速度を上げることだ。小さな稲妻が心臓自体の生体電気の代わりとなり、極小の電気的衝撃を定期的に与えて心臓を適切なペースで動かす。

それが洞結節（最初のドミノを担当する導体）の筋肉細胞に到達すると、電気刺激が細胞の膜電位を強制的に変える。[18]筋肉が脱分極すると、電位依存性のナトリウムチャネルが開き、活動電位を誘発する。そしてそれが、心拍の残りのすべての連鎖的な動きを始動させるのだ。

現在の最新モデルの中には、ただ電気刺激を与えるだけではなく、適切なタイミングで適切な種類の刺激を与えているかどうかを知ることができるものもある。それらは装着している人の心臓のリズムを感知し、これをリアルタイムで調節することができる。ペースメーカーはリアルタイムのフィードバックに反応する能力があるため、閉ループ系機器として知られるカテゴリーに属する。

グレートバッチがリチウムイオン電池を新たに加えてから、事態は急展開した。一九六〇年代までに、二〇世紀最大の技術の飛躍的進歩――プラスチック、トランジスター、マイクロチップ、バッテリーなど――がいくつか重なり、埋め込み可能で信頼できるペースメーカーができあがった。[19]これを実用的な装置に応用した技術者や科学者は、メドトロニックという医療機器会社の設立に取り掛かった。その後二〇年の間に、ペースメーカーを使用する患者の数は五、六人から五〇万人近くまで急増した。

一九六〇年代後半、ウィスコンシン州のある神経外科医が、メドトロニック社の埋め込み型心臓ペースメーカーを初めて本来の使用環境外にもち出し、慢性的な疼痛患者用として再利用した。この装置は背骨に埋め込まれた――しかしこれは、ペースメーカーの奇妙な旅の始まりに過ぎなかった。それはまもなくして、脳内に新しい住処を見つけることになるだろう。

ウォーラーの初期の出力記録も同様だった。心電図は初めて、医師が病院で心臓の状態を診断できるようにし、脳の活動を初めて記録するための基盤を築いた後、こんにち、睡眠障害や神経障害を診断するために普及している多くの電気画像処理の基礎となった。こうした先進的な脳診断が今度は、一種の特殊化した神経コードで自らと会話することができるように、動物電気は身体が情報をデジタル化する方法であるという考え方を可能にした。それは二〇世紀に定着し、二一世紀に神経科学を定義する概念として開花した考え方だった。ウォーラーの初期の珍しい装置を受け継ぐこれらの装置によって、私たちは思考の電気的活動を読み取る――そしておそらくは意識そのものの秘密を解き明かす――一歩手前まで来ていると、今や多くの人が確信している。

第五章　人工記憶から感覚インプラントまで　神経コードの探求

二〇一六年、シリコンバレーのスタートアップ企業カーネルが、「ステルスモード」を解禁し、補綴記憶装置を構築していることを公表した。補綴記憶装置とは、外傷性脳損傷の患者が情報を思い出す能力を取り戻す手助けをするだけでなく、最終的には、私たちのすべてがより知的になる手助けをもする脳埋め込み型《インプラント》マイクロチップのことだ。このアイデアに一億ドルを賭けたカーネルの創業者ブライアン・ジョンソンを信じるならば、その可能性は無限大だった。「私たちは今の一〇〇〇倍の速度で学ぶことができるだろうか?」ジョンソンは当時そう述べた。[1]「どの記憶を保存し、どの記憶を捨てるかを選ぶことができるだろうか？　私たちは自分のコンピューターとつながることができるだろうか？　もし脳の自然な機能を模倣することができたら、そして本当に神経コードと連携することができるなら、こんな疑問投げかけよう——私たちにできないこととは一体何か?」

科学雑誌や技術専門誌を読んでいれば、カーネルの計画は完全なものだと思ったかもしれない。過去一〇年間、脳インプラントが進歩する速度は目覚ましく、ジョンソンは相次いで現れる明らかに有望な学術的研究をうまく利用したのだ。彼は南カリフォルニア大学から、世界で最も多くの功績を生み出しているバイオ医療工学者のセオドア・バーガーを引き抜き、チーフサイエンスアドバイザーとしてこのプロジェクトを先導してもらうことにした。バーガーは、ラットや霊長類のニューロンに電気信号を書き込むことに二〇年間取り組んでいた。彼はちょうど、脳のある部位から別の部位へ送られたコードを解読することができるアルゴリズムを作成したところで、これによって、どうやら数匹のラットの短期記憶形成能力を向上させたようだった。[2] そこへカーネルの資金が投入されたことで、臨床試験の契機となった。マトリックスの世界が私たちの前に現れた。

それとも本当は？ 正しい種類のインプラントが正常な脳活動を上書きできるという確信は、事実上、技術家集団の中で信仰の対象とされてきた。「人類の未来は、神経コードの読み書き方法を学ぶわれわれの能力にかかっている」と、ジョンソンはその後「ミディアム」に投稿している。[3] しかしなぜ？ 学者やテック企業に、まるでPCのように私たちの心をプログラミングさせるようになる日は近いというこの考えは、いったいどこから来たのだろう？ カーネルのメモリチップの物語は脳の内部の機能に関する私たちのメタファーの限界を示した良い寓話になっている。この問題を完全に理解するには、人々が「神経コード」について語るときに何をいわんとしているのかを簡単に掘り下げる必要がある。

心拍から神経コードへ

心臓の筋肉は刺激に反応するかしないかのどちらかだ。このことは、一八七〇年代から科学者たちには明らかだった。心拍数はさまざまだが、心拍そのものは変わらない。小さな心拍も大きな心拍も半分の心拍もない。ただ、鼓動があるかないかというだけだ。同様に、初期の実験では、筋繊維に刺激を与えると、それは痙攣するかしないかのどちらかだった。半分だけ痙攣するということはないようだった。これはデュ・ボワ＝レーモンが「全か無か《オール・オア・ナッシング》」と言った理由だ。心臓には二者択一の応答しかないというのは理にかなっていた。なぜなら、機能している心臓はたったひとつの仕事しかしないからだ。つまり、心臓に必要なのは鼓動だけなのである。

しかし、神経や筋肉はどのようにして、この同じシステムを使って、より複雑な情報を脳に伝えたり、脳から受け取ったりすることができるのだろうか？　できるのは発火するかしないかだけだとしたら、どうやって自らが運んでいる情報の内容を変えることができるのか？　神経と筋肉は明らかに、もっとずっと複雑な情報の変化に作用することができた。たとえば腕を軽く曲げるか、中途半端に曲げるか、または疲れ果てるまで最大に曲げるかを選択できる。また、椅子に座ったり柔らかいジャンパーを着たりしたときの最初の感覚が、しばらくすると薄れてまったく感じなくなるということは誰にでもある。このような動作や感覚は、「オール・オア・ナッシング」とはいいがたい。

筋肉と神経が本当にこの「オール・オア・ナッシング」クラブに所属しているかどうかを突き止めるため、一九一〇年代の初め、ケンブリッジ大学のエンジニア兼電気生理学者のキース・ルーカスはいつもの量のカエルを使って、筋繊維が反応するのは、ある一定の閾値を超えるほど刺激が強いときだけだということを確認した。

したがって、すべての筋肉が同じひとつの二者択一のルールに従っていた。すなわち収縮するかしないか、だ。この同じルールは神経にも当てはまったか？　もし当てはまるとしたら、一体、神経はどのように複雑な情報を扱うことができたのか？

ふたつの問題がさらなる理解を阻んだ。ひとつは、神経と筋肉がどこにあっても、それらは単線ではなくケーブル状に束ねられているということだ。これは、大陸間の海底に沿って信号を運んでいる細い配線の束のようなものである。信号は一本の配線ではなく、太さの異なる密な束にケーブルでつながれた個々の光ファイバー線に沿って別個に送られる。同様に、体内の神経「ケーブル」の太さもさまざまで、（脊髄のように）非常に太いものもあれば、おそらく数十本ほどの神経で構成されているものもある。[4]脳は神経を介して、筋肉に収縮せよというメッセージを送る。したがって、それらの音を聞こうとすると必ず、さまざまなニューロンが互いに叫び合うようなやかましい騒音が聞こえてくる。ニューロンのひとりごとを聞くためにそれらを個々に分離するなどあり得ないことだった。なぜなら第一に、（生きている）一本の神経をその繊維から切り離すことは外科的に不可能だったからであり、第二に、その活動電位を検出する機器が存在しなかったからである。

　最も騒々しい複数のニューロン線維を一斉に聞いているときでさえ、それらの自然な会話を聞いているわけではなかった。ガルヴァーニに遡ると、それまで測定されてきた神経や筋肉の信号はどれも、電気刺激を与えることによって、人為的に神経を刺激して発火させることで「誘発」されていた。（この比喩に固執するのであれば、これは神経に巨大な静電気的衝撃を与え、そのひどく腹を立てた悲鳴を聞くことに等しいと思う。）この方法では、神経系が実際、自然の状態でどのように作用するかについて学べる量に限界があった。

　優秀な物理学者なら誰でもそうだが、ルーカスが最初にしたことは、トリニティカレッジの研究室で雑務を引き継いでくれる賢い人物を探すことだった。そして見つけたのが生理学専攻の若い博士課程の学生、エドガー・エイドリアンだった。エイドリアンが与えられた課題はこうだ。神経信号がどのように伝導され、それが、ルーカスが筋肉で発見したのと同じようなオール・オア・ナッシングの原則に従っているかどうかを調べること。

彼らはまず、対処しなければならない筋繊維内の神経の数を絞り込むことから始めた。ルーカスは、わずか一〇本の神経軸索によって神経が発達している筋肉をカエルの体内で発見した。それを電気的に刺激すると、その結果起こる筋収縮は加えた衝撃の強さに左右されることがわかった。しかしこれは個々の神経については当てはまらなかった。電気的衝撃の強さに関わらず反応は同じ、つまり発火するかしないかだった。刺激が強いほど、より多くの神経線維の発火を引き起こし、それによって筋収縮の量が変化した。個々の神経の中にある二者択一のメッセージは変わらなかった。

ここから、神経は筋肉と同じオール・オア・ナッシングの法則に従うという確かな証拠が得られた。[5] しかし、このチームの探求は第一次世界大戦によって中断されてしまった。ルーカスは研究室を去り、王立航空工廠に入り、新しいコンパスや爆弾照準器を発明することで自身のエンジニアリングスキルを戦争に役立てた。一九一六年、こうした装置のひとつをテストしている最中に、彼は空中衝突によって死亡した。恩師の死後、ケンブリッジに戻ったエイドリアンは、ルーカスが残した疑問へのこだわりを深めていた。ルーカスは個々の神経インパルスをどのように聞こうとしていたのか？　信号そのものを記録できるほど強力な機械を作った人は誰もいなかったが、既存の機械をじゅうぶん増幅して記録できるようにするものを作ることはできただろうか？

戦時中、エイドリアンのアメリカ人の友人であるアレクサンダー・フォーブスは、無線ラジオ受信機や初期のレーダーツールの開発に取り組んでおり、真空管と呼ばれる新しい装置はオーディオ信号を増幅することができた。戦争によって、これらが安価で簡単に手に入るようになった。終戦後、フォーブスはそれらを使って新しい増幅器を作り、これをアイントホーフェンの弦検流計に貼り付けた——すると、神経の極微量な活動電位が前例のない五〇倍に増幅されるようになり、その後数年で七〇〇〇倍にまで増幅したのだ。[6] これはすばらしい装置だった——あとは、電気刺激を加えることによって人工的に発火させた神経束ではなく、自然な状態の神経束の音を聞く方法が見つかりさえすればよかった。エイドリアンは自分で装置を作るための設計図を描き、カエルを注文した。[7]

秘訣は、神経発火をその場で観測して記録できるほどじゅうぶんに予測可能なシナリオを見つけることだった。ある日、彼はカエルの筋肉の「静止」状態を記録していた。これは、彼がいつか発見したいと思っていた自然信号を比較するための静止時の基準を提供することを意図していた。カエルの足は何もせず、何の刺激も受けず、ただそこにぶら下がっていた。明らかに信号は何ひとつ存在しなかったはずだ。しかし、この基準の静止状態の良好な記録を得ようとするたびに、筋肉を積極的に刺激したときの振動と同じような、煩わしい、説明のつかないノイズが邪魔をした。この干渉が彼をひどく苛立たせるようになった。エイドリアンはカエルをガラス板の上に置いた——その瞬間、謎めいた信号が止まった。彼はカエルを手に取り、その足をもう一度ぶらぶらさせた。信号あり。カエルを置く。信号なし。

そのとき、エイドリアンは突然、自分が何を見ているかに気づいた。彼は自分が検知した信号の性質を理解した。つまり、足にくっついている神経が、引き伸ばされていることを中枢神経系に知らせていたのだ。彼は、神経がこの複雑な情報を伝達するために使う信号を見つけたのである。

今度は、一本の神経を伝わるこれらの信号のひとつを記録する方法を見つけなければならない。エイドリアンは仕事に取りかかった。そして一九二五年、エイドリアンは同僚のイングヴィ・ゾッターマンとともに、なんとか筋肉群を細長い一片だけに減らした。そこにあるのは、たった一本の神経だけが残っているたったひとつの筋肉だけだった。この感覚ニューロンは、ひとつのことだけを伝達するという仕事が与えられていた。つまり、筋肉がどれだけ伸張の感覚を経験しているかということだ。「強い感情的ストレス下で、私たちは、さまざまな度合いの刺激に対する神経の反応を急いで記録した」とゾッターマンは記している。一本の神経から彼らが記録した信号は、一連の混じり気のない安定したブリップ――単一で純粋な活動電位の音だった。どんなふうに刺激しても、大きくなったり小さくなったりすることはなかった。ブリップは常に同じだった。変わったのは発火の頻度だけだった。ニューロンの筋肉をピンと張ると、ブリップが頻繁に何度も起こるようになった。筋肉にたるみをもたせると、ブリップは遅くなった。筋肉がガラス板の上で完全に静止しているときは、ブリップはまったくなかった。ゾッターマンとエイドリアンのふたりは、「今自分たちが見たものは、これまで観察されたことがないものであり、自分たちは感覚神経がどのように情報を脳に伝達しているかという生命の偉大な秘密を発見しようとしている」と気づいた。[8] 大きな光が差した瞬間だった――彼らは初めて、脳がどのようにして手足から情報を得るかを解明したのだ。彼らは、これらのブリップがどのようにして、環境内の情報について有益なことを脳に伝えるかというコードを解読したのである。伸びている場合、それは頻繁に起こるブリップが数多くあるということだ！　伸びていない場合、ブリップがないということだった。それはひどく親しみのあるもののように見えた。

コードを解読し、通信を傍受することに関わる何年にもわたる努力を伴った闘いは、エイドリアンに自分が見ているものを理解するための新しい概念的なレンズを与えた。[9] 彼が発見した神経の情報伝達におけるメカニズムは、ある種の生体電気のモールス符号《コード》のように見えた。

神経インパルス、そして神経系全般は、その前の世紀に電信が発明されて以来、情報伝達の観点から説明されてきた。しかしエイドリアンは、神経インパルスが時間によって変わる短いパルス（ダッシュなしのモールス符号）の連続に過ぎないことを発見したとき、この限られた信号が複雑な情報（伸長の感覚）を伝える方法に衝撃を受けた。「どの繊維においても波形はすべて同じ形をしていて、メッセージは放電の周波数と持続時間の変化によってのみ変化する。実際、感覚情報は、モールス符号のドット（短点）の連続よりもはるかに複雑であることはほとんどない」[10]。ゾッターマンの説明にも、その文言に同様の変化が見られる。単一ニューロンを分離することができるようになる前の、以前の実験の失敗を説明する際、彼はこう書いている。「それはまるで多くの回線が同時に伝送されている電信ケーブルを私たちが同時に叩いているかのようだった。それによってコードを読み取ることはできなかった」[11]。

エイドリアンの科学的かつ一般的な著作には、神経系、ひいては生体電気信号とその機能――すなわちメッセージ、コード、情報――に対する一般的な認識を定義しはじめた概念が紹介されていた。

このコードという考え方は、単一のニューロンから、神経系全体が活動電位を使用して、どのように脳によって外界を翻訳して解釈するかという考え方へ広がりはじめた。末梢神経系が脳にメッセージを送るために使用しているコードがあるとわかった今、次にエイドリアンが理解したかったのは、脳がそれらの信号をどのように受け取っているかということだった――つまりモールス符号を、理解できる言語にどのように翻訳しなおすかということだ。エイドリアンがこの研究でノーベル賞を受賞したときの講演で暗示したように、脳は信号を経験にデコードする「中央基地」だったのだろうか？　そうだとしたら、「誰かの脳が機能しているのを見ることができれば、その人が何を考えているかがわかるかもしれない」[12]。

この講演をおこなう前から、エイドリアンは文献を徹底的に調べ、何らかの説明を求めはじめていた。その説明は見つけられなかったものの、それを見つけるための、可能性のある方法は発見した。それは、ドイツの神経学教授ハンス・ベルガーが発明したばかりの新しい機械だった。その発見はエイドリアンにとって「特別な関心事」であり、彼と彼の同僚たちは、それまで誰もそれを再現しようとしなかったことにショックを受けた[13]。

ハンス・ベルガーの脳スクリプトへの探求

オーガスタス・ウォーラーが最初にブルドッグを塩水の中に立たせた一〇年ほど前、マンチェスターの生理学者リチャード・カートンは、ヒトの頭皮に電極を付けることによって得られる似たようなリズムの測定値を調べていた。ウォーラーと異なり、カートンは自分が発見したばかりのものの重要性を知っていた。活動電位の電気的シグネチャーが確立されてからの数年間、脳内の処理装置にもそれ自体の電気的特徴があるのではないかという憶測が広がっていた。一八七五年、カートンは筋肉が活動していないときでも「微弱な電流」が生じていることを発見した。それは、筋肉の動きだけが測定可能な脳の活動を生み出すことができるはずだという当時の科学的なコンセンサスとは違っていた。しかしカートンの患者は、微動だにせずに座っていながらも灯台のように光を放っていた。

それから五〇年ほど経った頃、当時イエナ大学の精神科クリニックの院長だったベルガーによってケートンの研究が掘り起こされた。[14] ベルガーは見たところ、仕事中は厳格で愛嬌のない男だった。[15] 彼の心は別のところにあった。一八九〇年代から、彼は個人的にきわめて重要なプロジェクトに密かに取り組んでいた。すべては彼が若い頃、軍事訓練中に遭った事故へと遡る。一八九二年、馬に乗って重い大砲を引いていたベルガーは落馬し、近づいてきた大砲の車輪の数センチ手前に頭から着地した。荷車はギリギリのところで止まった――どう考えても死んでもおかしくない状況だった。この経験をした日の夜、震えながら兵舎に戻ると、父親から安否を尋ねる電報が届いていた。電報が来た理由はこうだ。まさにその事故が起きた瞬間、彼の姉は言い知れぬパニックの感情に襲われ、ハンス（ベルガー）の身に何も起きていないことを確認するよう父親に懇願したというのだ。

ベルガーは、その経験を科学と一致させることができなかった。これほど尋常ではない偶然を、どうしたら説明できるだろうか？　自分の恐怖の純粋な激しさが、心の外側に物理的な形をとり、それが姉に何らかの形で瞬時に伝わったのだと結論付けるしかなかった。ベルガーは精神的テレパシーの心理生理学的根拠を見出すことを固く決意した。

一九〇二年、ベルガーは電位計によって脳の電流を検出するというカートンの研究を発見した。さらに二〇年にわたって脳内に相応の特徴を見つけようとした結果、彼はついに弦検流計を手に入れた。最初の実験台になったのは、ゼデルという名の一七歳の大学生だった。脳腫瘍の摘出後、頭蓋骨に大きな穴が残っている状態だった。ベルガーはゼデルの電極を、大学病院から借りてきた弦検流計に取り付けた。この病院では通常、初期版の心電図をとるのに弦検流計が使われていた。すると突然、それらが現れた――ウォーラーが心臓から得たのと同じような電気の出力記録が、今度は脳から、きわめて明確にはっきりと現れたのだ。ついに脳も電気を発するという証拠が得られた。

しかし、彼が脳から得たパターンは、臨床装置が心臓から検出できていた信号よりもはるかに変わりやすく、かすかで、ノイズが多く、したがってそこから首尾一貫した共通構造を分析するのは難しかった。ベルガーはさらに大きな検流計を注文した。わずかな身体の動き、心拍、さらには脳そのものの血流の脈動など、パターンを曖昧にする他のあらゆる干渉から有意義なパターンを探り出すため、彼は五年にわたって執拗に、装置の入念な微調整を続けた。

一九二九年になる頃には、ベルガーは頭蓋骨欠損、てんかん、認知症、脳腫瘍などの病気をもつ患者のみならず、健康な対照群――彼自身と彼の息子――からも何百という記録を生成することができるようになるまで、この新しい装置を発展させていた。[16]すべての人が、その波形に一貫したパターンを示していた。それはさまざまな人に共通するものだった。さらに興味深いことに、それらは同じように変化した。たとえば、注意を払っているときと目を閉じているときとでは波形が変わる。てんかん患者が発作を起こしているときも変わった。これらの波形は実際、脳の内部プロセスについて何かを教えてくれるように見えた。そしてついに、ベルガーは脳の精神活動を反映する「脳の鏡」を考案したことを自分自身に納得させるにじゅうぶんな証拠を集めた。彼はこの新しい道具を脳波計と呼び、これがあまり正確ではない最初のEEG――脳の電気的活動を傍受することのできる装置――となった。記録を始めてからほぼ五年が過ぎる頃、ベルガーはようやく勇気を出して結果を発表した。

もしかしたら公表しなかった方が賢明だったのかもしれない。反応は冷ややかで、その論文はほとんど無視された。彼の秘密主義と、背後に隠していた、気難しくて活気も刺激もないという評判のせいで、この哀れな男が何か画期的なことを発見したとは誰も思わなかったのだ。同時代のドイツ人研究者たちの多くは、彼が発見したと主張する振動波が脳に由来するものであるということさえ公然と疑っていた。パリで開かれたある学会で、ベルガーが暗い講堂で自身の脳波グラフのスライドについて説明している最中に、聴衆の半分が何も言わずにその場から立ち去っていった。

しかし、エイドリアンはベルガーの研究に可能性を見出していた。エイドリアンはすぐに自分の研究室で研究に取りかかり、それを再現し、発展させた。[17] たとえばベルガーは、脳の静止時の活動がアルファリズムと彼が名付けた小波のパターンを形成していることを発見した。それは円滑に動作し、毎秒八〜一三の小さな鋸歯状を期待通りに生成する。激しい精神活動がそのリズムを変えた――それは彼がベータ波と呼ぶ、より速く、より不規則な波だった。エイドリアンはベルガーの研究を幅広く宣伝し、アルファ波を「ベルガー波」と改称しようとしたほどだった。[18] 彼は王立協会のために、公衆の面前で、何かを考えている自分自身の痕跡を辿る――自分が発した振動の形をリアルタイムで変化させる――という実演までおこなった。[19] 今回、ブルドッグの参加はなかった。

脳波パターンを読み取ることで、アメリカの技術者は睡眠と覚醒状態、集中と不注意、さらには健康な脳と神経疾患の脳まで区別できるようになった。

ドイツでは、大衆の想像力が熱狂的段階に突入し、一九二〇年代後半から一九三〇年代にかけて、ヒトの脳の電気的活動を記録できる脳波計の能力は、脳の――ひいては心の――解読が間近に迫っているという広範囲に及ぶ憶測を駆り立てはじめた。あるドイツ人ジャーナリストは、「今日、脳は秘密のコードを書き込み、明日には科学者たちが脳の中の神経精神医学的状況を読み取ることができるようになり、明後日になれば、われわれは脳スクリプト内に初めて本物の文字を書き込むことになるだろう」と熱意を込めて記している。[20]

この熱狂は長くは続かなかった。ある時点で楽観的なトーンが消え去り、最悪のシナリオだけが残った。ラジオ番組は、憂慮すべき「未来の電気生理学的問題」について調査した。[21] 社説の漫画は、当時の平均的なドイツ人の態度を表現した。ある漫画は、未来の中毒者はコカインやモルヒネの代わりに電気中毒で頭がおかしくなるだろうと推測した。また別の漫画――その混乱した目を通して輝く波が照らし出す、ある人物の露出した脳を残酷に描写したもの――は、監視国家による洗脳を描き出している。この漫画のキャプションにはこう書かれている。「脳への電気的振動エネルギーの供給による暗示的な力の激化[22]」。

そして、脳波に飛びつく意欲的な日和見主義者たちが現れた。そのお決まりの手法はもうすっかりおなじみだろう。ベルガーの発見によって、インチキ医療器具市場にブームが巻き起こった。あるバイヤーは、脳波を使って自分の新しい馬の気質を評価するアドバイスをベルガーに求めた。テュービンゲン〔ドイツの都市〕の女性専門クリニックの院長は、脳波を使って妊娠の神経信号を立証しようとした。[23] ベルガーはそうしたすべてに激怒していた。

ドイツ国外に目を向けると、一九三八年にはこの道具が世界中で使用されるようになった。特に、てんかん発作や睡眠段階、薬物反応に特徴的なパターンを診断するのに役立った。脳波の研究は、戦時中の技術とアメリカ人のオープンな心が、理論、装置、実践の飛躍的進歩につながったアメリカで、特に息をのむほど目覚ましいスピードで進んだ。[24] 大学で新しい脳波研究室が開設されると、式典には全国から権威が集まった。ところが、当時はドイツと他の国々との間で科学的知識をオープンに共有するという時代ではなかったため、ベルガーは自分の脳波計がすでにアメリカにおける神経科学の様相をどれほど変えようとしているか、知る由もなかった。彼が見たのは、自分が作ったものが自国にもたらした、彼が声高に「喧噪」と呼んだものだけだった。一九四一年、エイドリアンがまさにノーベル委員会にベルガーを推薦する手紙を書いていた頃、ベルガーは絶望と憂鬱にさいなまれ、自ら命を絶った。

脳波技術の一七年にわたる進歩の後、この分野はさらに四〇年の間停滞していた。この間に私たちは、自然種に潜むコードを解読するよりも、脳に電気を送るほうがよいと決断を下した。

脳はコンピューターであると決めた経緯

コンピューター時代の黎明期――エンジニアが部屋ほどの大きさのある最初の計算機を組み立てはじめた頃――には、これらのコンピューターも脳の一種として作られていた（また、脳の一種だと考えられていた）。一九四四年、電子機器メーカーのウェスタン・エレクトリック社は、『ライフ』誌に掲載された豪奢な新型対空誘導システムの広告で、「この電気頭脳――コンピューター――はあらゆることを考える」と宣言した。次なる論理的飛躍は必然だった。コンピューターが脳の一種であるならば……脳はコンピューターの一種だと考えられないだろうか？

アメリカの神経生理学者ウォーレン・マカロックは、その可能性はあると考えた。彼は、神経のオール・オア・ナッシングの発火率に隠されたメッセージを、エイドリアンが探していることをすでに熟知していた。そして今、コンピューティングの基礎であるバイナリーコーディングに精通するにつれて、マカロックは可能性のある相関関係を特定した。コンピューターの場合、二者択一は「真か偽のどちらかであるステートメント」、つまり0か1である。脳の場合、「ニューロンが発火するかしないかのどちらかである」。オール・オア・ナッシングの神経の発火は、バイナリーコードの脳バージョンだと考えられるのではないか？

まもなくしてこのふたつの分野の語彙が重なり合った。その後数年から数十年の間、マカロックとさまざまな異分野の仲間たちは、電気工学用語を用いて神経系の働きを説明するようになった。神経学は「脳回路」などの用語を採用した。電気生理学は「回路」、「フィードバック」、「入力」、「出力」といった用語を神経系の働きの説明に採用した。コンピューターに書き込んでプログラミングするコードと、脳が同様の統制の対象になるという考えとの境界線はますます曖昧になっていった。

このような混交は、やがてサイバネティクスという正式な新しい思想学派を生み出した。これは第二次世界大戦から発現した考え方で、通信と自動制御システムの科学であり、機械と生物の両方に関連するものと考えられていた。しかし、最も熱烈な信望者にとっては、それはマインドコントロールの手段でもあった。サイバネティクスの主な概念とは、ヒト（またはあらゆる動物）が知覚し、経験することが、神経系の回路によって脳を経由してルート化されたコードに過ぎないのであれば、機械を制御するのと同じくらい確実にヒトの心も制御できるはずだというものだ。サイバネティクスの大流行に屈したのは科学者だけではなかった――この新たな理解はやがて、時代思潮に完全に浸透した。エンジニアたちは、ヒトの脳をモデル化したといわれているオペレーティングシステムをもつロボットを作り、「光を感知する」能力や、自分の意志で充電ステーションに戻る能力によって、ロボットに意識のような属性を植え付けた。[25] 科学史家のマシュー・コブが指摘しているように、「ほとんどの読者にとって理解不能な（そしてまちがいだらけの）膨大な量の方程式」が含まれていたにもかかわらず、一九四八年にノーバート・ウィーナーが『サイバネティクス――動物と機械における制御と通信』という非常に大きな影響力をもつ本を出版した頃には、この考えはすでに幅広い人気を博しており、この本は世界的なベストセラーとなった。[26] 換言すれば、この考えは非常に説得力があったため、それが事実に基づいているかどうかを気にする意味はあまりなかったということだ。ニューロンの特定の回路を作動させるだけでロボットのように動物を動かすことができるはずだという考えには、圧倒的な魅力があった。

しかし、ヒトの電子回路を制御するには、どんな道具を使えばよいのだろうか？ 科学者らは実証済みの方法に立ち戻った――人々に電気的衝撃を与えるという方法だ。（エドガー・エイドリアンでさえ、これに一時的に関与したことがある。[27] 第一次世界大戦中、ロンドンで医学の勉強を終えようとしていた彼は、同僚とともに、フランスやドイツで流行していた電気療法の一種、「トルピラージュ」を応用し、戦争神経症を患うイギリス兵を治療し、できる限り早く戦線に復帰させた。[28] 兵士が快方に向かうよりも病気が再発することの方が多いことに気づくと、エイドリアンは一九一七年にこの治療を取りやめ、後にノーベル賞受賞につながる研究へ戻った。）

最初、電気療法士が脳全体に電気刺激を与えたが、うまくいかなかった。しかし、無差別に電気を浴びせるのではなく、特定の脳回路に的を絞って衝撃を与えたらどうなるか？ 特定の脳領域というのがホットな話題となった。一九四〇年代、神経外科医のワイルダー・ペンフィールドは、てんかん発作の原因となる脳の部位を探していたとき、脳の奥深くに非常に特殊な経験や記憶を司る領域があるという驚くべき手がかりを発見した。ペンフィールドは、てんかん症状を発生させる脳組織の断片を切り取る前に、まず脳の奥深くのいくつかの部位を電気的に刺激して問題のある領域を特定することにした。奇妙な行動が続くことが予想された。患者は、子供のとき以来聴いていなかった歌の歌詞を突然歌い出すかもしれないし、何か強力な幻の香りを嗅いだといい出すかもしれない。いくつかの脳領域を電気的に活性化させることで、明らかに、感覚が脳の奥の暗い小部屋から明るい陽光の下に晒されたのだ。[29]

脳回路にコード化されているものに関するこれらのヒントに励まされた他の科学者たちは、ヒトや動物を切り開いて電極を刺し、より精密な制御を得ようとした。初期のアプローチは、脳の快楽中枢と報酬回路に焦点を合わせたものだった。このアプローチは説得力のある結果をもたらした。ラットの脳の適切な場所に電極を当てることにより、そのラットは二六時間何もせずに起きているなど、自らを刺激するためならまさに何でもするようになった。[30]

ほ乳類の脳にこのような制御スイッチがあるという発見によって、予想通り、倫理上の大問題が勃発した。一九六〇年代後半、ある患者がニューオーリンズにあるテュレーン大学の精神科医、ロバート・ヒースのオフィスを訪れた。この患者は同性愛を治すことを心から願っていた。それは一九六〇年代のルイジアナ州の文化的背景を考えれば理解できる。この患者——ヒースは自らの記録の中で彼をB－19と呼んでいた——が専門的な救済を求めたとき、彼はすでに自殺の恐れがあった。そこでヒースは、彼の欲望を女性へ方向転換させるために、患者に刺激装置を埋め込んだ。B－19が自己刺激装置を操作している間、ヒースは研究室で異性愛のポルノを好きなだけ見るよう彼に指示した。[31] ヒースの報告によれば、「B－19は自分で自分を刺激し……ほとんど圧倒されるほどの陶酔感と高揚感を味わっていたため、彼からの激しい抗議にもかかわらず、装置を外さざるを得なかった」という。しばらくすると、B－19はこれを生身の人間で試してみたくなったため、ヒースは娼婦を調達して研究室に呼んだ。精神科医ヒースの臨床観察は次の通りだ。「その若い女性は協力的だったため、とてもすばらしい成功体験が得られた[32]」。しかし長期的な効果については、それほど決定的なものではなかった。B－19はその後長期間にわたって実際に異性と関係をもったが、男性とのセックスをやめることはなかった。ヒトの報酬回路を刺激するだけでは限界があるようだった。それは、この分野におけるヒースの研究に対する世間の忍耐についても同じで、一九七二年には地元誌がこれを「ナチスの実験」として非難し、彼のキャリアは絶望的なまでに急落した[33]。しかし彼の研究はすでに、もっと人々を興奮させる、よりメディア向きのもの――「ゴー」ボタンではなく、停止させるもの――によって影が薄くなっていた。

スペイン人のホセ・デルガドはイェール大学の神経生理学者で、彼は学問形成期に、攻撃性、痛み、社会的行動の神経的ルーツを探求していた。ちょうどサイバネティクスが勢いを増しはじめていた頃だった。この枠組みの中で、彼は動物における電気刺激の研究を始めた。まもなくして彼は、猫、アカゲザル、テナガザル、チンパンジー、雄牛の脳に埋め込むカスタムマイクロエレクトロニクスを専門的に構築するようになった[34]。

一九六〇年代半ば、デルガドは攻撃性に関連する神経活動が脳のどの部位にあるかを調べるため、スペインのコルドバにある農場を訪ねた。デルガドはこの実験のために、カイエターノとルセロという闘牛を選んだ。それぞれ体重は二二〇キロをゆうに超えていた。

デルガドは、ルセロの脳にある、運動から感情まですべてに関与する汎用領域に、バッテリー駆動の電極を挿入した。そして牛を怒らせた。雄牛が突撃してきたとき、デルガドはぎりぎりの瞬間に無線装置のボタンを押し、遠隔操作で刺激用の電極をオンにした。するとルセロの尾状核に電気が走り、雄牛は急に立ち止まった。

この有名な実験を描写した画質の粗い写真は、おそらく世界中の大学の神経科学部のゼミで閲覧されてきたことだろう。デルガドは、襟付きシャツにスラックスと教授らしいVネックのセーターという似つかわしくない姿で、柵で囲われた檻の中で自分に向かって突進してくる獣に立ち向かっている。そしてアンテナ付きの携帯ラジオのように見える何かをもっている――あまりにも慌てて停止したために、その硬い蹄が砂煙の向こうにかろうじて見える一頭の雄牛の前に、彼は明らかに動じた様子を見せずに立っている。[35]

ルセロの脳にあるインプラントは、その突進を止めただけではない。デルガドがリモコンのボタンを押したときに牛が草を食べていたら、食べるのをやめた。歩いていたら、ボタンを押せば歩くのを止めた。デルガドはこの脳の領域に、普遍的な「停止」ボタンのようなものを見つけたようだった。怒りから平和への突然の変移により、『ニューヨーク・タイムズ』紙はこの実験を「脳の外部制御による動物の意図的な行動修正」と称した。[36]

デルガドは、ヒト、チンパンジー、ネコ、その他多くの動物にインプラントを用いて、攻撃性や受動性、社会的行動の制御を探求しつづけた。一九六九年、彼は自分の実験とその結果について論じた『心の物理的制御：精神文明社会に向けて』という本を出版した。その最終章だけが原因だったとしても、この本はたちまち悪名を轟かせた。最終章でデルガドは――彼のサイバネティック精神は、五ヶ月間の強制収容所生活によって形成された――、人類は「心を征服」する寸前にあり、その使命を古代の金言である「汝自身を知れ」から「汝自身を構築せよ」へシフトすべきだと宣言したのだ。神経技術は、賢く使えば「より残酷でなく、より幸福で、よりすぐれた人間」を創造するのに役立つだろう、と彼は主張した。[37]

このような推論的理由でヒトの脳に停止スイッチを入れることを提案しようなどとは誰も思わないだろう。ところがまもなくすると、もっとはるかに説得力のある使用法が現れた。

脳のペースメーカー

一九八二年のある静かな朝、ジョージという患者が緊張型統合失調症と診断され、精神科病棟に入院してきた。この診断名が与えられたのは、それがぴったり当てはまるからではなく、他に当てはまるものがなかったからである。患者は反応を示さなかったものの、まだ警戒している様子だった。この無反応と警戒という組み合わせは、当時あったすべての既存の枠組みの範疇外だった。精神科医はこの患者が神経障害を患っていると確信し、神経科医はこの患者が精神疾患であると確信した。最終的に主任研修医は、神経科部長のジョセフ・ラングストンのオフィスに駆け込んだ。

ラングストンはコーヒーを脇に置き、その朝のEEG報告書から顔を上げ、自ら検査と診察を始めた。もともとジョージは進行したパーキンソン病のすべての症状を示していた、と彼は結論付けた。この悲惨な神経変性障害の象徴的な症状は、コップ一杯の水をもつことさえできないほどの激しい震えであり、何年も経つと進行して硬直化してしまう。しかし、この診断はふたつの理由で正しくない可能性があるということをラングストンは知っていた。患者はまだ四〇代前半で、パーキンソン病の診断を下すには二〇歳も若い。しかも彼の（明らかに見られる）末期症状は、数年、いや数十年という単位で徐々に現れたのではなく、文字通り一晩で現れたのだ。

ジョージのガールフレンドが、彼よりもさらに若かったにもかかわらず、同じ硬直症状を示しているのを発見したとき、この謎はますます深まった――彼女はまだ三〇歳だった。結果的に、チームはさらに五件の同様のケースを突き止めた。それにはある程度の調査と運を要したが、ラングストンと警察は最終的に共通要因を明るみに出した。それぞれの患者は最近ヘロイン――または少なくとも彼らがヘロインだと思うもの――を使用したのだ。ラングストンのグループがいくつかのサンプルを手に入れたとき、彼らがそこに見たのはヘロインではなかった。ストリートの化学者（ヤクの売人）がＭＰＴＰと呼ばれる化合物を誤って調合してしまったのだ。医学文献を調べてみると、ＭＰＴＰに関する既存の研究がいくつか見つかったが、その結果はこのカップルにとってよい前兆ではなかった。黒質と呼ばれる脳の奥深くにある領域を破壊することで、ＭＰＴＰはパーキンソン病とよく似た回復の見込みのない症状――特に硬直を引き起こすような症状――を生むということが判ったのだ。

この関連する脳の領域の発見は結果として生じたものだった。一九七〇年代、幾人かの神経外科医は慢性の痛みやてんかんを診断するために、埋め込んだ電極で実験をおこなっていた。彼らは頭蓋骨をドリルで開き、貫通電極を灰白質の奥深くに押し込んだ。それは、精神外科を廃業へ追い込んだ、大きな問題に対する有望な解決策だった。脳の厄介な部分を焼いたり切り取ったりする従来のアプローチとは異なり、「電気的障害」は調整可能で、元に戻すこともできる。電気が少なすぎればダイヤルを上げればいいし、多すぎれば下げればよい。
　この実験を続けるうちに、医師たちは厄介な症状を示す患者の中にはふたつのパターンがあることに気づきはじめた。第一に、電気刺激だけで、時には症状を弱めるのにじゅうぶんだった。第二に、電気刺激のパルスが速ければ速いほど患者に回復が見られた。
　これらのパターンは興味をそそるものだったが、電極を埋め込むことは在宅医療ではできなかった。ハイマンの初期のペースメーカーと同様、それらは動かすことのできない外部装置に接続されており、大きな電源は、頭から突き出た電極に配線で接続されていた。[38]しかも、ある特定の脳領域を刺激することがすべての人に効果をもたらすのか、それとも個々の患者に合わせたオーダーメードのものなのかを検証する大規模な臨床試験をおこなった人は誰もいなかった。それが効果をもたらしたかどうかの唯一の評価は、埋め込みをおこなった外科医の確約だけだった。[39]しかし、こうした関心が高まるにつれて、メドトロニック社は自社のペースメーカーを脳インプラントに適したものに応用することに取り組むようになった。彼らは実験装置を専門家センターに送り、DBS（「脳深部刺激療法」）という言葉の商標登録までした。彼らの装置は、それでもまだ小規模な一回限りの実験に限られていた。しかし、グルノーブルにあるユニバーシティ・ホスピタルのアリム＝ルイ・ベナビッドの机上にジョージの示唆的な症例研究が届いたとき、すべてが変化し、点と点がつながったのだ。[40]
　ベナビッドは精神外科手術の前に、正しい脳領域を特定するために電極の埋め込みという方法を使用していた数少ない精神外科医のひとりだった。彼はパーキンソン病患者に見られた明確かつ明白な効果に魅了された。手術室で、症状がリアルタイムで鎮静していったのだ。ジョージの症例研究の重要性を把握したとき、彼はメドトロニック社の新しい脳ペースメーカーを入手し、少数の患者にそれを埋め込んだ。回復は劇的だった。脳のその部分から出ている欠陥のある神経コードを止めると震えが収まり、患者は再び手足を思い通りに動かせるようになった。メドトロニック社はベナビッドに大規模臨床試験の設計を依頼した。今や、臨床医の説得力のない承認を伴う非科学的な電気刺激の代わりに、そこにあったのは、症状がきわめて明白で、関連する脳領域があり、すでに承認されている医療機器に対して強く反応する病気だった。

メドトロニック社は、大きな成功を収めているペースメーカー事業を拡大する方法を必死に求めていた。彼らはベナビッドの研究に新たなチャンスを見出した。そして、何度試験を重ねても、同じような劇的な効果が見られた。奥深くの電極に電流が流れはじめると、震えが瞬時におさまったのだ。手術前は紅茶のカップさえもてなかった人が、今や自信をもって自分でポットから紅茶を淹れることができるようになった。EUの規制当局は一九九八年にパーキンソン病治療のためのインプラントを承認し、アメリカでは二〇〇二年に食品医薬品局（FDA）がこの治療を承認した。患者にインプラント治療を始めた医師のひとりは、「新しい生を提供するもの」としてこの治療を歓迎した。ペースメーカーは脳内に移動し、今やこれは脳深部刺激療法（DBS）として知られるようになった。

パーキンソン病、本態性振戦、ジストニアを患う人々の、日常生活に支障をきたすほどの筋肉の痙攣を和らげるために、これまで一六万個を超える「脳ペースメーカー」が埋め込まれてきた。[41] 脳の手術としては、実際これはかなり単純なものだ。まず、頭蓋骨にふたつの穴を開ける。次に、乾燥スパゲッティほどの太さの二本の金属電極を、症状の原因となっている脳の部位に押し込む。最後に、鎖骨近くの皮下に埋め込んだストップウォッチほどの大きさの物体に当たるまで、配線を頭から首に沿って蛇行するように挿入する。これがペースメーカーだ！　しかし、今やそれは電流を送り、その後二、三週間の間、技術者がそのパルスと振幅を、症状がおさまるまで調整している。

多くの患者が参加する大規模な臨床試験では、脳のどの領域に電気で立ち向かえばよいかを知ることで、外科医はこれらの不完全な部位の欠陥信号を排除することに成功した。ペースメーカーによって制御することのできる最終的な状態を拡張するために、その他のどの脳領域をこの方法で硬直させればよいだろうか？　多くの小規模な試験が次の病気への手がかりを与えた。

一九九九年、ベルギーのルーヴェン・カトリック大学（ＫＵＬ）の研究者らは、重度の強迫性障害を患う四人の患者の内包と呼ばれる大脳の領域にＤＢＳ電極を埋め込んだ。三人の患者に症状の改善が見られた。[42]他の病気に関する試験も立てつづけにおこなわれた――これらもまた小規模で、しばしば参加者が一〇人に満たないような調査研究だった。しかし、規模が小さいにもかかわらず、二〇一五年に私の同僚のアンディ・リッジウェイが『ニュー・サイエンティスト』で言及したように、これらの試験はメディアで大きく取り上げられた。[43]ＤＢＳによって一三歳の自閉症の少年が生まれて初めて言葉を話すことができるようになった。[44]トゥレット症候群の患者は骨が折れるような身体のチックから解放された。肥満症の人の過食、拒食症の人の節食を止めたとも言われている。[45]小規模な試験が急増した――他のどんなものが脳ペースメーカーに屈するだろうか？　不安症？　耳鳴り？　中毒？　小児性愛？[46]

メドトロニック社はうつ病に賭けた。これが有望だと考えたのはメドトロニック社だけではなかった。この考えは、神経科学者のヘレン・メイバーグが難治性うつ病（どんな治療を受けても改善に向かわないようなタイプ）に対するDBSの効果を調査することを思いついた二〇〇一年に芽生えた。二〇一八年にサンディエゴで開催された国際神経倫理学会のシンポジウムでメイバーグに会ったとき、彼女は私にこう語った。[47]「DBSは「パーキンソン病の異常な脳機能をブロックするように見えたので、私たちは私たち自身のうつ病に特有の領域をブロックしたいと考えたのです」。メイバーグは、脳の「悲しみの中枢」と呼ばれてきたブロードマン25野として知られる脳領域に注目した。メイバーグらは、ここでの活動量があまりに多いことが、ネガティブな気分や、あの特徴的な生きる意欲の欠如といった症状を引き起こしていると考えた。これらのニューロンを硬直させたらどうなるだろうか？　最初の六人の患者のうち四人に劇的な改善が見られた。[48]さらに二〇の小規模試験では、六〇パーセントから七〇パーセントという高い改善率を記録した。「みな、あの非常に危険な状態から脱し、元気にしています」とメイバーグはリッジウェイに語っている。「あとはバスに乗って帰るだけです」と。世界中でおこなわれた他の試験でも、うつ病は同様に回復した。

こうした興味をそそる結果をじゅうぶんに蓄積した後、セント・ジュード・メディカル社――メドトロニックのライバル会社――は、思い切って大規模な試験に資金援助をおこなった。それは、パーキンソン病以来のDBSの初の新たな商業的応用となることが保証されているも同然のように思えた。二〇〇人の参加者が十数ヶ所の医療センターで脳インプラントを受けた。その話題性は絶大だった。それから半年後、試験は中止された。業界内部の人々の間では、FDAの無益性解析がうまくいかなかったという噂が広まった。つまり、明らかに時間と金の無駄と思われる高価な試験が確実に狙い撃ちにされたのだ。ひどい副作用や自殺未遂という噂もあった。[49]つまり――技術の未来にとってはよくないことに――プラセボとインプラントの間には違いがなかったということである。[50]

すべてのドラマと反訴がおさまったとき、この話は結局、最初の報道が示唆していたものよりもずっと奇妙で単純ではないことが明らかになった。ジャーナリストのデイヴィッド・ドブスが二〇一八年に『アトランティック』誌に発表した、深く掘り下げた事後分析で結論付けたように、実際に効果があるように見えた治療法が、効果のなかった試験によって妨害されるというケースだったようだ。効果があった人々にとっては、それはもうけものであり、ほとんど魔法ともいえるような劇的な結果を即座にもたらした。「一体何をしたのですか？」というのが、刺激装置のスイッチを入れた瞬間、まだ手術室にいながら覚醒している患者の反応だった。そして効果があれば、その結果は永続した。「継続的に刺激を受けて状態がよくなれば、その状態が続いた」と、メイバーグは試験の結果を受けて、複数のメディアに語った。同じパターンが強迫性障害にも当てはまった。ルーヴェン・カトリック大学の脳刺激試験で良好な反応を示した患者たちは、一五年経っても強迫性障害をうまく制御できていた。「まるで誰かが私の脳を大掃除して、不要な思考をすべて取り払ってくれたようだった」と、ある参加者は、ナショナル・パブリック・ラジオの番組『インヴィジビリア』の司会者だったアリックス・スピーゲルに語った。[51]

しかし、誰が奇跡を起こし誰が起こさないかを予測することはできなかった。奇妙な副作用もあった。[52]うつ病やパーキンソン病で電気を流すターゲットとなっている脳の奥深くに古くからある領域は、運動や気分の制御以外にも多くのことに関与している。それらは学習、感情、報酬――つまり依存症――に関わっているのだ。これらに干渉することは、予測もつかないような結果をもたらした。重度の強迫性障害で治療を受けていた、アムステルダム大学の医師らにB氏という匿名で呼ばれていたオランダ人男性がこのケースに当てはまった。彼がジョニー・キャッシュの「リング・オブ・ファイア」の録音と偶然出会ったのは、新しい脳インプラントが作動を開始してからわずか数週間後のことだった。一対の電極がその脳深部を貫通するまでの五〇年間、彼は音楽に特別な感動を覚えたことは一度もなかった――彼はビートルズとローリング・ストーンズのどちらも好きだといってしまうようなタイプの男だった。ところがジョニー・キャッシュの歌声が、新たに電気を流した彼の快感中枢を刺激したその日から、すべてが変わった。以来、他のどんな音楽も認めなかった。B氏は、手に入れることのできるジョニー・キャッシュのCDやDVDをすべて買い占めた。しかし電気刺激装置をオフにすると、ジョニー・キャッシュの何がそんなに重要だったのか、どうしても思い出せなかった。[53]

とはいえ、すべての副作用がこうした人の心を惹きつけるようなものだったわけではない。パーキンソン病のインプラントをもつ人々は、過度のギャンブルや性欲過多など、衝動制御障害が高まったと報告している。[54]

これは、DBSに関するやや不快な公然の秘密を反映している。つまり、脳の正確な領域の機能について複雑な話をしているにもかかわらず、DBSがどのように機能するかを正確に知っている人は誰もいないのだ。[55]つい最近の二〇一八年まで、DBSはパーキンソン病やその他数十年単位での治療が承認されてきた運動疾患においてさえ、効果的ではあるが「あまり理解されていない」治療法であるという学術報告がなされていた。[56]米国国立衛生研究所（NIH）の元所長であるキップ・ラドウィッグは、「神経コードを実行するニューロンを、ピアノでメロディーを奏でるようなものと考えるなら、DBS

はそのピアノを木槌で弾くようなものだ」と述べている。

このアプローチには限界がある。特定の脳領域に電気を流すことで、ある種の病気は幅広く制御できるが、うつ病のような繊細なターゲットにヒットするほどきめ細かくすることは不可能だった。私たちは、こうした刺激への反応として脳のコードに何が起こっているのかを正確に知る必要があった。

そのためには神経コードを解読する必要があった。

神経コードを解読する

一九七〇年代になると、フランシス・クリックは、本質的には自分で発見したものであるにもかかわらず分子生物学という分野が退屈になっていた。彼は、解決すべき次の大きな謎を探していたのだ。生命の設計図を解読するのが刺激的なものだとしたら、意識の秘密を解読するのはどうだろうか？　そこで一九七七年、彼はケンブリッジを離れ、カリフォルニア州のソーク研究所へ移った。ここで彼は、神経科学へのアプローチとしてはきわめて期待が薄いと考えるものに目を向けた[57]。そして、「情報処理を直接扱う［新たな］理論」と、行動や行為をそれらに付随する神経の発火と結びつける方法を求めた。

一九九四年、彼は神経科学と哲学に爆発的な影響を与えることになる薄い書物、『DNAに魂はあるか――驚異の仮説』に自身の研究をまとめた。「さまざまな形態を理解するためには、それらの神経相関を知る必要がある」と彼は書いている[57]。さらに、私たちが考えたり感じたり見たりするものはすべて、「実はニューロンの膨大な集合体とそれに関連する分子の行動にほかならない」と主張した[58]。（彼はこれが、私たちのアイデンティティが遺伝子の膨大な集合体の行動に過ぎないことと物質的にどう違うかについては言及しなかった。）『魂の科学的探求』という原書の副題がこの本の野心を明確に表している。

クリックの本が出版されるまでの二〇年間、査読を受けた科学論文で「神経コード」という用語に言及したものは一〇にも満たなかった。しかし、『DNAに魂はあるか』の発表後、神経科学者たちは、膨大な数の行動や思考の神経シグネチャーを見つけ出すことにますます関心を向けるようになった。感覚中枢を学ぶ学生たちにとって、神経コードは最先端の流行となった。

彼らはその言葉の意味を知っていたわけではなかった。クリックが本を執筆していたときでさえ、神経科学ではこの用語の定義が物議を醸す論争の主題となっていた。情報は個々のニューロンから伝達されるモールス符号のドットにコード化できるというエイドリアンの考えには、まだ信奉者がいたが、もっと新しい考えも存在した。脳の可塑性――「ニューロンは共に発火し、共に電送される」という原理に要約される――は、言語からバレエに至るまで、さまざまなスキルを学ぶにつれて、さまざまなニューロンがどのように協調して働くようになるかを簡潔に説明したおかげで広く行き渡るようになった。一九九七年、進歩的な考え持つ人々の代表者らは、実際の神経コードが単一のニューロンの発火に焦点を合わせることは不可能だが、異なるニューロンの膨大な集合体が同期して共に発火し、時間的・空間的に首尾一貫したパターンを形成する方法を考慮に入れることは必要だ、と記した。[59]

測定するのはとてつもなく難しいことだっただろう。その頃には、私たちは脳の完全な大きさを把握しはじめていた――脳には八六〇億個のニューロンがある。これらすべてのニューロンの活動を同時に読み取ることのできる道具は、昔も今も（あるいは今後も）存在しない。しかし二一世紀が近づくにつれ、私たちには選択肢ができた。

信頼できる脳波計（ＥＥＧ）がまだ使われており、これは、集中や不注意を表すさまざまな波動だけでなく、それ以上のものも与えてくれる便利な装置だった。科学者らは、睡眠に関する理解を深めるために、これらの測定値を何十年もの間利用した。ＥＥＧは頭蓋骨を開く必要がなく、頭皮にいくつかの電極を付けるだけだったため、科学者らは多くの人々から多くのデータを得ることができた。ＥＥＧはハンス・ベルガーの研究室での控えめな起源から、数十個の電極で覆われたスカルキャップへと進化し、脳の何百億もの住人のコーラスの微妙な変化を読み取ることができるようになった。それが脳波を掘り下げるのに役立ち、（エイドリアンのアルファ波とベータ波に加え）デルタ波とガンマ波が相次いで発見されたことで、研究者らはますます奥深い、おなじみのⅠ～Ⅳの睡眠段階やレム睡眠をもたらす、さまざまな睡眠段階を特定できるようになった。その他の研究は、これらの波形の特徴的な乱れを睡眠障害や神経障害と結びつけた――さらには脳腫瘍の位置を特定するのにも役立てた。ますます強力になるコンピューター処理能力とよりすぐれた信号処理アルゴリズムのおかげで、ＥＥＧは脳のパターンをより詳細に分析できるようになった。うつ病は脳波にアルファ波が過剰にあることと相関していた。パーキンソン病ではベータ波が不足している。アルツハイマー病の患者では、高振幅のガンマ波が欠損していることが判明した。さまざまな研究論文が、ベルガーが夢にも思わなかった波形と相関するさまざまな感情を報告している。[60]

ＥＣｏＧ（皮質脳波記録）という別の道具を使えば、より深く脳を掘り下げることができるが、それに快く応じてくれる人は少なかっただろう。ＥＣｏＧは、サイドテーブルの上に置かれたレースの敷物に少し似た、脳の露出したひだの上に直接置かれる電極マットのようなもので、大脳皮質からの電気的活動を記録する。これは実際に頭蓋骨を開く必要があるため、この種の記録が得られるのは稀だ。このような脳の読み取りに応じる唯一の人間ボランティアは、これとは無関係の調査目的ですでに頭蓋骨が開かれている人だ。こうしたボランティアの中には、脳にメッシュを貼り、ある特定の思考の神経相関を読み取ることを研究者に許可した人もいたが、それでも研究者らが特定のニューロンに近づくことはできなかった。

そのためには、脳を貫通する侵襲的な電極が必要だった。その最初のものが一九九〇年代にヒトの脳に刺すことが承認された。それはユタアレイ電極と呼ばれ、小さな金属の正方形に九六個の電極が突き出ていて、テントウムシ用の釘のベッドのようなものだった。脳のひだのような場所におさめられたこの装置は、多くのニューロンが互いに交わしている口論を記録したり、特定のひとつのニューロンに焦点を合わせたりすることができる。しかし、この読み取りは最も侵襲的なものだった。それは頭蓋骨を開く（あるいはドリルで穴を開ける）だけでなく、血液脳関門に電極を貫通させ、頭蓋骨からリード線を出して配列に電力を供給し、その音を聞く必要があったからだ。この装置のテストをすることが倫理的だとみなされていた唯一の被験者は動物だけだった——そして後に、自分たちを救うことのできる研究の飛躍的進歩に最後のわずかな望みを託した、取り返しのつかない生理的外傷を負った人々が加わった。

二〇〇四年までに、理論神経科学者のクリストフ・コッホ——意識の神経相関に関する考えに大きな影響を与えたクリックの友人——は、これらの道具やその他の新しい道具のおかげで、意識、言語、意図していることを理解するための神経コードの働きを解読することがまもなく可能になるだろうと予測した。

二一世紀の変わり目の頃、この楽観的な未来予測を裏付けるような証拠が、メディア報道のあちこちで見られた。一九九三年、脳卒中で半身不随になった女性の大脳皮質に挿入された侵襲型の電極によって、コンピューターを使って、彼女が正方形の文字列のどこに注意を向けているかを正確に判断できるようになった。ECoGは、人々が単語全体で考えているときの電気的シグネチャーを検出した。たとえば「イエス」、「ノー」、「熱い」、「冷たい」、「渇き」、「餓え」、「こんにちは」、「さようなら」といった単語だ。[61]

したがって、コッホの予測通り、実際に脳の電気信号を使って人の心を覗き見ることができるように思えた。二〇二二年になると、少なくとも毎年五〇の査読論文が、「ニューロンコード」という用語を引き合いに出していた。これらの論文の多くは、どのような行動、思考、感情が脳内の生体電気信号に遡ることができるかを調査したものだった。

そして新たな問題が生じた。脳の状態をその電気信号で読み解くことができるとすれば、それらの信号を変えた場合に何が起こるか？　脳をプログラミングしなおすことはできるのだろうか？

神経コードを書き込む

二〇〇四年六月二二日、小さな金属製のピンクッションがマット・ネイグルの運動皮質、とりわけ利き手である左手と左腕を制御する領域に押し込まれた。不幸な出来事で首から下が麻痺した彼を、神経科学者のジョン・ドノヒューはブレインゲートと呼ばれる臨床試験に参加させ、彼にユタアレイ電極を埋め込んだ。やがてネイグルは、自分の意思だけでコンピューターのカーソルを動かすことができるようになった。カーソルを左に動かそうとすると、脳内の運動ニューロンが指を制御するのと同じように発火する。その信号をユタアレイ電極が拾って、カーソルを制御する機械言語に翻訳するとカーソルが左に動く。こうして二〇〇五年、ネイグルはコンピューターゲーム「ポン」で『ワイアード』誌の記者を打ち負かした。[62]

ドノヒューにはそれよりもずっと大きな計画があった。これらの信号でロボットアームを動かすことができるのなら、研究者たちはなぜ本物の腕――つまりネイグル自身の腕――を制御する方法を見つけることができないのだろうか？　二〇〇五年、彼は『ワイアード』誌に、「筋肉組織を活性化し、損傷した神経系を完全にバイパスできる刺激装置にブレインゲートを接続する」ことが自身の最終計画であると語った。[63] それは野心的で、とても刺激的だった（そして少しだけフランケンシュタイン的だった）。ブレインゲートのインプラントは、手足が脳から切り離された脊髄損傷を治癒しようとする代わりに、電気信号を、自分が意図する終点に直接送ることによって、再び手足を動かそうとするものだった。

このアイデアは神経バイパスと呼ばれ、一〇年もするとTEDトークで実演されることになった。[64]「このアイデアは脳のある部分から信号を取り出し、それらを損傷――脳の損傷であれ脊髄の損傷であれ――の周囲に迂回させ、その後、それらの信号を筋肉に戻して、筋肉の動きを取り戻させるようにするものです」と、チャド・ブートンは、テレビのトークショーの堂々とした司会者のようにステージを歩き回りながら観客に語った。ブートンは、当初のブレインゲートプロジェクトの信号処理アルゴリズムを開発したエンジニアだった。「ところがまだ［被験者に］動きを取り戻させるには至っていません」と彼は語り、人生を変えるほどの脊髄損傷を負った人々が再び歩けるように手助けをするという自身のビジョンに挫折感を抱いた。二〇〇八年、ブレインゲートが倒産すると、ブートンはニューヨーク州マンハセットにあるファインスタイン研究所に移り、神経バイパスの研究に着手した。米国防総省の資金援助を受けたプロジェクトの支援のもと、彼は科学機関のバテルとオハイオ州立大学との研究スーパーグループに加わり、二〇一四年、ダイビング事故で四肢麻痺となったイアン・ブルクハルトという青年の運動皮質にコンピューターチップを埋め込んだ。

細かい運動制御の回復に取り組むブートンとその同僚らにとって、神経コードを解読することは、エドガー・エイドリアンがおこなっていたように、あらゆる神経から生成される活動電位を数えればいいという問題ではなかった。八六〇億個のニューロンで満たされた脳の中で、すべての動作に関与する一〇億個ほどの活動電位を選んで分析することは不可能だ。その代わりに注目すべきことは、何らかの特定の意図が記録されたときに、ニューロン群が発火のタイミングをどのように同期させるかということだ、とブートンは考えた。彼はこれを「時空間」関係と呼んだ。このパターンから成果を得た後、これを機械言語に再コード化すると、ブルクハルトの手首に巻かれた電極のカフが動いた。（ブレインゲートがすでにやってように）ロボットの手足のモーターを作動させる代わりに、それぞれの電極が彼自身の腕の筋肉の小さな材料見本を刺激するのだ。

これは脳の信号が筋肉に刺激を与える方法とまったく同じではなかったが、非常に複雑な数学的変換はうまくいった。ブルクハルトはこの装置の助けを借りて、水の入ったマグカップを手に取り、自分の唇までもち上げて一口すすった。イアン・ブルクハルトは、チップを使って自分自身の脳から採取した神経コードで、自分の生きた筋肉を「蘇らせた」最初の人物となった。[65] 信号は彼が音楽ゲーム「ギターヒーロー」をプレイするのにじゅうぶんなほど正確だった。[66]

しかしブートンはまだ完全に満足していたわけではなかった。自分が何を触っているのかわからなければ、動くことができたとしても何のいいことがあるだろうか？　これは現実的な問題だった。「あなたや私にとってはきわめて単純なことに思えるが、もし自分の手に感触がなく、圧力が加わったり滑り落ちたりという感覚がなければ、自分が何かをしっかりつかんでいるかどうかがわからない」と、数年後にファインスタインの彼の研究室を訪れたとき、ブートンは私に言った。つかんでいるという感覚がなければ、カップを落としてしまうと同時に、突然カップを握りつぶして熱いコーヒーをこぼしたりしてしまうだろう（そして痛みの感覚もないため、医者が必要になるほどの第二度熱傷を負ったことにも気づかないだろう）。こうしたことを避けるために、インプラントを受けた人は、カップをもち上げた瞬間からそれを離す瞬間まで、そのカップを握っているということだけに全神経を集中させなければならない。「インプラントをしたある男がいた」とブートンはいう。「彼は物を手に取ることはできたが、文字通り何か他のことをしたいと思ったり、しようと考えたりするや否や、何であろうと手にもっていたものを落としてしまう」と。コーヒーを一口飲みたいと思うたびにそんなことが起こることを想像してみてほしい。そして今、あなたが手にもっているのがコーヒーカップではなく、我が子の手だったとしたら？　こうした日常生活のすべての活動は、感覚がなければ意味をなさなくなる。その場しのぎの策だ、とブートンは思った。

感覚が存在する感覚運動野は、意思が存在する運動野のすぐ近くにある。これはよいニュースだ。悪いニュースは、感覚の経験を再現するために正しい活動電位のパターンを脳に書き込むことは、既存の信号が発火した際にそれを読み取るよりもはるかに難しい問題だということだった。

それからちょうど半年後、ピッツバーグ大学の別の研究グループで研究をおこなっていたネイサン・コープランドという半身不随のボランティアが、五本指のロボットアームの横に目隠しをした状態で寝かされた。研究者がロボットの「指」の一本を突くたびに、コープランドは自分の手のどこに触られた感触があるかを特定した。研究者が機械の人差し指に触れると、彼は「人差し指」と答えた。「中指、薬指」というように、正しい答えがずっと続いた。[67] コープランドは、通常のブレインゲート式の運動皮質インプラントに加えて、指の感覚に反応するニューロンをもつ脳の領域に二本の電極アレイを埋め込んでいた（それぞれのインプラントはごま粒ほどの大きさだった）。研究者がロボットの指を突くたびに、この小さなごま粒が正しいニューロンの中に電気パターンを送る。[68]

このメカニズムにセオドア・バーガー（ハンス・ベルガーとは無関係）は興味を抱いたが、感覚を埋め込む代わりに、彼の電極は人工記憶を刺激するものとなった。

記憶を作る装置

バーガーの目的は、記憶が処理され、コード化される脳の部位である海馬の機能を模倣することだった。彼は長年、自分の好む行動に対応するあらゆる脳のパターンを記録し、その後それを脳にフィードバックし、MIMO（多入力多出力）アルゴリズムと彼が呼ぶものを使ってその行動を再現するチップの開発に取り組んでいた。

バーガーはラットの脳に一時的なダメージを与え、記憶を書き込む海馬の能力をとりわけブロックし、認知症の影響を模倣するような方法でＭＩＭＯをテストした。その前に、彼はラットがある特定のタスクを成功させたことを記録していた。脳にダメージを受けたことで、ラットはそのパフォーマンスを繰り返すことができなくなった。ところが、損傷した海馬に前もって記録していたＭＩＭＯパターンで刺激を与えると、ラットの記憶タスクに関するパフォーマンスは――脳が損傷したままであるにもかかわらず――正常に戻った。[69]

バーガーは、補綴記憶を作ったのだと確信した（しかし多くの人はその特徴付けに異論を唱えることになったのだが）。彼と共著者は次のように結論付けた。「記憶の神経コード化に関する情報がじゅうぶんにあれば、神経補綴は認知プロセスを回復させ、さらには強化することさえできる」と。それだけではなかった。いずれか一匹のラットから取り出したコードは、他のどんなラットにもすばやく送ることができる。このことはすべての生物が、[70] アカゲザルでさえもが、[71] どのように記憶を形成するかを司る普遍的なコードのさまざまな側面をバーガーが発見したことを示唆しているように見えた。今回は、サルがまちがった選択をしそうになるたびにＭＩＭＯを入力して介入させた。「正しい判断」コードの刺激を受けたサルは、一五パーセントの確率でよりよい選択をした。このことは、ＭＩＭＯがある特定の動物に特有なものではないことを示すものであり、ある日フライドポテトに手を伸ばそうとしたとき、すぐれた判断インプラントがちょっとした刺激を与えて「サラダ」を選ぶようにする可能性を高める、とバーガーは主張した。

バーガーは長い間、米軍のマッドサイエンス派として広く知られる国防高等研究計画局（ＤＡＲＰＡ）からの助成金に頼っていた。バーガーの研究は（即席爆発装置（ＩＥＤ）の負傷者やその他の戦争による負傷者を治療することを念頭に入れた）記憶と外傷性脳損傷の神経科学を理解しようとする彼らの努力とうまく調和した。この機関は、ヒトの脳に埋め込むための補綴記憶装置に資金を提供していたが、[72]（短すぎる）期間と（じゅうぶんではない）資金が相まって、臨床試験には手が届かなかった。そこにブライアン・ジョンソンが登場する。彼は、自身のオンライン決済会社をペイパルに売却して八億ドルを手にしたばかりで、より刺激的な投資先を探していた。[73]

バーガーの研究を知ったジョンソンは、ただちに一億ドルを投じて、メモリチップの実現に向けて新興企業のカーネルを設立した。神経コードの入力によって実現できることに限界はないように思えた。すべての感覚が、最終的には脳のさまざまな領域に当たる電気信号に集約されるとしたら、こうした信号になりすますことで、ゼロから記憶を作ることはできないのだろうか？

エンジニアは、自分たちに必要なのはより多くのニューロンへのアクセスだけだと述べた。感覚の記憶を伝達したという別の研究者グループは、三二本の電極を使用していた。しかしジョンソンは記者団に対し、二〇〇〇本もの電極を含む補綴記憶インプラントを計画しており、五〇〇〇本、いや一万本は達成可能だと語った。これに負けじとばかり、スペースXとテスラを起業したイーロン・マスクは、何千ものニューロンから同時に読み書きする脳インプラントを提案した。（控えめな目標は立てないことで知られるマスクは、このインプラントを使って人工知能と「共進化する」ことを提唱した。）それはかなり単純で直線的な進行に見えた。つまり、操作できるニューロンの数が多ければ多いほど、より正確に神経コードを書き込むことができる。また、神経コードをより正確に書き込めば書き込むほど、脳インターフェイスはより強力になる。したがって、より多くのニューロンを読んだり書いたりしたければ、電極を追加すればよいということだ。

とはいえ、単により多くの電極を「追加」すればよいというわけではない（これについての詳細は第九章で述べる）。カーネルがバーガーを採用して間もなくすると、ジョンソンはアダム・マーブルストンを説得して、MITの合成生物学研究所のポストを辞めさせ、カーネルの最高戦略責任者に就任させた。しかしマーブルストンは、バーガーの研究とカーネルの目的について検討しはじめると、同僚らとともに、ある潜在的な問題に目をつけた。第一に、バーガーは合計一六個の電極をもつ装置を使って研究をおこなっていた。これはユタアレイ電極よりもはるかに少ない。第二に、アルゴリズムが記憶を回復させたというのは、実験を都合良く解釈しすぎているかもしれない。というのも、これらのタスクは限られた基本的なものだったからだ。「『神経コードを読んだ』ということは、『イエス』や『ハロー』という単語を解読しただけなのに言語全体を解読したといっているようなものだ」とマーブルストンは述べ、「技術的には真実だが、潜在的には大げさな表現になる」と付け加えた。

臨床試験に失敗した後、この共同研究は崩壊した。それでもマーブルストンは、これを過度に懐疑的になる理由とは考えなかった。「神経コードについて、そして密に読んだり書いたりするための技術の欠如について、まだあまり理解していないのだとしたら、私たちはそれが可能であるかどうかさえまだわかっていない」と彼は述べた。しかしそれは投資家に対していえる発言ではない。バーガーが作ったものを、誰もが買えるような、または買おうとするようなものを構築するためにスケールアップする方法はないことをジョンソンが認識すると、カーネルはメモリチップを断念した。

結局のところ、ハードウェアの問題を完全に理解したことが、ブライアン・ジョンソンに神経コードとの関係を再考させることになった。「当面の間、カーネルはDBSに少し似た医療機器を作ろうと考えていた」とマーブルストンはいう。「ところが、パーキンソン病以外にDBSタイプの装置で何ができるか、本当のところはわかっていない」と。

このことが次に起こったこととの説明になる。マーブルストンはジョンソンに、神経コードを書き込むという考えを諦めて、その代わりに頭蓋骨を開けずに脳でできる最も興味深いことを見つけるよう勧告した。ジョンソンはこれを聞き入れ、カーネルは脳信号を読み取ることに落ち着いた。インプラントであれケタミン〔麻薬としても使用される麻酔薬〕であれ、彼らは脳が刺激されている間の精神活動の他の特徴を測定できるものを作りはじめた――つまり、神経科学者ヘレン・メイバーグが求めていた閉ループ装置のようなものだ。このような装置は、電気的衝撃やその他の刺激の最中とその後の脳の神経コードを聞くことができるため、結果的に脳で何が起こったかを知ることができる。

メモリチップはありそうもないことかもしれないが、神経コードはイアン・ブルクハルトにいくらかの利益をもたらした。二〇二〇年、バテルの研究者らは、彼にすでに埋め込まれているインプラントを使用して感覚神経からの残留信号を検出し、それによって感覚フィードバックの近似値を復元することができた。[74]「これは非常に大きなことです。というのも、このシステムを使っているときに何かを落としてしまうことはないだろうということがわかるからです」とブルクハルトはマスワークス〔アメリカに本社がある数学的計算ソフトウェアを開発するプライベートカンパニー〕の記者に語った。[75]

脳チップの未来

では、いつ、自分のエクソコーテクス〔外部脳。体外にある理論上の人工情報処理システム〕を買うことが期待できるのだろうか？　ユタアレイ電極——その設計は発明以来ほとんど変わっていない——は、FDA（米国食品医薬品局）が承認したたったひとつの装置であり、神経コードの読み取りや書き込みに期待を寄せる人々にとって、利用できる唯一の選択肢である。念のためにいっておくが、これは研究用として承認されているものであって、一般の人々には承認されていない。規制上の障害により、より高度なインプラントは脳の言語を解読できるまでには発展していない。多くの装置がラット（時にはサル）で興味深い結果を生み出し、新聞をにぎわせているが、その後は市場に出回る前に失速する。なぜか？　答えはいつも同じだ。実験動物の複雑な信号を読み取ることができるハードウェアと、ヒトのボランティアの脳に実験的に埋め込むことが許可されているようなハードウェアとの間には大きな違いがあるからだ。

しかし、脳–コンピューターのインターフェイスとしては、この切手サイズのミニチュアピンクッションには不十分な点がたくさん残る。この装置は、せいぜい数百のニューロン、それも脳の最上部一ミリのところに存在するようなニューロンからの信号しか読み取ることができない。そして、脳をニューロンでいっぱいに満たすことはできない。数百以上になると、チップを頭蓋骨の外にある信号処理装置につなぐ配線が、ますます深刻な感染リスクをもたらす。いうまでもなく、これは法外な量のデータを生成することになる——現在の機械で目いっぱい保存できる量よりも多くなる可能性がある。[76]

ブレインゲートのような劇的なインプラントは大いに注目を浴びたが、一部の参加者は、テレビの照明やカメラがなくなると、自分の装置が機能しなくなることに気づいた。ドノヒューのブレインゲートの実験に参加したもうひとりの四肢麻痺のボランティア、ヤン・ショイエルマンは、ロボットアームでインプラントを使用する方法を何年もかけて学んだが、徐々に手先の器用さを失っていった。それは二度目の麻痺へと転落していくようなひどい感覚だった。研究者らが彼女に説明したように、これは予測可能な免疫反応によるものだった。[77] 脳が金属のピンクッションを異物の侵入とみなし、猛烈な防御を開始してインプラントを保護鞘で守ったとしても驚くには値しない。結果的に、ユタアレイ電極が将来の脳チップの基盤となる可能性は低い。

かつて、表向きにはこの問題に対処した設計があった――一九九〇年代、フィル・ケネディという名の神経科学者が、ユタアレイ電極の代替となるものを設計した。一〇〇本のピンを鼻に刺してニューロンに到達させ、その会話を傍受する代わりに、彼の「神経栄養電極」は逆の原理で機能した――つまり相手に自分のところへ来させたのだ。電極はガラス製の円錐形で、成長因子やその他、ニューロンにとって魅力的なごちそうを染みこませた金の配線を格納している。免疫反応を起こす代わりに、それらが電極の中に入り込み、電極と複雑に絡みつく。つまり理論的には、電極を何年も機能させつづけるはずだということである。しかもワイヤレスで。

一九九八年、ケネディは脳卒中で動くことも喋ることもできなくなったジョニー・レイというベトナム帰還兵に、この神経栄養電極のひとつを埋め込んだ。彼は完全に意識はあるものの、体を動かすことのできない閉じ込め症候群だった。ケネディの電極は、キーボード上でカーソルを動かしてゆっくりと言葉を並べることができるほどじゅうぶんにジョニー・レイの脳信号を拾い上げることができた。メディアはケネディをアレクサンダー・グラハム・ベルになぞらえたが、称賛は長くは続かなかった。他の閉じ込め症候群の一、二名の被験者は反応が悪く、ケネディも新しいボランティアを見つけることができなかったため、FDAはヒトのボランティアに関する神経栄養電極の承認を取り下げた。ケネディはボランティアに埋め込む電極にどんなものを入れているのかについて、明確なデータを提供しようとしなかった。しかもユタアレイ電極がある今、緊急性はあまりなかった。二〇一〇年代になると、ケネディは自暴自棄になっていた。FDAを説得して自身のインプラントを再承認してもらうためのじゅうぶんなデータを得る最後の努力として、彼はインプラントが可能な唯一の患者を選んだ。二〇一四年、ケネディはベリーズに飛び、ますます神経質になっていたある神経外科医に三万ドルを支払って、自分自身の（完全に健康な）脳に、（ヒトへの使用が禁止されている）彼が作った電極を埋め込んでもらった。この手順はアメリカでは違法とされていただろう。

ケネディは一一時間半の手術から生還し、術後数日間は、かつて彼が治療していた閉じ込め症候群患者に似た状態に自分も陥り、恐ろしい日々を過ごしたが、数年経った今は、その経験をほとんど無傷で乗り超えたように見える。残念なことに、電極が彼の脳の中に埋め込まれてほんの数ヶ月で、ある問題が起こった。二度目の手術で、記録装置と送信装置は除去されたが、電極は除去されなかった――それらは奥深くまで入り込み、安全に取り出すことができなかったのだ。

この無謀な行為の後、FDAがケネディの書類を見直すことはないだろう。ケネディは、将来の論文に影響を与えるじゅうぶんなデータを得たと主張し、どうやら彼の頭の中にまだ残っているものからの影響は後を引いていないようだ。しかし現在、この研究には他にもいくつかの新しい設計がある――ニューロピクセルと呼ばれるもうひとつの電極は、DBSのインプラントを経験した患者らのデータを記録するためにすでに使用されている。[79]まだ承認されていないものの、ケネディの神経栄養電極と似た設計で、脳内のより深部を記録することができる。そしてニューラルダストというものがある――ミクロンサイズの圧電センサーを脳全体に散在させ、反射音波を使って近くのニューロンからの放電を捕らえるものだ。[80]おそらくニューラルレースは聞いたことがあるだろう。イーロン・マスクがロボットミシンを使って豚に縫い付けたものだ。最も新しい参入者はニューログレインだ。二〇二一年に発表された塩粒大のスプリンクルが、よりよいECoG（皮質脳波記録）を生成するのに利用されている。[81]こうしたものがどんどん増えている主な理由は、資金が流れ込んでいるからだ。[82]ニューログレインに出資してきた投資ファンドのブラックロックは、脳チップがペースメーカーよりも一般的になることを望んでいると語っている。[82]

脳インターフェイスのさらなる発展は、三つの本質的な問題に直面している。ときどき見過ごされているのは、結局のところ、脳の本当の働きについてはあまり詳しく理解されていないということだ。「こうした会話の多くで忘れられているのは、私たちがいかに脳についてほとんど知識がないかということだ」と、ノースカロライナ大学の神経科学者フラヴィオ・フローリッヒは述べている。「独自に検証された事実は非常に少ない――つまり、視覚処理を含むきわめて基本的なことだ」。ここでジョンソンが路線変更した装置が役に立つかもしれない。カーネルは現在、EEGとfMRI双方の最良の部分を併せもつ新しいタイプの脳読み取りヘッドギア――脳外科手術は不要――の開発に取り組んでいる。

脳磁図（MEG）と呼ばれるものだ。これは、脳用のグーグル・ストリートビューのようなもので、電気的活動が起こっている場所を示してくれる。MEGはかつて、液体窒素で冷却する必要のある超伝導体でのみ実行可能だったため、この機械はアイントホーフェンの初期の心電図とほぼ同じ大きさだった。ジョンソンの設計はレーザー冷却を使用する。残る唯一の問題は、ノビーリが改良に取り組んでいた初期の検流計《ガルヴァノメーター》と同じように、MEGは地球の磁場に負けてしまうことだ。「これは脳の磁場よりもはるかに大きい」とマーブルストンはいう。こうしたわけで、このヘルメットは今のところ、「マリオカート」ゲームで被った方が似合う、大きなキノコのような形をしているのだ。

現在の脳インプラントとそのシリコンバレーでの応用との間には、多くの道が開かれている。記憶のように複雑で主観的な機能は出力を読み取り、その後、あまりに多くのニューロンを操作しなければならないため、この手法でそれらに影響を与えることができる可能性は低い。また、脳が反撃を始める前に、実際に何本のピンをヒトの脳に刺すことができるかという問題もある。イアン・ブルクハルトのように、研究室での実験に志願するたびに麻痺が一時的にしか緩和されない人たちの運命について考えるまでは、こうしたことはすべて抽象的に聞こえるだろう。[83] ロボットアームを扱う能力が次第に失われていった女性、ヤン・ショイエルマンは、『MITテクノロジー・レビュー』の記者アントニオ・レガラドに、ときどき考えることだが、科学者が自分をどう見ているかを面白おかしく皮肉って、介護補助者に頼んでネズミの耳と尻尾をつけてもらったことがある、と語った。[84] ブルクハルトやショイエルマンのような人たちが、私たちにはもっと必要になるだろう。

しかし、これら最初のふたつの問題の答えを得るまでは、どんな政府の監督も、適切な試験を構成するのにじゅうぶんな数のヒトのボランティアグループに対する臨床試験を、責任をもって許可することはないだろう。しかしこれらは、脳インプラントの未来を左右するようなメッセージではない。なぜなら、より極端な主張に対してでたらめだという資格があると感じる人が少ないからだ。神経工学ほど不透明で、より学際的な知識を必要とする主題を含む分野は少ない。悪質なスタートアップ企業はこの混乱に乗じて、説得力のない主張に対する援護をおこなっている。カーネルの物語は、彼らがカーネルに目指して欲しいと思う科学ではなく、自分たちが目指したいと思う科学にこの会社が従ったという点で稀有な例外なのだ。

そして、こうした課題は脳だけに当てはまるものではない。

神経コードは、全身の生体電気信号の伝達という、より大きなシステムの一側面に過ぎないのだ。

第六章　癒しの火花　脊髄再生の謎

二〇〇七年、ブランドン・イングラムは歩行器に手を伸ばし、カンチレバーを使って車椅子から立ち上がり、いったん姿勢を立て直すと、カーペットが敷かれたリビングルームを小さな足取りで歩きはじめた。これには大変な努力といくらかの援助が必要だったが、彼は最終的に腹筋を使って自分の足を制御することができるようになった。[1]

それはできるはずのないことだった。その五年前、イングラムは高速道路で事故を起こして車から投げ出され、脊髄に致命的な傷を負った。医師らは彼に、もう歩くことはできないだろうと告げた。

しかし彼はここで、歩いている。厳密にいえば、ということだが。というのも、彼はまだほとんどのことをするのに車椅子が必要だったからだ。しかし彼は、脊髄損傷患者にとってはるかに重要な他の能力を取り戻していた。体勢を変えたり、何らかの感覚を感じ取ったりする能力だ。「私はとても運がいい」と、イングラムは『ボストン・グローブ』紙に語った。[2]

彼がいう幸運とは、インディアナ州にあるパデュー大学での新しい臨床試験が、脊髄損傷患者を募集していたちょうどそのタイミングに事故を起こしたということだった。負傷から数日後、神経外科医は彼のつぶれた脊髄の椎骨の間に電極を入れた。ここから電界が放出されるのだ。研究者たちはこの電界によって、イングラムの脊髄にある切断された運動神経と感覚神経の向かい合う端同士が、損傷部位に沿って互いにゆっくりと近づき、それらが再び結合して、脳の信号が妨げられることなく再度流れるようになることを期待した。インプラントは数ヶ月後に除去された。一年後、研究者らがイングラムと彼の集団を追跡したところ、試験に参加した人のほとんどが何らかの改善を報告した。

二〇一九年――イングラムの不確かな歩行から一二年後――、その厳しい予後を緩和する装置を発明した科学者が他界し、彼とともに、この振動場刺激装置にまつわる専門知識の多くが消えた。この刺激装置は安全であるとみなされており、それまで他のどんな薬や技術を使ってもどうにもならなかったことを実現できるように見え、より大規模な試験がすでにアメリカの規制当局によって暫定的に承認されていたが、イングラムが『グローブ』紙にコメントを寄せてからまもなくすると、研究はピタリと停止した。[3] この研究の恩恵を受けたのは一四人しかおらず、その後何年もの間、この開発は事あるごとに妨害され、それを世に送り出す任務を負っていた会社は倒産した。装置はお蔵入りとなった。

　この終焉にまつわる経緯について、いまだに強く憤慨している人たちがいる。「おかげで脊髄損傷の研究は一〇年後退したと思う」と、有力な業界誌『ニューロテック・リポーツ』を運営するジェームス・カヴォトはいう。「この研究路線を追求しようとしていた研究者や投資家が立ち退かなければ、今頃どこまで進んでいただろうか？」その機能の背後にある信念を理解していない体制によって脇に追いやられ、専門的ではなく個人的な悪意を持つ点数稼ぎの競争相手に攻撃された振動場刺激装置は、時代を先取りしすぎており、成功するにはあまりにもなじみが薄すぎたのだとカヴォトは推測する――それは、当時の人々が生物学と電気の接点について考えていることから、あまりにもかけ離れていたのだ。

　というのも、このインプラントは活動電位よりも生物学にとってより基本的な電界を利用することを目指していたからである。その存在は一九七〇年代まで公式には認められていなかった。同じ電気的シグネチャーが発せられ、それが皮膚、骨、目、そして体内のあらゆる器官によって利用されている。新しい研究と道具がこの生体電界の生理学的基盤に光を当て、その内部の仕組みと医学的可能性を明らかにしはじめている。二〇二〇年代は、それを操作するために設計された装置や技術がさらに増えるだろう。しかし毎度のことながら、この物語の全容を理解するには、始まりに戻る必要がある（ごく手短に！）。

ライオネル・ジャッフェの研究室

すべては、それ自体の電界を生み出すあらゆるもの――ヒドロ虫、藻類、オート麦の苗のような無脳生物――に関する古い研究から始まった。ライオネル・ジャッフェは一九六〇年代にこの謎を解き明かす試みを始めたが、当時は神経系以外のことを研究しようとする電気生理学者はほとんどいなかった。しかし、ハーバード大学で学んだ植物学者であり、物理学者の魂をもち合わせるジャッフェは、より大きく、より統一された理論を追求していた。

手はじめとしてはワカメやコンブなどの褐藻類（ヒバマタ）が適切だった。面白い事実がある。ヒバマタにはチェダーチーズの最大八倍のナトリウム、バナナの最大一一倍のカリウムが含まれている。もしかしたら私たちはみな、将来それを食するようになるかもしれない。しかし生物学者がヒバマタを愛する理由は、それが精子と卵を海水に直接放出する（大歓迎）有性生物だからだ。そのため、厄介な子宮を介することなく、一日目から全発生過程を研究することができる。藻類は片側ともう片側のどちらの端に日光が当たるかによって成長が異なる。

その電気的特性を詳しく調べるため、ジャッフェはヒバマタの葉をたくさん入手し、パデュー大学にある湯を張った浴槽に入れてそれらの排出物が混ざるようにした。新しい胚が発生すると、彼はそれを細い管にきれいに並べ、太陽に見立てた光を片方の端に当て、胚が成長しはじめるにつれて測定可能な電界が検出できるかどうかを調べた。果たして電界はそこにあった。プラスが上でマイナスが下だ。電池のようだった。次に必要なのは、その理由を調査する手助けをしてくれる賢い若者たちだった。

パデュー大学は世界有数の電気生理学の研究機関だったため、人材は豊富だった。ジャッフェは物理学部から最も有望な学生を引き抜くことにした。最初につかまえたのはケン・ロビンソンだった。ジャッフェのクラスに初めて出席した彼は、真空物理学の研究を捨てた。ロビンソンは畏敬の念を抱いた。「ジャッフェ教授は、これまで私が知る誰よりも、物理学と数学を正確かつ直感的に理解していた」と彼は私に語った。「ただただ圧倒された」と。

次にジャッフェは、リチャード・ヌッチテリの目を固体工学から背けさせた。「細胞が電流を作ることができるなんて誰が想像しただろうか?」と、五〇年経った今、ヌッチテリは驚嘆する。物理学を離れた彼は、研究室の他の仲間たちに追いつくために全学期分の生物学を頭に詰め込んだ。みな、彼の加入を喜んだ。「ヌッチテリは、私がこれまで目をつけた人の中で最も才能のある技術者だった」とロビンソンはいう。一九七四年、ヌッチテリはジャッフェに、振動プローブと呼ばれるまったく新しい電気測定器を製作した。それは、それ以前のどんなものよりも一〇〇倍も感度が高くパワフルだった。新たに結成されたチームはこれを使って、受精したヒバマタの卵の表面に渦巻いている極小の電流の調査を適切に開始することができた。これらの電流は、活動電位を起こす電流よりもはるかに小さい。研究チームはこれを「生理学的電流」と名付けた。これらの電流は微弱であるばかりか、安定してもいた。活動電位がストロボの光のように振動しているのに対し、生体からの生理学的電流は電球のように安定して輝いていた。

電界はヒバマタの向きを決め、ヒバマタが太陽に向かって正しく成長できるようにしているように見えた。他の生物ではどうだろうか？　ジャッフェは、褐藻類の卵から自然に放出される生理学的電界のかすかな強度を注意深く正確に模倣しながら、独自の微弱電界を作り、それを他の生物に応用することにした。

まずはカエルの脊髄ニューロンだ。これらは研究チームの生物物理学者であるムー＝ミン・プーが、ガルヴァーニの準備とともに始まった何世紀にもわたる伝統に従って選んだものだった。プーはその細胞をシャーレに入れ、生理学的電界の下に置いて観察した。不思議な行動が現れた。ニューロンがその神経突起（軸索と樹状突起を含むニューロンの伸長した部分の総称）を成長させるにつれて、それらはプラス電極に向かってより速く伸びていった。神経突起は電界のそちら側の端の方を好んでいるように見えた。[4]

ファラデーのイオンに少し話を戻そう——自分たちが好む電気の「側」へ向かってさまようのはイオンだけではない。細胞全体もさまよう可能性があることがわかった。この現象を観測したのはジャッフェのグループが最初ではなかった——走電性（電気下の細胞の移動）は一九二〇年代から見られた。[5]それは純粋に人々を驚かせた。電界を追いかけてシャーレの中を這いずり回る細胞群については、もっともらしい説明は何もなかった。人々はそれをあまりよく理解されていない化学的影響のせいにし、無視することに全力を尽くした。ジャッフェの研究室で変わったことといえば、この現象を適切に研究するための機器と新しい知識が初めて備わったということだった。

ジャッフェの研究室から現れた実験と理論は、細胞電気生理学の全分野を統合した。それは神経科学の外部で起こったことだったため、それ以前は別々の学問分野に散らばっていた。ジャッフェの研究室は、多くの教え子たちに第二の家とみなされていた。彼は自分の科学と、自分のもとで研究する科学者たちに対して信じられないほど献身的だった。ロビンソンは、真実を追求することへの、彼の大胆不敵なアプローチに触発された。「彼は決してデータを仮説に従わせなかった――その逆のこととしかしなかった」と私に語った。データと一致しない結果が得られても慌てることはなかった」とヌッチテリはいう。「彼はすべてを捨てて、『われわれはそれを追求し、それがわれわれに何を教えてくれるかを見つけ出さなければならない』というだろう」。ムー＝ミン・プーは現在、カリフォルニア大学バークレー校と中国科学アカデミーを兼任する神経科学界の偉人のひとりだ。ジャッフェの内なる聖域は彼の研究室の仲間たちだった。そこにリチャード・ボーゲンズが加わった。

テキサスっ子

リチャード・ボーゲンズがジャッフェの研究室に願書を提出したとき、その履歴にいくつか空白の年代があった。ジャッフェが尋ねると、ボーゲンズはそれに答える代わりに、ザ・ブリックスという名の、自身が組んでいるバンドのレコードをジャッフェに手渡した。[6]

ボーゲンズはテキサス生まれで、彼のおおらかな人柄よりももっと大きいのはその口ひげだけだった。彼はヴィンテージの車や銃、そして両生類が好きだった（幼い頃から、父親の水槽で飼っていたイモリの足が、魚に食いちぎられた後にどう再生していくかに目が釘付けになっていた）。パデュー大学への道のりは、ケン・ロビンソンやムー＝ミン・プーを輩出したすぐれた研究機関のパイプラインとはかけ離れていた。[7]一九六〇年代後半、彼はノーステキサス大学で学士課程をスタートし、まもなくしてデントンの音楽シーンに魅了された（バンド仲間のほとんどはクック・カウンティ・ジュニア・カレッジに通っており、ある教師から「学業不振者の巣窟」に指定された）。[8]彼はヴォーカルとリードギターを担当していた。このバンドのムーディーでメロディアスなギターのサウンドは時代精神をじゅうぶんにとらえ、熱心なファン層を惹きつけ、数曲が全米でヒットするまでとなった。週末になると、ボーゲンズはスティーヴィー・レイ・ヴォーンの兄や、彼がいないときはドン・ヘンリーとのジャムセッションをするのが好きだった。「追っかけだった私たちの誰もが、彼らはまちがいなく大物になると思っていた」と、四〇年後にひとりのファンが記念サイトに書いている。「ところが、時代、軍隊、ヴェトナム戦争、当時の全体的な狂気など、みなが別の方向を向いていた」。[9]

　ボーゲンズは陸軍衛生兵として短期間の遠征を終え、帰還したときにはものの見方が変わっていた。バンドを辞め、学位を修め、生物学の修士課程を修了してパデュー大学に入学した。ジャッフェの研究室に足を踏み入れると、彼がすでに知っている博士号を取得するための研究をしている人たちがそこにいた、とボーゲンズは思い起こす――「自分も同じことをしていたのに、どうして学位が取れなかったのだろう？」。ボーゲンズはジャッフェの研究室で唯一、物理学者ではなかったが、そのことについてはふたりとも気にしていなかった。

ジャッフェと同様、ボーゲンズはせっかちで、ひとつのシステムを部分的に研究することができなかった——全体としてどのように機能しているかを理解したかったのだ。彼の学問への取り組み方が、研究室の仲間と比べてあまりきちんと管理されていなかったとしても、彼はすぐに彼らをじゅうぶんに納得させた。「田舎くさい印象だったが、実はとても頭がよかった」とヌッチテリはいう。ヌッチテリがベースを弾いていることをボーゲンズが知ると、ふたりは急速に親しくなった。「私たちは研究室の仲間をからかいながら、一緒にたくさんの曲を書いた」。

しかしたいていの場合、彼らは電界でできることで遊んでいた。ボーゲンズは自分のことを好んで実験動物学者と呼んでいた。[10] しばらくの間、彼は電界を使ってヘビに足を生やすというプロジェクトに夢中になっていた。ムー＝ミン・プーはとっくの昔にいなくなっていた——彼は走電性を断念し、電気ではなく化学薬品を使って神経突起をシャーレ周辺に誘導するという、明らかに説明可能な、科学的に受け入れられるメカニズムを選んだのだ。しかし、ジャッフェの研究室にいた他の学生たちは、パデュー大学を去った後も、生理学的電界への忠誠心を失わなかった。ロビンソンはコネチカット州、ヌッチテリはカリフォルニア州へ移り、ボーゲンズはイェール大学のフェローシップに進んだ。一九八一年、ロビンソンと教え子のローラ・ヒンクルは、シャーレの中の細胞は電界に反応し、他の不可解な化学信号には反応しないという決定的な証拠を発表した。[11] その結果彼らは、電界の向きを変えるだけで、神経突起の成長を好きな方向へ「向ける」ことができることを発見した。これはとてもうまくいき、また予測可能だったため、電界源の位置を継続的に変えることで複雑なパターンを「描く」ことができた。彼らは、軸索の反復するなぐり書きの中から自分のイニシャルを探すゲームを作った[12]。

彼らがこの操作の威力を発見するにつれて、新たな暗示がもたらされた。振動プローブで測定したのと同じ電流が、再生にも関与していたのだ。切断された両生類の四肢の切り口から出ているのを見せられた彼らは、それらが原因の主体である可能性を提起した[13]。ボーゲンズはシャーレの調査をジャッフェの研究所から受け継ぎ、一九八一年にそれを生きた脊椎動物へ拡張した。まずはヤツメウナギの幼生から始めた[14]。この海の生物のユニークなところは、脊髄が切断されても自然に再生する能力をもつことである。そのプロセスには通常四、五ヶ月かかり、この治癒プロセスの間に、デュ・ボワ＝レーモンが自身の損傷電流を測定したのと同じくらいはっきりと、傷から出たこれらの生理学的電界と電流を観察することができる。

ボーゲンズはそれを増幅することができるかどうかを知りたかった。再生中のニューロンに電界を印加すると、治癒時間を三倍に早めることができた。これがうまく機能し、電界が脊髄の治癒プロセスを早めることができたのは、切断された軸索がダイバックと呼ばれる行動をとらないようにすることができたからである。ダイバックは、ほ乳類であれ両生類であれ、脊髄損傷を治す上で最も厄介な障害のひとつだ。ニューロンが切断されると、それらは最初、縮んで切断端から離れることで反応し、その後再生のプロセスを開始する。ダイバックを防ぐことができれば、脊髄損傷後に山積みとなるその他の問題の多くを回避することができる。

死滅したり傷ついたりした細胞は、その有毒な内部の内容物を排出するのだが、これが近くにある健康な細胞をうっかり殺してしまう。するとマクロファージと白血球が発生し、残骸をきれいにして異物を食べ、損傷部位へ進入する。ところが、これらの細胞は食事量をコントロールすることが得意ではない。そのため必ず食べ過ぎたり、長居しすぎたりして、液体が詰まった大きな囊胞ができてしまう。そして瘢痕組織が形成されはじめ、再生しようとしている軸索にとって新たな物理的障害となる。これだけではまだ足りないとばかりに、ほ乳類の成体では、損傷が抑制分子を残し、ここで何か悪いことが起こったから入るな、ということを明確に知らせる。脊髄を再生できる脊椎動物がこれほど少ないのもうなずける。

ボーゲンズにはこれを克服する方法を探るある考えがあった。彼は、他のすべての混乱が始まる前に、この領域全体で軸索をすぐに成長させることができれば、再生の可能性がずっと高まると考えた。プーはすでに、神経突起は直流電界に置くと速く成長し、陰極に向かって成長することを立証していた。案の定、ボーゲンズが電界を印加しているとき、それはコーチとガイドの役割を果たした。それは、失われたもう半分の軸索との再接続を妨げる通常の抑制の合図を無視するように軸索を導いた。そしてこれは、シャーレではなく、生きたヤツメウナギの複雑な環境の中で起こっていたのだ。

一九八二年、ボーゲンズはパデュー大学に戻り、すぐさまヤツメウナギの発見をほ乳類で試そうと、モルモットの切断された脊柱に電極を縫い付けた。この実験でも同じ結果が得られた。ここでも彼は、損傷部位全体に軸索の再生が追跡できることを発見したのだ。しかし、彼はヤツメウナギでは見られなかった問題にぶち当たった。モルモットの治癒は散発的で、陰極が損傷部位の上にあるか下にあるかで異なっていたのだ。

脊髄は二車線の高速道路のように組織されている。感覚軸索は脳に向かい、感覚を伝える。運動軸索は脳から降りてきて指示を伝える。したがって、損傷部位の上に陰極を置くと、すべての軸索がその方向に向かって成長する——つまり感覚軸索だけがその部位を横切って再接続されるのだ。陰極を損傷部位の下に置くと、運動軸索だけが横切る。しかしボーゲンズは、ロビンソンが以前、ニューロンは陽極に向かうよりも陰極に向かう方が八倍速く成長することを、カエルを使って実証していたことを思い出した。電界を安定した光ではなく、ストロボのような光にすることができれば——極性を前後に反転させることで、陰極は一五分間損傷部位の片側にあり、その後反対側に切り替わる——この問題を解決できるかもしれないことに気づいた。誰もが驚いたことに、それはうまくいった。ボーゲンズは二歩進んで一歩下がるような進歩のパターンを作り出し、最終的にすべての軸索片を融合させることに成功したのである。モルモットは運動機能と感覚機能を取り戻した。[15] 彼はこの新しい発明を、脊髄外振動場刺激装置（OFS）と名付けた。

その頃には、ボーゲンズもロビンソンもパデュー大学に戻り、恩師のライオネル・ジャッフェが始めた研究を続ける準備を整えていた。ジャッフェはその間に、ウッズホール海洋生物学研究所に新設された国立振動プローブセンターの所長に就任していた（ヒバマタと一緒に過ごす時間も増えた）——しかし彼らは、その手法については異なる考えをもっていた。ボーゲンズはすでに医療への応用に目を向けていた。その意味するところは非常に明白だった。ヒトの脊髄は自然治癒することはない。しかし、モルモットの脊髄ニューロンをうまく利用して、印加された電界によって再生させることができれば、この技術がヒトにおける同種の壊滅的損傷を治癒するのにも役立つはずだと考えるのは理にかなっていた。

それは、この種の研究をするには絶好のタイミングだった。脊髄損傷研究に対する楽観的な見方は、注目される負傷が相次いだことも手伝って、長い低迷の後に上昇傾向を示した。スーパーボウルで優勝したマイアミ・ドルフィンズのラインバッカーの息子であるマーク・ブオニコンティは、大学のフットボールの試合中に壊滅的な損傷を負ったばかりだった。一九八五年、彼の父親の協力でマイアミ麻痺治療プロジェクトが設立された。[16] これは、脊髄損傷に取り組むために米国とカナダで相次いで組織されたひときわ目立つ活動のひとつで、そのどれもが相当の資金とメディアの注目を集めた。一九八六年から二〇一八年まで研究所の事務アシスタントを務めたデブラ・ボーナートは、脊髄損傷のための慈善晩餐会にボーゲンズを招待したのはこうした組織のひとつだったことを振り返る。「彼は戻ってきて、『私にはできます。脊髄を再生させる方法を見つけ出します』といいました」と彼女は語る。「そしてそれが、私たちが彼の残りのキャリアでやったことです」と。彼の情熱は、こうした晩餐会で出会った慈善家たちに明らかに感銘を与えた。というのも一九八七年、そうした慈善家のひとりで、車椅子生活を送るカナダ人の大富豪が、ボーゲンズの研究費用としてパデュー大学に大金を寄付したからである。彼はこの資金を使って、パデュー大学獣医学部に麻痺研究センターを設立した。

新たな資金が流入し、建物全体も新しくアップグレードすると、ボーゲンズは次のターゲットに目を向けた。彼はOFSを臨床試験で試したかったのだが、モルモットやラットの試験でFDAに行くことはできなかった——これらの動物の脊髄の直径はヒトのそれよりも一桁小さい。電界による影響は、試験が無意味なものになるほど異なるだろう。

そこでボーゲンズはイヌで試験をおこなうことに決めた。イヌはヒトの解剖学的構造により近いからという理由だけではなかった。イヌであれば実際の傷を治療するチャンスがあるという点にも関心を抱いたのだ。イヌが脊髄損傷を負った場合、その損傷は人間が経験するような脊髄へのダメージ――研究室で人工的に整然とおこなわれるメスによる切開ではなく、複雑な圧挫損傷――と多くの共通点をもつ傾向がある。これが臨床試験への足がかりになる可能性があった。（そしてもうひとつ付け加えるならば、リチャード・ボーゲンズは愛犬家だった。）

そこで彼は、ドギーカートという、麻痺したイヌのための補助器具を製造する会社と連絡を取った。このような車輪をつけて進んでいるイヌを見たことがあるかもしれない――まるで子どものおもちゃの手押し車のようにも見える。下半身を固定されたイヌは、前足を使って車輪を前に進める。すれちがう人には楽しそうに見えるかもしれないが、イヌと飼い主にとっては、麻痺は深刻な問題だ。イヌに麻痺があると、飼い主は一日に数回、自分の手で排便と排尿をしてあげなければならない。獣医師は通常、安楽死を勧める。

ボーナートは、飼い主がイヌに刺激装置を埋め込むことに同意すれば、センター側でイヌの脊髄手術の費用を支払うと申し出たと語る。「車椅子も提供しました」と彼女はいう。「飼い主にこうお願いしたのです――イヌが元気になったら返してくれればいいです、と」。最初の試みは二四匹のイヌに対しておこなわれ、そのうちの一三匹に実際の刺激装置を埋め込んだ。[17]（ここで重要なのは、この時点で、ボーゲンズが期待していたように神経突起が成長したかどうかをテストする能力がもはやなかったということだ。人間のペットであるイヌはヤツメウナギとは違う――テストが終わったら殺して脊髄を解剖し、神経突起が電気刺激にどれだけうまく反応したかを調べることはできない。できることといえば、そのイヌの行動から、なんらかの有意義な変化があったかどうかを解明することだけだ。）半年後、ＯＦＳを埋め込んだ七匹のイヌは再び歩けるようになり、二匹は損傷を負ったことのないイヌとほぼ同程度にまで回復した。それ以外のイヌは腸と膀胱、その他の機能の制御を取り戻した。この回復は永続的なものだった。[18]

この成功をもとに、一九九〇年代初頭、彼らはこの試験をさらに拡大した。全国各地の人々が自分の愛犬を参加させた。ボーゲンズはインディアナ大学の神経外科医、スコット・シャピロを採用し、より多くの動物により多くのOFS装置を埋め込むのを手伝ってもらった。一九九五年には、脊髄損傷を負う三〇〇匹近くのイヌを治療していた。「治療しなければ、こうしたイヌの九〇パーセントは安楽死させられていただろう」と、ボーゲンズは『シカゴ・トリビューン』紙に語った。[19]「たくさんの手押し車を返却してもらった」とボーナートはいう。

麻痺と安楽死からイヌを救うことは、PR上マイナスの側面が全くなかった。これらの成功はとても魅力的で、パデュー大学はメディアの注目とお金の温かみに浴していた。一九九九年、ボーゲンズはインディアナ州の法律に、州は脊髄損傷研究のために毎年五〇万ドルをパデュー大学に提供することを約束するという条項を盛り込ませた。[20]翌年、インディアナポリス・モーター・スピードウェイのマリ・ハルマン・ジョージ会長――一九九七年から二〇一五年にかけてインディ500〔米インディアナ州で開催されるモータースポーツイベント〕を観戦したことがあるなら、「みなさん、エンジン始動開始！」というあの声は彼女の声だ――は、さらに二七〇万ドルを追加した。[21]すでに臨床試験を実行するのにじゅうぶんな資金があった。シャピロとボーゲンズは、FDAから承認を得るための長いプロセスを開始した。「これには二年の歳月と四巻の本が必要でしたが、一〇人の患者に一〇台の装置を埋め込む承認を得ることができました」とシャピロは語る。

パデュー大学は、臨床試験を開始するための公式発表を盛大におこなった。ステージを歩き回っていたのは、光沢のある茶色い毛並みをしたユーコンという名のポインターミックスだった。ユーコンは椎間板破裂で半身不随になったが、四年前にボーゲンズと彼のチームによって救われた。[22] ユーコンの飼い主家族のデヴィッド・ガイスラーは、愛するペットが試験に参加する資格があるかどうかを確かめるためにセンターへペットを連れてきたときの辛い状況を語った。回答がノーだったとき、その後どうなるかはわかっていたからだ。「私が泣くのを大勢の人が見ていました」と彼は語る。しかしOFSは成功した。「尻尾を振りはじめたのを見たとき、彼が回復しているのがわかりました」とガイスラーは語った。[23] この臨床試験が発表される頃には、ユーコンは再び階段を上り下りすることができるようになっていた。記者会見は希望に満ちていた。この出来事は『ロサンゼルス・タイムズ』紙で特集された。[24] ハードルは高く設定されていたのだ。

ブランドン・イングラムと他の九人のボランティアは、治療が始まるまで二〇日たらずという限定された期間に麻痺を起こした。彼らのけがはどれも致命的なものだった。ボーゲンズとシャピロは心臓ペースメーカーと同じくらいのサイズの装置を埋め込み、そのまま一四週間を過ごした。当時彼らは、装置の振幅がヤツメウナギやラットやモルモットで見られたのと同じように、損傷全体に軸索を誘導することを願っていた。そしてイヌで見られたのと同じような機能上、感覚上の成果を期待した。

装置を外した後、ボーゲンズとシャピロはその後一年にわたって参加者を追跡し、彼らがどのような変化を知覚したかを定期的にテストした。残念なことに、イングラムが経験したような可動性の変化を報告した例はほとんどなかった——しかし、脊髄手術の最終目的はそれだけではない。調査では、脊髄損傷者は首尾一貫して、ひとりでトイレに行くことや感覚を取り戻すこと、褥瘡予防のためにわずかに体位を変える能力といった、自分たちが取り戻したより差し迫った問題の長いリストの一番下に歩行能力の回復を挙げていた。被験者らは、このリストにあるさまざまな能力を取り戻したのだ。

一年後、参加者のひとりを除いて全員が、自分の手足のじゅうぶんな感覚を取り戻していた。主に軽い触覚や痛み、性機能、そして若干の固有受容感覚（身体の位置感覚）だった。腸と膀胱の機能を取り戻した人は誰もいなかった。これは失望すべきことではなかった。というのもボーゲンズは、人々を再び歩かせるとは一度も主張しなかったからだ。「リチャードはとても慎重に、私たちにこういいました。『麻痺を治すとは決していうな――ただ、何らかの機能を取り戻すことができる人もいるというだけだ』と」。ボーナートはそう私たちに語った。イングラムを含むふたりの患者は実際に何らかの下肢機能を回復し、互いに、けがをして以来初めて足を床から水平に上げることができるようになったと回顧している。最も重要なのは、取り戻した能力はその後も維持できるということだった。「彼らの回復は持続した」とシャピロはいう。

この結果は『神経外科ジャーナル：脊髄』の編集者が二〇〇五年、その表紙に彼らを掲載するほど印象的なものだった。これは効力ではなく安全性のみを目的とした第I相臨床試験だったため、機能的回復は「カウントされなかった」。しかしそれでよかった――この装置は最初のハードルをクリアしていた――死者も感染症もなく、痛みを伴う副作用もなかったのだ。OFSは安全だということが証明された。

最終的にこれを販売するには、さらにいくつかの試験に合格しなければならない。このような装置は、アメリカでは食品医薬品局（FDA）による明示的な規制では、一般市場で販売することは許可されていない。ＦＤＡがヒトでの使用を許可しなければ、販売することができないのだ。問答無用である。
もちろん、その後に登場したどの報道も、この装置が定期的な安全性確認に合格したと声高には叫んではいない。「神経修復の技術革新がヒトに希望を与える」というに留めている。[25] イングラムの体験は特に衝撃的だった。彼は、自分で服を着、シャワーを浴び、自力で車に乗れるようになったと新聞社に語った。新聞社は二年経っても彼を追いつづけた。[26]

一回目の試験の安全性解析に基づき、ＦＤＡはさらに一〇人の重度脊髄損傷患者を対象とした二回目の臨床試験を承認した。[27] この試験は、前回の試験と決定的に異なる点があった。単に装置の安全性を確認するのではなく、それが実際にどれくらいうまく機能するかを探ろうとした点だ。その最も重要な方法は、どのような科学的研究であれ、ある人には本物の装置を、ある人には偽物――何もしない疑似刺激装置――を装備することである。このプラセボ対照群は、あらゆる最も標準的《ゴールドスタンダード》とされる手法での試験の鍵となる。これらは医師の技術に決定的な差異を与える。プラセボ対照群の患者の回復と、本物の装置を使った人々のよりよい回復との間に大きな差があれば、より大規模な試験に移行して、装置の効果が本物かどうか、そしてその効果がどの程度大きいかをより精密に判断する。

脳神経外科医のスコット・シャピロは、こうした次なるステップのすべての計画を順序立てて進めていった。彼は、次の小規模ランダム化比較試験への参加に同意した他の医療センターで、さらに三人の神経外科医を新規に受け入れた。その後、ＮＩＨに八〇人の患者を対象としたやや大規模な試験への資金提供を打診し、そのうち四〇人に機能的なＯＦＳを埋め込むというのが彼の計画だった。シャピロにとって、次のステップは明確であり、これらは順番に実行する必要があった。

ボーゲンズの見方は異なっていた。年齢を重ねていた彼は、過去二五年の大半を費やしてこの研究をおこなってきた。彼は一歩ずつ前進することにうんざりしていたし、あらゆる評判や称賛が、ものごとを段階的に考えることを難しくしていた。彼は市場に何かを求めていた。しかし、OFSはメドトロニック社のような大手機器メーカーには売りにくいものだった。こうした比較的まれな損傷は金にならなかったからだ。彼らにとってさらに説得力に欠けるのは、これらの損傷のほとんどが保険に加入していない男性に発生していることだった（銃創や潜水障害が多かった）。ボーゲンズは、大金持ちの大企業にこの装置を製造販売し、FDAの事務手続きをすべて彼らに任せようと考えた。こうして、この論文がジャーナルに発表されてから三ヶ月後、彼と同僚数人はアンダラ・ライフサイエンスという新興企業を設立し、OFSの知的財産権について交渉した。一年も経たないうちに、彼らは豪華な大企業を見つけ、その会社があっという間にアンダラに急接近してこれを買収した。[28] それがサイバーキネティックス社、つまりブレインゲートを作ったのと同じ会社だった。そう、あの男たちだ。

パデュー大学はボーゲンズの名声という黄金の光を浴びた。彼の研究は国費と私費の両方でもって大学を潤わせた。マリ・ハルマン・ジョージはまたしても、さらに六〇〇万ドルを自身の基金の財源に入れた。OFSは短期間で、この史上初の神経再生装置が市場に出回る日を待ち望んでいた業界ウォッチャーから、立てつづけに大きな称賛を勝ち取った。『ニューロテック・ビジネス・レポート』誌の編集者であるジェームス・カヴオトは、これは「ニューロ技術における画期的な進歩の表明である」と断言した。[29] しかしOFSは調査用の装置だったため、販売はやはり認可されず、臨床試験（その詳細はシャピロが綿密に調べている最中だった）を通じてしか手に入らなかった。最新の投資からもっと早く利益を得たいと考えていたサイバーキネティクス社は、人道的使用医療機器のステータスをＦＤＡに申請した。これが認められれば、サイバーキネティクス社は二〇〇七年後半までにこの機器を市販することができるようになる。ボーゲンズとボーナートは、この承認はほとんど形式的なものだと聞いていた。「ＦＤＡの扱い方はわかっているから心配するなといわれました」とボナートはいう。サイバーキネティクス社は、翌年にはこの刺激装置の販売が開始されると予想していた。

背教者たち

ケン・ロビンソンは心配していた。ボーゲンズとシャピロの論文を読んで、陰極と陽極間の切り替えにきっかり一五分を選ぶと決めた理由は何だったのかと不思議に思っていた。しかしそれを正当化するために文献を漁っていたとき――彼は自分の名前をそこに見つけた。これはロビンソンにとって大変な驚きだった。というのも当該の論文は、この考えにはまったく触れていなかったからだ。「それは私の研究を誤って伝えていた」と彼はいう。

ロビンソンは、ほ乳類のニューロンが、自分が実験した両生類のニューロンがそうであったように生理学的電界に反応するのを見たことがなかった。何らかの効果を得るためには、一桁か二桁高い電界が必要だった。そこでロビンソンは、ゼブラフィッシュで実験を繰り返そうとした――これは形式的なものので、チェックボックスにレ点をつけるだけの作業のはずだった。ところが、ゼブラフィッシュのニューロンは「生理学的」電流とのどんな相互作用によっても動くことはなかった。「身が凍る思いだった」と彼は語る。「両生類から他の動物に外挿することはできないし、それらが、特にほ乳類と同じだと仮定することはできない。これがきっかけで、私は全体像を見るようになった」。
二〇〇七年、ロビンソンはシャピロに長い手紙を書いてこの懸念を訴え、研究チームは実際、どのカエルでもあの盛んに吹聴されている双方向成長を直接観察できたのかと尋ねた。「何の回答も返ってこなかった」と彼はいう。ロビンソンは、実験が倫理に反していたのではないかと心配しはじめた。「彼らはただ、実験をおこなうためのじゅうぶんな根拠がなかったのだ」。

この安全性試験のように、意図的に治療を受けていない人が研究に参加していない場合、科学者はどのように介入を要求することができるだろうか？　彼らはプラセボ効果をどう説明できるのか？　ボランティアの自己申告による回復を脊髄の神経突起の成長と照らし合わせて確認する方法はなかった――それは、解剖のために切り刻めるようなものとは違うのだ。シャピロとボーゲンズが用いた比較群は、彼らの実験とは関係のない他の実験のケーススタディだった。確かに、一〇人の被験者の誰も傷つけられてはいないが、「たとえ誰も傷つけられていなくても、あの実験は倫理に反するものだった」とロビンソンは主張する。必要な基本的作業を省略したことは、刺激装置の設計がまったく恣意的であったことを意味し、このことだけでも実験を非倫理的なものにしている、と彼はいう。会社を設立し、装置を販売したことが、この罪をさらに助長した。

この議論はロビンソンと彼の仲間のピーター・コーミーが、手紙の返事をじゅうぶんに待ったと判断した後の二〇〇七年に発表したレビュー論文の大まかな骨子となった[30]。それはボーゲンズの研究の重要な部分を抜き取ったものだった。その最も直接的な効果は、ロビンソンをジャッフェの他の後継者らから孤立させることだった。この断絶はあまりに即時かつ完全だったため、現在、引退先のオレゴンで、彼は今でも自分のことを「背教者」と呼んでいる。この言葉は通常、自分の信仰に背いた宗教的侍者に使われる。辛辣な批評は嵐の雨の最初の一滴だった。

期待に反して、サイバーキネティックス社による買収は試験への道を切り開くことはなかった。実際、シャピロに買収の話をした人は誰もいなかった。「私は気づきませんでした」と彼はいう。彼は綿密なロードマップをこつこつと作成し、さらにふたりの患者に装置を埋め込み、事は順調に進んでいた。「突然この会社がやってきて、私の研究書類や装置をすべて持ち去り、研究を終了させたのです」と彼はいう。

誰も知らなかったのは、二〇〇七年にはサイバーキネティクス社は倒産寸前で、市販用の製品を切望していたということだ。「彼らはFDAを通じて、一二人の患者を対象にコンパッショネート使用〔治験に登録できない患者に対して例外的に未承認薬の人道的使用を認める制度〕としてこの装置を押し付けようとしたのです」とシャピロはいう。「それが失敗することはわかっていました」と。ある時点で――人道機器適用免除を認めそこねたことに加え――FDAは第Ⅱ相試験でこれ以上のインプラント患者の承認を取り下げたようだ。

しかし、ボーゲンズにはこのことが一切明らかにされなかった。FDAは、誰も資金を残さず、プロジェクトが枯れ果てるまで時間稼ぎをすることを計算していたかのように、ただ承認の足を引っ張るだけだった。

ここで、FDAを擁護するために少し話を脇にそらそう。食品医薬品局は、アメリカで最も資金不足で、酷使され、不当な中傷を受けている規制機関といえるかもしれない。彼らは、ありとあらゆる医薬品や装置がその主張を満たし、患者を死なせないことを確証する任務を負っている。企業にやさしい政権は、この機関が改革を邪魔することを心から楽しんでいると信じて、資金を枯渇させたがる。しかし、FDAがその仕事を適切におこなうことができなければ、膣メッシュインプラントの悲劇や乳房インプラントの漏れといったことが起こる。新型コロナウィルスが蔓延したとき、命を落とす人が出る前に欠陥のある人工呼吸器を回収できたのはFDAのおかげなのだ。

しかし、振動場刺激装置がその苦難の道を通り抜けようとしていた頃、FDAは現在の機関とはかなり異なっており、これがこの装置の終焉に一役買うことになった。

ジェームス・カヴオトと同様、ジェニファー・フレンチもアンダラ装置の承認に対するこの機関の対応のしかたに不満を募らせていた。FDAの患者権利擁護者であるフレンチは、このプロセス全体を内側から見ていた。彼女は脊髄損傷についてある程度の知識がある。一九九八年、彼女はスノーボードの事故で背骨に永久的な損傷を負い、四肢麻痺となった。その一年後、麻痺した人々に立ったり動いたりする能力を一時的に回復させる、インプラント型神経補綴と呼ばれる最先端の新しい電気インプラントをテストする世界初の被験者のひとりに志願した。これは、正確に配置された電極を通して筋肉や神経に電流パルスを注入することによっておこなわれる。この最先端の神経工学のテストパイロットを務めたことで、彼女は人々が必要としているものと研究者が提供しているものとの間のギャップについて比類のない洞察を得た。彼女はすぐに、神経疾患のある人々を擁護する活動に参加するようになり、特に、有望な進歩をまがいものから選り分ける任務を担う機関を支援するようになった。

フレンチにとって、感覚を回復させるOFSの能力は、最も説得力があり、統計的に有意な結果だった。脊髄損傷を患う人々にとって、感覚は絶対的に重要な優先事項だ。褥瘡――皮膚の亀裂――を回避するにはこれが不可欠となる。皮膚の感覚がないと、これらに気づかず、感染して敗血症になり、血液が汚染される場合がある。敗血症は脊髄損傷患者の上位ふたつの死因のひとつである。

しかし、製品の有効性の証拠を評価するとなると、FDAは、装置が生活に与える影響について試験に参加している患者が語るべきことよりも、より「客観的」な尺度と考えられることの方に興味を示した。そのため二〇〇七年、FDAが装置の評価に使用した測定に感覚は含まれていなかった。「ブラックボックスだと思われています」と彼女は説明する。彼らが求めていた類の証拠は、臨床医が運動活動にフォーカスすることで独自に評価できるものだった。こんにち、ジェン・フレンチのような人々の支援のおかげでこの状況は変化し、FDAは患者報告アウトカム〔身体的心理的な症状を患者本人に直接尋ね、患者自身で判定し、その結果に医師をはじめ第三者が一切介在しないという評価方法〕を以前よりもずっと真剣に受け止めるようになった。

しかし当時これが意味していたことは、この騒ぎが何についてのものなのか、FDAにはわかっていなかったということだった。この装置は、実は人々を再び自分の足で立ち上がらせるものではなかった。それならばなぜ、試験や免除を急ぐのか？　もうひとつの問題は、現在と異なり、承認に必要となる安全性と有効性のデータを収集するための膨大な事務処理を通じて企業を導くことのできるプログラムを、FDAがまだ確立していなかったことだ。彼らはただ、自分たちで解決するように仕向けた。そうする企業もあれば、そうしない企業もあった。

その間もサイバーキネティックス社は来る月も来る月も、約束しては延期される免除を当てにしつづけた。「FDAは当時、決定を下すのに時間がかかっていました」とカヴオトはいう。患者の報告を考慮に含めなかったとしても、その審議には他の多くの証拠を含めた。その中にはおそらく、ロビンソンのレビュー論文も含まれていたかもしれない。しかし、ある世界的に有名な神経科学者が一流の新聞で公におこなった声明が含まれていたことは確かだ。二〇〇七年、デューク大学のミゲル・ニコレリスは、『ボストン・グローブ』紙からOFSについてインタビューを受けた。[31]「この会社についてよいことは何ひとつ いえない」と彼は息巻いた。「手っ取り早く収入を得ようとしたり、株価の暴落を防ごうとしたりする彼らの最近の試みの裏に、確かな科学的根拠は何ひとつ見当たらない」。

ミゲル・ニコレリスは生理学的電界について何を知っていたのか? 大したことは知らなかったということがわかった。「これはアンダラとは無関係だ」とカヴオトはいう――すべてはサイバーキネティックス社の創設者のひとりであるジョン・ドノヒューに関係している。ニコレリスはドノヒューが嫌いだったと彼は回想する。ふたりとも脳―コンピューターインターフェイスのパイオニアだったが、ドノヒューは『ニューヨーク・タイムズ』紙のコラムを飾るメディアの寵児だった。ニコレリスはそうではなかった――彼はこのことにいつも困惑していた。「ニコレリスはこの技術についてまったく何も知らなかった――彼が知っていたのは、それがジョン・ドノヒューの会社だということだけだった」。

この批判的なコメントが掲載された後、カヴオトは――FDAに向けて――ニコレリスのいうことに耳を傾けないよう懇願するような論説を書いた。しかし遅すぎた。カヴオトはこの記事が会社を傾かせる一因になったと考えている。「FDAが悠長に構えている間、［サイバーキネティックス社は］資金が底をつき、投資家は撤退した。それがすべてだった」と彼はいう。そして二〇〇八年の不況に襲われた。

サイバーキネティクス社、アンダラ、人道機器適用免除――そのすべてが消え去った。一五年が経った今も、カヴオトは当時の事の成り行きに心を痛めている。そしてそれは装置そのものに対してだけではない。「サイバーキネティックス社を廃業に追い込んだとき――それがFDAのやったことなのだが――FDAは研究者と投資家のコミュニティに明確なメッセージを送っていた」と彼はいう。この研究を続ければ、あなたたちのキャリアに未来はない、と。この行為の影響は一〇年以上経っても波紋のように広がっている、と彼は主張する。「私の意見では、その結果として、この分野は一〇年も後退してしまったのだと思う」。

道の果て

一方、パデュー大学の研究室では、第II相試験を軌道にのせることができなかった。「FDAは試験の開始を許可しようとしなかった」とボーナートはいう。「彼らはさらに情報を要求しつづけた。私たちにはそれがなぜだかわからなかった。ただ覚えているのは、リチャードに『誰を怒らせたんだ?』と聞いたことだけだ」。しかし、ボーゲンズはその性格からして、どんな挫折を味わってもあきらめることはなかった。彼は何度でも、彼らが残したピースを組み立て直そうとした。ボーゲンズとシャピロは――その後、彼の博士研究員《ポスドク》だったジアンミン・リーが加わった――OFSを再開させるため、または少なくともそれを不都合な記憶として抹消してしまわないように大変な努力をした。二〇一二年、シャピロはOFSの結果を報告するため、彼が何とかかき集めた四人の追加参加者を含めた出版後査読を書いた。彼は二〇一四年にもヨーロッパの専門誌に同様の論評を発表したが、これも学術的に妥当な研究を続けるための努力の一環だった。[32]

しかし最終的には、それはボーゲンズでさえも手に負えなくなった。「FDAは彼に多くの事務処理をやらせたため、結局彼は諦めてしまった」とアン・ラニチェクはいう。彼女はロビンソンの下で博士号を取得したが、一連の出来事の後に関係を断っている。「彼はよく手を上げて、腕を目一杯伸ばし、こういいました。『私はこれを実現するために、FDAのために文字通りこれでもかというほど書類を書いた』。そしてこう続けました。『私にはもうその意志がない』と」。

今や研究教授となったリーがそれを引き継ごうとした。彼はOFSエレクトロニクスを近代化し、さまざまに手を加えて電極の配置を最適化した。二〇〇一年以来の技術的進歩は驚異的なアップグレードを提供した。たとえば機器設定を変える能力や新しいアルゴリズム、アプリを使用した機器の制御などだ。ところがボーゲンズはすでに、技術から、ニューロンを融合させることのできる薬物へと関心の矛先を変えていた。[33]

その後二〇一八年に、ボーゲンズは前立腺がんと診断された。これを機にパデュー大学はすべてを一掃した。ボーナートによれば、学部長のひとりがボーゲンズに引退を強要したという。この学部で解雇されなかった他の人たちは、早期退職するか、または離職した。ボーゲンズは二〇一九年末にこの世を去った。

その当時でさえ、リーは古くからの指導者の研究を継続し、麻痺研究センターとOFSの両方を存続させようとした。[34] 当初の特許が失効したため、リーは新たな特許出願をまとめ、その進歩を発表した。[35] ケース・ウェスタン大学との暫定的な共同研究は、OFSの新しいバージョンを人体でテストする寸前のところまで来ていた。その矢先に新型コロナウィルスが襲った。

この混乱の中でリーは解任され、新しい所長に代わったが、この所長はセンターの使命をＯＦＳのさらなる研究を排除する方向に変更した。「ただただ悲しかった」とボーナートはいう。「彼には人々を助ける方法があったのに、誰もそれを先に進めようとしなかった」。シャピロは二〇二一年にインディアナ大学を退職した。リチャード・ボーゲンズがパデュー大学に残したものは、テキサスの州旗のようにペイントされたオフィスのドアだけだった。

数十年経った今、アンダラは「たら・れば」に満ち溢れている。もしサイバーキネティックス社に追い詰められたり、不況のあおりを受けたりしなければ、成功していただろうか？　それともロビンソンのいう通り、ボーゲンズは最初の段階で、後の試験で彼らが知ることになる重要なステップを省略していたのだろうか？　それともそのアイディアは時代を先取りしていたのだろうか？

ニューロンに働きかける装置でありながら、神経コードや活動電位といったなじみのある概念とはまったく無関係のものがここにあった。それは電気を使った損傷治癒メカニズムで、生物学者にとっては何の意味もなく、電気によるインチキ療法の古い記憶を蒸し返すものでしかなかった。「彼がやっていたことはまさに最先端のものだった」とリチャード・ヌッチテリはいう。「脊髄を再生しようとする――新たな成長を導こうとする――試み、それについて、標準的な電気生理学者は何も知らない。彼らはそれに興味がない――彼らが興味を抱くのは活動電位だけだ」。

今、脊髄刺激療法が再び話題になっている。[36] 過去数年間で、数十人の麻痺患者が歩けるようになったという一握りの研究室からの報告を見たことがあるかもしれない。この研究はＯＦＳとはほとんど共通点がない。しかし、これらの新しい研究の取り組みが焦点を合わせているのは活動電位であり、それらは従来の観点から脊髄の接続性にアプローチしている。彼らは、切断された軸策を再び繋ぎ合わせようとするのではなく、脊髄に残っている無傷の軸索に強い電気を連射し、それらの軸索に、運動機能を働かせる活動電位を強制的に伝達させる。損傷を受けていない残りのわずかな経路は、脳と最もよく関連付けられるような可塑性を示すことが判明した。これ――壊れたニューロンを再び戻して融合させないこと――が、現在の脊髄損傷研究における電気の一般的な使われ方のようだ。そしていくつかは成功している。技術的な介入なしでは歩けなかった一握りの人々が今では歩いている。「アンダラが承認されていれば、もっと違うアプローチで、もっと早くすべてが起こっていたかもしれない」とカヴォトは不平をもらす。「脊髄を損傷しても、もっと多くの人が歩き回れるようになっていただろう」。

ボーゲンズの装置は実際、こうした原理で動いていたのだろうか？　それともこんにちの装置が実際に機能しているのは、一部の電界がＯＦＳと同じように軸索を再接続しているからなのだろうか？　問題は、ブランドン・イングラムの動きを回復させた正確なメカニズムについて、ボーゲンズが正しかったかどうかを検証する方法があまりないということだ。イヌと同様、生身のヒトを切り開いて中をチェックすることはできない。

しかし、体内の生体電気の他の領域から現れた研究が、やがてこの問題を解決した。というのもリチャード・ボーゲンズは、今まさにその全容が解明されつつある細胞の生体電気的特性をうまく活用していたことが明らかになりはじめているからだ。ボーゲンズのＯＦＳが採用していた生理学的電界に関していえば、それらは絶対的に実在するものであり、脊柱の細胞に特有のものではない。同じ電気的特性は、体内のあらゆる生きた細胞に共通している。ボーゲンズは、馬の前に荷物を置くような方法でそれらを採用したのかもしれないが、彼が何か根本的なものを利用していたのは明らかだ。そして、この研究がようやく成熟しはじめるにつれて、どのように体が動かなくなるにせよ、生理学的な電界がその身体をどう修復するか、身体をよりよくするための新しい装置をどのように作るかという理論にまとまりつつある。

ボーゲンズの研究は小規模な試験で再現されつづけており、最近では二〇一八年にスロバキアの研究グループがOFSを正確に再現した。彼らはこれをラットでテストし、ボーゲンズが自身のラットで試験をおこなってから三〇年以上が経って画像処理と分析が改善されたことにより、OFSが何をしているのかが正確にわかるようになった。電界の誘導の下で、ばらばらになった軸索は、損傷部位で離反した相手にしがみつくことに成功した。私たちは振動場刺激装置の最後をまだ見ていないのかもしれない。

ボーゲンズの勘は正しかったことが判明した。

すべての電池

ボーゲンズが自身の闘いを続けていた数十年の間、他の研究者は超微弱な生理学的電界に反応する他のすべての細胞の周期表を大急ぎで作成した。

コリン・マッケイグは、神経と筋肉は弱い電界下で整列するという、議論の余地のない一連の証拠の構築に着手した。彼は、懐疑論者らのために自身の論拠を強化する必要性があること、そしてそれは、いわゆる「生理学的電界」が他の種類の身体組織で同じことをおこなっていることを示すことによって可能になることに気づいた。彼はアン・ラニチェク――疎遠になったロビンソンの庇護者――と、中国の外傷外科医のトップと共同研究していたミン・ザオを採用し、スコットランドに移住させ、アバディーン大学にある自身の研究室に参加させた。彼らはともに、生体電気が体内のあらゆるところに深い影響を及ぼすことを実証しようとした。陰極に引きずり回されるものは他に何があるだろうか？

ほとんどのものがそうだったことが判明した。ボーゲンズが損傷した軸索を治すために採用しようとした――そしてプーがそれらの脊髄神経突起を誘導しているのを発見した――のと同じ微妙な電界もまた、皮膚細胞、免疫細胞、マクロファージ、骨細胞、その他彼らが手をつけたあらゆるものから這い回る行動を引き出した。

特にザオは、これらの電界が行使するすさまじい力にショックを受けた。マッケイグの研究室に到着したザオは、予想される一連の出来事が展開するのを期待していた。科学ではよくあるように、彼は別の複雑な生物学的プロセスにおける数ある要因の中でも、また別の興味深い要因を特徴付けるのに時間を費やすことになった。もちろん、この研究は「重要な」ものにはなった――が、彼が思っていた通り、スリリングでもなければ、それほど重大でもなかった。それは世界を変えようとするものではなかった。生物学の世界ではこれが普通だ。あまりにも多くの要因が関係しているために、そのうちのひとつの中心的な重要性を明確に特定することができないのだ。特に成長因子、サイトカイン〔細胞から分泌される低分子のタンパク質。生理活性物質の総称〕、その他の競合物質が複雑に絡み合って寄せ集まっている損傷治癒の場合にこれが当てはまる。「誰にでもお気に入りの分子があり、それが重要な役割を果たしているのを示すことができる」と彼はいう。しかし、ザオが治癒実験のために電気を流したとき、その結果はそれらすべてを無意味にしてしまうようなものだった。

ザオは唖然とした。微小な電界が、他の成長因子や遺伝子など、これまで人々が損傷治癒を説明するために想定していたあらゆるものの影響を拒否したのだ。[37] 細胞は、他のどんなものが注意を引きつけようと競い合おうとも、電界が命じたことをおこなった。[38] これがエピジェネティックな変数の特徴である。「そのとき、私たちは他の人たちや私自身さえもが予想していたよりもはるかに重要なことに取り組んでいることに気づいた」とザオは語る。

彼が（マッケイグやラニチェクと同様に）困惑したのは、他の誰も彼らの発見に興味を示さなかったことだ。他の電気生理学者たちの間では、彼らの研究は――よりよい組織修復のため、胚発生の理解のため、その他なんでも――明らかに混乱を起こさせるものだったため、それはほとんど無視された。[39] 電気はそんなことはしないと。多くの科学者は、通常はホメオパシーに向けられる嫌悪感をもってこれを眺めた。

しかしアバディーン大学のドリームチームはひるまなかった。彼らは前進しつづけた。彼らは、なぜこれらの電界が重要なのか、その最初の片鱗を見ていただけだった。シャーレの中を動き回る個々の細胞が重要なポイントなのではなかった。結局のところ、身体は個々のたくさんの細胞がひしめきあってできているのではなく、組織や器官と連携する巨大な細胞の集合体でできているのだ。これらは主に四種類の組織を形成する。神経組織と筋肉組織の他に結合組織と上皮組織（皮膚）がある。そしてアバディーンの研究は皮膚が損傷するとなぜそこから電気が流れ出るのか、という古くからの謎への答を約束していた。

皮膚は、何十億もの細胞が密接に連携した集合体である。上皮と呼ばれる組織の三層構造になっており、その外側に向いている部分が表皮と呼ばれる。きわめて簡単な比喩で表すと、皮膚は、全身のための、拡大した細胞膜と考えることができるだろう。特に電気的な観点からすればそれが当てはまる。

上皮はその全体に電圧を発生させる。これは「全システムの正常な」信号と解釈できる。皮膚が傷を負っていないとき、上皮は電位を発生させ、外側の皮膚表面が内側の皮膚層に対して常にマイナスになるようにする。

しかし、本当に面白くなるのは、その皮膚を切ったときに何が起こるかということだ。表皮の上皮層を切断すると、その瞬間にギャップ結合によってできたきれいな経路を通って上手に移動していたナトリウムイオンとカリウムイオンのすべてが、あちこちに無秩序に漏れ出す。もしこれが切断した電線だとしたら、ショートしているということであり、あらゆる方向に電気が流れることになる。電流のきちんとした経路はなくなってしまうか、または潰れているため、イオンはあらゆる空間へ流れ出す。

本書の冒頭で述べたように、これは頰の内側を噛んで、その噛み跡を舌で触ったときに感じられる損傷電流である。ピリピリする感じがするのは、電圧を感知しているからだ。ケン・ロビンソンはかつて、パデュー大学の学生たちにもっとドラマチックな実演をしていたとラニチェクは回想する。彼は電流計を手に取り、0を指したまま動かない文字盤を大教室の前方のスクリーンに映し出す。その後、大げさな身振りで、ふたつのビーカーに入った食塩水を電流計につなぎ、指を食塩水に浸して、食塩水が文字盤の針に影響を与えていないことを示す。「今の時代ではお勧めしない」とラニチェクがいう次の段階で、ロビンソンは剃刀を引き抜き、指に傷をつけ、血のついた指をもう一度ビーカーに浸す。針は一気に動いた。「電流が右肩上がりになるのが見えたはずです」と彼女はいう。「学生たちはそのたびに息をのんでいました」。

この漏れた電流は、その影響を体内のある距離間を横切って感じることのできる電界を作り出す。これは防犯アラーム、コンパス、周囲の細胞を探すサーチライトのような役割を果たす。ムー＝ミン・プーとアン・ラニチェクが、人工的に生成された電界を使って個々の細胞をシャーレの中で移動させたように、損傷電流が作る自然発生の電界は、細胞全体を傷に移動させるのだ。それは身体の緊急作業員（構造を再構築するケラチノサイトと線維芽細胞）やクリーンアップ要員（マクロファージ）を誘導し、彼らに指示を出す。これらはすべて、表皮を再密封するために力を合わせて働く。さらにすばらしいことは？　電界が細胞を傷の中心に向かわせるのだ。これがその人の自然の陰極である――体内を移動するすべてのヘルパー細胞がそこへ向かって集結する大きくて赤い標的だ。

ここから修復プロセスが始まる。そして修復が始まると、損傷電流とそれに関連する電界がフェードアウトしはじめる。傷が完全に癒える頃には、検出される損傷電流は存在しなくなる。これがすべての上皮細胞における働きである。

そしてどうなるか。皮膚は上皮だけではないのだ。

もっと簡単にするために、皮膚の上皮を、身体の内部を内側に、外部を外側に保つ電気的な収縮ラップのようなものだと考えてみよう。そして全身が皮膚と呼ばれる多層の電気上皮に包まれているのとちょうど同じように、すべての器官もそれぞれの電気収縮ラップで束ねられている。

器官によって、上皮の収縮ラップは外側または内側のいずれかにある（厳密にいえば、内側にある場合はこれを内皮と呼ぶが、同じものであることに変わりはない）。どちらでもあり得るのだ――心臓は内側も外側もこの収縮ラップで包まれている。腎臓も肝臓もそうだ。それは口や血管、また肺や目、泌尿生殖器、消化器、膣、前立腺など、あらゆる器官の中空部分を覆い隠している。このことはいくら強調しても足りないのだが、それは至るところにあるのだ。その主な仕事は、細胞の膜が境界を作り、何を出入りさせるかを決めるのと同様、膜が覆っている器官から、（循環系の力を借りて）何を出入りさせるかを決めることである。また上皮も内皮も電気を帯びているため、そうしたすべてもまた電池であるということになる。体内のあらゆる器官は電圧をもち、その電圧を利用しているのだ。心臓電池が存在する理由は簡単に想像がつく――心臓は文字通り、電界を使って鼓動をコントロールしている。「これは電気的収縮です」とヌッチテリはいう。ところがヒトには腎臓電池もある。乳房電池もある（乳腺の内腔）。前立腺電池もある（アレクサンダー・フォン・フンボルト）。電流が上皮を横切るところにはどこでも必ず電池がある。

眼球電池はおそらく想像するのが難しいが、最もすばらしい。目には非常に強い損傷電流が流れており、角膜や水晶体が傷ついたときの治癒プロセスを速めるのに役立っている。[40] 網膜上皮は体内で最も電気的に活発な組織のひとつだからだ。私たちが何かを見ることができるのは、一九七〇年代の研究者が「暗電流」と命名した、何層にも渦を巻く電流と電界のおかげである。[41] ピンク・フロイドへのオマージュのようにも聞こえるが、その名称は文字通りの意味である。つまりこの電流は暗闇の中でしか流れないのだ。ライトをつけると、ナトリウムチャネルがピタッと閉まり、他のたくさんの信号が色覚のスイッチを入れる。

さて、神経、筋肉、皮膚、そのすべてが電気を帯びていることが確認された。残るは最後のカテゴリー――骨や血液といった、他のものを束ねて支える結合組織だ。これらも電気を帯びているのだろうか？

もし電気を帯びていないのなら、『私たちは電気でできている』などというタイトルの本を書いてはないだろうから、はっきりさせよう。

骨にも電気は通っている。骨は圧電物質だ。圧電物質とは、ある形のエネルギー（たとえば走るときの圧縮）を取り込んで、それを別のエネルギーに変換することができる組織のことである。たとえば、足音が骨に与えるストレスは骨をより強く成長させる。骨細胞がこの機械的活動に反応して生成する電荷が、骨の成長を促進する電気信号に変換されるからである。骨はまた、折れると強い損傷電流を発する。電圧が骨折部位に現れ、骨が傷を治すのを助ける。

要するに、電気的な要素を認識することなしに、生体系について語ることはできないということだ。私たちは電気なしでは何者でもないのだ。

では、もし身体が傷を治すためにそれ自体の電気を自然に利用しているとすると、ペースメーカーや脳深部刺激療法と同じように、電気をコントロールする方法を学べたらどうなるだろうか？

電界でプレーする

電気に干渉するだけで、身体の自然な修復プロセスを遮断させることができることが明らかになろうとしていた。スコットランドの研究者たちは、チャネル遮断薬を使ってナトリウムイオンを抑制し、それによってラットの体内の損傷電流から送られる電気信号を遮断すると、傷の治癒に時間がかかることを発見した。[42]

しかし、その逆もまたしかりだったのだろうか？　身体の自然な電気を増幅させることで、本当に治癒プロセスのスピードを速めることができるのだろうか？　過去一〇年間に相次いでおこなわれた臨床試験により、その答えが「イエス」であることが示唆されている。おそらく最も痛ましい種類の傷は重度の床ずれで、（治るとしても）治癒するのに数ヶ月から数年かかる場合があり、皮下の深いところにある組織や筋肉、骨にダメージを与える。電気刺激を使用したヒトの損傷治癒に関する研究のほとんどは、こうした種類の傷を対象におこなわれてきた――脳深部刺激療法と同様、これは他に何をしても見込みがない場合の最終手段だ。長年にわたるこの種の実験の後、ふたつの科学者グループがメタ分析を行い、自然の損傷電流を電気刺激で増幅すると、治癒率がほぼ倍になると結論付けた。

その効果は皮膚だけにとどまらなかった。一九八〇年代以降、同じような微小電流が骨折の治癒を促進することを暗示する証拠が増え、骨粗鬆症の治療に役立つ可能性さえ示唆されるようになった。[43]　これは新しい血管が傷口の中でより速く成長するのを助け、目に関しても真剣に検討されはじめている。電気刺激療法は皮膚移植の補助にも有効であることが示されている――どうやら新しい皮膚が定着するのを助けるようだ。

そこには落とし穴もある。この種の実験結果はすべて、おおむね肯定的だ――しかし一貫性がなく、予測不可能でもある。「ここでの問題は最適化されていないことだ」と、ノースダコタ大学で生体電気損傷被覆材の研究をしているマーク・メッサーリはいう。電気が傷の治癒速度を高めるメカニズムがわかっていないため、刺激を強化、改善――あるいは標準化――することに焦点を絞ったことは何もできない。これが、電気刺激療法を患者に使用することを望む医師にとって、事を難しくしているのだ。「損傷治癒を最適化するには、その仕組みを理解する必要がある」。

ミン・ザオは二〇〇六年、この理解を大きく前進させることができた。この年、彼は遺伝学者のヨゼフ・ペニンガーとともに、傷口の電界によってスイッチが入るいくつかの遺伝子を突き止めることを目的とした史上初の対照実験をおこなった。[44] この研究はニュースで大きく取り上げられた――ついに電気が判読可能な遺伝子の領域に入った、と。これは、エレクトロームのエピジェネティックな力に関する最も初期の、最も強固で興味深い証拠だった。

次にやるべきことは、ヒトの傷の実際の電界を測定する方法を見つけることだった。既存の電気治療装置は電流を流すだけで、それがその人自身の生体電気にどのような影響を与えるかについての洞察はまったくない。これを変えるには、その人が異常な、または誤動作する損傷電流をもっているかどうかを識別できる装置が必要だ。乾燥したほ乳類の皮膚に隣接する空気中の電界を測定することができる道具はそれまでなかった――それは常に、研究室の管理された条件下で、カエルの濡れた皮膚上で測定されていたのだ。二〇一一年、リチャード・ヌッチテリは、ヒトの皮膚を扱うことのできる非侵襲的な装置を作り、損傷電流を詳細に観察できるようにした。ダーマコーダーは最も近くにある電圧であればどんなものも感知することができた。ダーマコーダーを皮膚にかざすと、その表面の電圧をマッピングし、傷の深さと関連付ける。[45] これにより、傷の全体的な様相――三次元の電気地図が得られる。「これは、医師が実際に手に取ってヒトに使用することのできる最初の道具でした」とラニチェクはいう。

これは電気が傷の治癒にどれくらい効くかに関する理解を大きく深めた。ヌッチテリは傷の電界の規模と治癒の進捗との間に強い相関関係があることを発見した――それは傷ができたときにピークに達し、治るにつれて徐々に減少し、完全に治癒すると検出できない状態に戻る。しかしそれ以上に興味深いのは、ヒトの損傷電流の強さとその治癒能力との間の関係だった。損傷電流が弱い人は、損傷電流がより「大きい」人よりも治癒が遅い。とりわけ興味深いのは、損傷電流の強さは年齢とともに衰え、六五歳以上の人は二五歳以下の人の半分の強さの信号しか発しないことである。[46]

測定の精度を高めることで、よりよい実験結果が得られた。二〇一五年、ヌッチテリとクリスティン・プラーは傷に電気刺激を与え、ダーマコーダーでこれをマッピングすることで新生血管の形成を促し、すべての患者の治癒を加速させることに成功した。

電気治療

傷の治癒を加速させるという考えは臨界点に達しようとしているように思える。二〇二〇年、DARPAはザオと数名の研究者に一六〇〇万ドルを融資し、次世代損傷治癒プロジェクトの開発に乗り出した。これは野菜を切っていて小さなかすり傷ができたときに使うような絆創膏ではない。この包帯は大きな外傷を治すためのものなので、一度に複数の種類の組織の生体電気治癒を受け入れる――そしてすべての組織の治癒速度を高めるのだ。

最初の概念実証はすでに完了している。イオンチャネルを個別に制御することで、細胞内の特定の電圧勾配を維持できる装置である。[47] もうひとつの装置は、上皮に描かれた電気インクでできた回路で、装着可能な電子タトゥーだ。[48] これは、傷が治るときに損傷電流が組織のどこを流れるかを三次元的な方法で正確にトレースする。このような包帯は、生きた組織の地形図のようなものを提供してくれるため、観察の際にも診断の際にも有用である。グーグルマップのように使って、損傷電流のさまざまな要素の正確な動きをリアルタイムで追跡できるのだ。また、同様の精度で外部電流を供給することもできる。万能な電界を傷に照射して最善を望むのではなく、必要とされている場所に電界を正確に誘導するような方法でこれを導入するのだ。

ザオは、この電気伝導身体マップは、どの家の配線も共通の規格に準拠しているように、私たち全員にとって同じようなものだと推測する。「壁ならどこでもいいから電源コードを突っ込めばいいということではない」と彼はいう。リチャード・ボーゲンズは、ライオネル・ジャッフェが身体の生理学的電界について発見したことの根本的な意味合いを利用しようとする際、時代のはるか先を行っていた。しかし臨床実験を急ぐ中で、彼は、治癒における生体電気の役割をよりよく理解し、それをマッピングし、測定する精密な道具があるからこそ可能になるステップを省略しようとしていたのだ。

実際、損傷治癒の観点を用いることは、ボーゲンズが壊れたニューロンでおこなおうとしていたことに対して、それほど急進的なことではなかったかもしれない。彼は個々の細胞を制御することに集中していた。この一〇年間で驚くべき速度で新しい研究がおこなわれており、このレベルで細かく管理する必要はないということが明らかになった——身体の眠っている制御システムのスイッチを入れて、あなたの代わりにそのすべてをやってくれる方法があるのだから。

正しいイオンチャネルを把握してスイッチのオンオフができるようになれば、負傷した手足を治すことよりもはるかにたくさんのことができる。ゼロからすべてを再生させることもできるかもしれない。

第四部　誕生と死の生体電気

「私たちの体内には何兆個もの細胞がある……鼻の遺伝子、目の遺伝子、口の遺伝子、肘の遺伝子、それは、これらの組織内の細胞がみな同じだということを意味している。それなのになぜ、こんなにもさまざまなことができるのか？」

ミナ・ビッセル

二一世紀の幕が開ける頃、私たちは、これら移動するイオンのすべてにコード化されている信号は、損傷の応急処置をするだけでなく、もっと多くのことをしているのではないかと考えはじめていた。コミュニケーションを司るメッセージを送るのはニューロンだけだという古い見方は徐々に崩れはじめ、おそらくすべての細胞が電気的なコミュニケーションを送受信しているのだろうという新しい考え方が生まれた。治癒を導く同じ生理学的電界は、私たちの身体が驚くほど一貫した設計図に従ってゼロからそれ自体を形成する能力も導いているように見えた――そして、がんが体内に広がる力の鍵を握っているようにも思われた。この電気的言語を理解することで、生命の最も根本的な疑問や解決できない問題――私たちはどのように作られているかということから、どのように分解されるのかということまで――を解く鍵が見つかるかもしれない。

第七章　はじめに　ヒトを構築／再構築する電気

シュレーディンガーの指

　この一〇年にわたり、マイケル・レヴィンの講演や論文には、後ろ足で立っている小さな白ネズミの線画が詳細に描かれていた。ネズミの顔に浮かぶ表情はモナリザの微笑みとしかいいようがない。[1] 曖昧さのもうひとつの原因は左の前足だ。その足が小さな箱の中に収まっている。箱の中の前足は指が五本かもしれないし四本かもしれない。

　タフツ大学のレヴィンの研究室には実際のマウスが何匹かいて、それぞれ小さな箱を身につけている。そしてどのマウスも指を一本切り落とされている。バイオリアクターと呼ばれるこの箱は、残った組織内の電気的な通信を操作する特許取得済みのもので、切断後の切り口の部分に設置される。この箱の中には、五本の指が完全に再生した前足が入っている可能性もある。結果はまだ出ていないが、このシュレーディンガーの「指」は科学分野全体の未来を変えるかもしれなかった。

「再生医療」とは、外傷や加齢によって失われたものを代用するために人々が試みてきた、幅広いさまざまな方法を網羅する目的で、三〇年ほど前に考案されたばかりの包括的な用語である。[2] この学問分野は、フランケンシュタインの怪物に少し似た、インプラントや移植医療、補綴学、組織工学などを含む他の下位区分の異質な集合体をつなぎ合わせたものだ。これらすべてを首尾一貫した枠組みに統合したものが幹細胞の発見であり、その衝撃的な将来性だった。

幹細胞のことを日常的によく耳にするのは、この細胞には他のさまざまな種類の細胞に変化するというユニークな能力があるからである。これらはまるで子どものようだ。最初は無限の柔軟性があるが、成熟し、最終的な天職へと成長するにつれて、筋肉や神経や骨といった特定の大人の役割に特化していく。たとえば三〜五日齢の胚盤胞のときは、すべて幹細胞（実際にはそのうちの約一五〇個）だった。ところが大人になる頃には、そのほとんどが残っておらず、残っている数少ないもののほとんどは骨髄から生成される。

一九九八年、ヒトの胚からこうした魔法のような物質を入手し、それを研究室で他のあらゆる細胞に変えることができるようになったとき、それまでの方法――金属製やプラスチック製のものに交換したり、免疫系を抑制する必要のある臓器を移植したりなど――ではなく、この物質を使って、あらゆる臓器や身体の一部を修復したり代用したりすることができるという考えが突如として現れた。古かろうが、損傷していようが、病気にかかっていようが、幹細胞はすぐに肝臓、関節、心臓、腎臓、目、その他、望むものなら何でも若返らせることができる。[3]

賛否両論（胎児の組織を医学の材料として使用するという考えを人々は好まなかった）と新たな希望（成体の他の細胞も同様の目的で採用できることがわかった！）のただ中で、これが新聞の見出しを賑わせない日はなかった。幹細胞が神経障害を治す。腰痛が治る。幹細胞はまさしく何でも治す。幹細胞は生物学的奇跡だ。

しかし三〇年にわたって劇的な見出しが掲載されているにもかかわらず、これらの目標のほとんどは永遠に手が届かないままである。ピッツバーグでマクガワン再生医療研究所を運営するスティーヴン・バディラックは、「これほどの年月を経ても、幹細胞治療が現在おこなわれている他の治療法よりすぐれた効果を発揮するような傷害や病気は何もない」と語る。そこでレヴィンは、まったく別のことを試みようとしている。個々の細胞から付属器官を構築するための非常に複雑な分子的・化学的相互作用の全貌を微細に管理する代わりに、あのマウス（とそのすべての指）を最初に形成した生体電気スイッチをオンにすることが可能だと彼は考える。けがや病気で失ったものを再生する能力は遺伝子に書き込まれてはいないが、身体がどのような形をしているかについて自身と対話するために使う電気的言語によって、その能力を制御することはできるという考えに期待を寄せている。そのコードを理解すれば、新しいものを自然に再生することができるだろう。これらの電気スイッチの存在を示す最初のヒントは、私たちがその使い途を知るはるか以前の、一世紀近く過去に遡る。

生命の輝き

もし今の時代に、ハロルド・サクストン・バーが自らの実験をおこなおうとしたら、そのまま両脇を抱えられて人事部へ連行されていただろう。しかし一九三〇年代当時であれば、イェール大学の生物学研究所長が女性に対して、毎日自分の電圧を測定し、それらを生理周期と照らし合わせてチャート化したいので協力してほしいと依頼するというのは、じゅうぶんあり得ることだった。

バーはその全キャリアをイェール大学の医学部で過ごし、ここでの彼の多作な出版記録は二〇世紀半ばまで続いた。その生涯の使命は、すべての生物学的システムは電気的特性を示すか否か、もし示すとすればそれはなぜかを理解することだった。生物学的な電気活動の全容を分類するため、彼は三〇年かけて、バクテリアから木や女性に至るまですべてを配線でつなぎ、それらが発する微細な力を測定し、マッピングした。バーがこのプロジェクトを開始した頃、EMG（筋電計−筋肉用）とECG（心電計−心臓用）はすでに幅広く使用されていた。しかし彼は、こうしたノイズの入ったわかりやすいリズムには興味がなかった。バーは、これらすべてのノイズに隠されたひとつの異なる信号——衰えることも弱まることもなく、ただ持続する微かな電気的シグネチャー——を特定していた。彼はもっと知りたくなった。この信号を突き止めるために、まずは三年の年月を費やしてミリボルトメーターを考案する必要があった。その感度があまりに高かったため、オーガスタス・ウォーラーがバケツを使ってなんとか検出することのできた心拍が、まるで銃声を傍受しているかのように聞こえた。[4]

最初の調査として、バーは研究室の男性たちに電圧測定を受けるよう依頼した。電解質溶液を満たしたカップに二本の電極を刺し、その中に各人が人差し指を浸して、二本の指の電圧の違いを感じ取る——ケン・ロビンソンが損傷電流の実演のためにおこなったことと似ているが、誰もどこにも切り傷を作る必要はなかった。それでも、きわめて感度の高いバーの電圧計はある違いを記録した。「すぐに二本の指の間に電圧勾配があることが明らかになった」と彼は記している。[5]彼は、この安定した直流電界は、被験者全員がそれぞれ個別の電気分極をもっている証拠だと気づいた——身体の片側がマイナスで、もう片側がプラスということだ。彼はこれを「電気力場」（Lフィールド）と呼んだ。それが、私たちがヒト電池であることを示す最初の証拠だった。

この信号が本物であることを確認するため、バーらは実験を一〇回繰り返した（そして誤認を除外するためバリエーションも加えた）。これに満足すると、彼らは本格的な研究を開始した。被験者たちは毎月、毎週、毎日、これらの測定をおこなうよう指示された。その結果を検証したバーは、それぞれの男性の電界の強さがスペクトルに沿ってプロットできることを発見した。常に一〇ミリボルトという強力な電圧勾配を示す者もいれば、二ミリボルトをやっと超える者もいる。しかし、それぞれの男性の電界が日を追って大きく変わることはなかった。

バーが研究室の女性たちについて考えはじめたのはこのときだった。女性のシグネチャーはもっと変化に富んでいるのだろうか？　彼は女性たちに、実験に参加するよう申し入れた。[6] 果たして、「驚いたことに毎月二四時間、電圧が大きく上昇するときがあることがわかった」のだ。これは――「女性たちの個人的な記録を調査した」後――月経周期の中間日あたりとほぼ一致しており、電圧の上昇が排卵と関連している可能性があることを示唆していた。

一九三〇年代とはいえ、ヒトの女性を使ってこの実験を先へ進めることはできなかったため、バーはウサギで自らの仮説を検証した。ウサギの排卵は予測可能である。子宮頸部を刺激すると、九時間後に卵がひとつ産み落とされるという仕組みだ。彼らは、ウサギの卵巣の電圧を読み取りながら、同時に実際の排卵事象を直接観察し、腹部を開いて卵管を押し出すという、かなりぞっとするような実験をおこなった。[7]「嬉しいことに、卵胞が破裂して卵子が放出される瞬間は、電気レコーダーの電圧勾配の急激な変化が伴っていた」とバーは記している。「実験はじゅうぶんな回数おこなったため、電気的変化が排卵の事象と関連していることは疑いようがなかった」。[8]

息をしている生身の女性でこの実験を正確に再現するなど、問題外のことだったろう。しかしバーはこの条件にきわめて近い代理人を見つけることができた。まさに診査手術を受けようとしていた若い女性だった。この女性はバーらが研究を続行することに同意したため、手術を待つ五六時間の間、彼らは記録用検流計で彼女を測定しつづけた。バーは、電極の一方を中央の腹壁の外側に、もう一方を内側の子宮頸管近くの膣壁に当て、ふたつの電極間の電圧の変化を観察した。その記録に、バーがウサギで観察したのと同じ電圧勾配の活動電位が見られると、患者は直ちに開腹手術のために手術室へ送られた。卵巣は予定通り摘出され、精査の結果、排卵の兆候を示す最近破裂したばかりの卵胞が見つかった。

バーにとって、これはウサギの実験で得た発見が女性にも結びつくことを明確に証明するものだった。[9]彼はこのような研究をさらに数回おこない、[10]やがて『タイム』誌がこれに目をつけ、一九三七年には「バー博士がその発明によってノーベル賞を受賞する可能性がある電気機器」について報じた。[11]記者はこの装置の詳細を好意的に説明した。「もち運べる程度の小さな箱の中に四種類の電気バッテリー、繊細な検流計、二本のラジオ真空管、一一個の抵抗器、一個のグリッド漏れ検出器、四つのスイッチが入っている」。[12]バーは、自身の装置を私用目的で作ろうとしている人なら誰にでも配線図を提供すると申し出たが、その組み立ては「ラジオ受信機の構造に精通した経験豊富な機械工」だけがおこなうべきだと記者に忠告した。しかし、この複雑な装置はまだ誰も成し遂げたことのないことができるのだから、やってみる価値はあるかもしれなかった。これは、女性の卵巣がいつ卵子を生み出す準備をするかを教えてくれるのだ。『タイム』誌は、この装置は家庭をもとうとする人々に恩恵があるということを丁寧に説明したが、記事の締めくくりとして、「これが事前にわかれば、女性が出産を望まない場合の行動の指針にもなるかもしれない」ということを慎重に認めることも忘れなかった。現在では、もう少し直接的な表現ができる――つまり避妊ができるということだ。

一方、バーの発見は、コーネル大学で訓練を受けた動物行動学者マーガレット・アルトマンを含む数名の科学者によって、他の動物でも確認された。アルトマンは、発情期に入った雌豚と雌鶏に同じ生体電気相関を発見した人物だ。[13] こうしたすべての騒動がついに、ハーバード大学で婦人科病院を運営していた著名な産科医であり、不妊治療の専門医でもあるジョン・ロックの目に留まった。

ロックがこの騒動に引き込まれたのは、バーの仮説が賛否両論を巻き起こしたからである。当時、すべての女性は、月経周期のちょうど中間日に、小さな時計仕掛けの人形のように排卵する――月経が始まる一四日前、チクタクという時計の音とともに卵が飛び出す――と考えられていた。このデータは、特に信頼できる科学に基づくものではなかった。それは第一次世界大戦後に帰還した退役軍人の疫学的研究と、彼らの妻がその後どれくらい早く「妊娠した」かに基づくものだった。こうした観察はすぐに、一般化可能な科学的知識というステータスへと昇進していた。

バーの発見は、この「周期中間日の排卵」という規則は確かな経験則だったかもしれない一方で、個々の女性の毎月のタイミングは、ときにきわめて大幅に変化する可能性があることを示していた。実際、彼のデータは、一ヶ月に一回以上排卵する女性もいれば、妊娠可能期間が大きく変化する女性もいる(連続する月で同じ妊娠可能期間になることはなかった)ということ、また妊娠可能期間が一四日間に集中しているという前提だけで妊娠に至るのは、結果的にきわめて難しいということを示唆していた。一方でそれは、妊娠を望んでいないときに妊娠するにはすばらしい方法だった。

ロックはカトリックの不妊治療専門医で、初期の精子凍結と体外受精技術のパイオニアだった。教会とまったく歩調が合わなかった彼は、女性自らが自分の生殖の運命を制御することを強く支持し、後に最初の経口避妊薬の開発で重要な役割を果たすことになり、ローマ法王にその受諾を陳情した（が失敗した）[14]。しかし一九三〇年代後半、条件付きとはいえ、カトリック教会から倫理に適っているとみなされていた避妊は周期避妊法だけだった。この方法は、女性が過去の生理周期を追跡し、その月で最も妊娠しにくい時期を予測する（これには、過去の実績が将来の結果を保証するという強固な信念が必要だった）。ロックはこの方法の利用法を患者に教えるクリニックの責任者も務めていた。

しかし周期避妊法が信頼できるものになるには、平均的な女性が規則的な周期で排卵する必要がある。生理周期の二一日目に実際に排卵する女性が生理周期の中間日だけセックスを控えていたとすると、想定外の小さなカトリック信者が彼女の周りを走り回ることになるという事態になりかねない。ロックはバーの実験を見たとき、その発見を確認するために自身の病院で多くの測定をおこない、さらに一〇人の女性で実験をおこなった。

初期の発見は期待がもてるものだったが、ロックは一年もしないうちに考えを変えた。電圧偏差という形で多くの矛盾を指摘した後、彼は調査を断念した。ロックは、バーの研究は誤った方向へ導かれたと結論付けた。月経周期の中間日からあまりにも離れたこうした不規則な時期に排卵が起こることはあり得ない、と。ロックはこの件について論じた最後の出版物の中で、電気信号に関するバーの発見を退け、偏差は信頼できる規範からの異常値であるという見解に立ち戻った[15]。

ロックが女性の生殖機構に対する自身の洞察に自信をもっていたにもかかわらず、私たちはこんにち、バーが正しいということ――つまり周期避妊法は無意味だということを知っている。そして後に、ある種の電気的変化が生殖能力と非常に深い相関関係があることが明らかになった。たとえば塩化物イオン濃度は排卵直前に急上昇する。[16] これは特に子宮頸管粘液と唾液においてきわめて明白であるため、これらのイオン濃度を調べるために特別に開発された排卵検査の基礎となっている。この液体を顕微鏡で調べてみると、塩化物の結晶がシダに似た結晶模様に開花する様子が文字通り観察できる。[17] これらは生殖能力の正真正銘の指標である。（バーの個人的な友人が、不妊に悩んだ末に彼の電気測定法を使用したところ、妊娠することができたという逸話がある。バーはこれをケーススタディとして記録している。[18]）

バーの初期の実験は、現代の職場規範からはかなりかけ離れているが、彼には先見の明があった。体内の生体電気について彼が理論化したすべてのことは、彼がそれを口にしてから五〇年経ってようやく検証されることになった。

開発の電気

一九三〇年代から一九四〇年代にかけておこなわれた小さな突風のような再現実験を除けば、バーの排卵電圧の研究を繰り返した者は誰もいない。したがって、彼がどのような信号を検知していたかについては、正確にはいえない。しかし、卵子と精子の両方が電気を発生させる――つまり電気活動を生み出す生きた細胞であるということを、私たちはその後一世紀近くかけておこなわれた他の実験から知っている。気の遠くなるような実験の数だ。

バーもライオネル・ジャッフェも語っていたように、ヒトの卵子を自然環境で研究するのは、都合よく子宮外ですべての生殖段階を経る海藻やカエルの卵子よりもはるかに難しい。そのため、動物の発育に関する研究の多くがカエルでおこなわれ、ヒトを使った研究はほとんどないのだ。

若い卵子（卵母細胞）と若い精子（精細胞）は卵胞または精巣で静かに眠っている一方で、それらは強い信号を発しない。ところが成長するにつれて、あらゆる種の卵子が電気的活動を活性化させる。[19] 卵子が放出される直前、誰かが電気のスイッチを入れたかのようにエネルギッシュに信号の送信を開始する。（この信号の強さは、どの卵子が体外受精に使用するのに最適かを決定するために使われてきた。[20]）ナポリ臨海実験所の生物学者エリザベッタ・トスティは、この「オン」信号は卵子膜を通って流れるイオンの量と種類が変化することで運ばれ、これによって卵子の過分極が起こるということを発見した。

精子にも、卵子との出会いを準備するための似たような電気スイッチがある。一九八〇年代、ウニの精子の研究により、精子はカリウムチャネルや塩化物チャネルなど、ニューロンでよく見られる疑わしいもので満ち溢れていることがわかった――そしてニューロンの場合と同じように、これらのチャネルをブロックすることによって、精子がそのゴールに到達するのを防ぐ。たとえば、ヒトの精子内の最も重要な電流はカルシウムで、これは、険しい形状をもつ生殖管を通過する手助けをする特別なターボブーストを与える。[21] カルシウムチャネルを取り出すと、精子は不器用にによろによろともがき、どこにも行くことはない。（このメカニズムは男性に有効な避妊方法として探求されてきた。）

実際に卵子まで到達したら、精子がするべき仕事はひとつしかないと考えるかもしれないが、実はふたつあるのだ。私たちは学校で、精子がどのように男性のゲノムを卵子内に輸送するかを教わる。しかしこれが起こるチャンスを得るためにはまず、精子が卵子膜にある別の電気スイッチをオンにする必要がある。これが「活性化」として知られるもので、ゲノムがあろうとなかろうと、さらなる発生を起こすためには不可欠なものだ。ベッドサイドの灯りをつけることと宇宙船の第一段に点火することは違うのと同様、これは成熟のオンスイッチとは異なる。精子が卵子に最初に触れると、巨大なカルシウム電流が卵子全体に一気にひろがる。これで他の精子は入れなくなり、二番手の精子がゴールラインを越えるのを難しくする。

このプロセスは非常に一貫しているため、研究者が精子の存在しない卵子にカルシウム電流を流すと、卵子は反応し、さらに胚に変わりはじめる。その通り――処女懐胎だ！（通常）精子が誘導するカルシウム波を人工的に模倣することによって、精子やゲノムが存在しない状態で卵子の分裂を活性化させる。[22] 倫理的な配慮から、このような自己完結式の生殖プロセスが、ヒトの胚をどこまで進化させることができるかを知ることはできないが、ウサギの卵子では、胚の発育の約三分の一を完了させた。（おもしろい事実：単為生殖ではないものの、世界初のほ乳類のクローンとして知られるヒツジのドリーを実現した特別なソースは、このプロセスを活性化させる電気的衝撃だった。[23]）

要はこういうことだ。卵子から受精に至る受胎のすべての段階を通じて、イオンチャネルとそれらが生成する電流が生命の輝きにおいて重要な役割を果たしている。しかし、そのいずれも、私たちの最終的な姿形に影響を与える際の重要性とは比べものにならない。

ヒト一体の組立手順

レゴブロックのセットには一般に、組み立ての各段階を詳しく説明したマニュアルが入っているため、連続する各ピースをどのように組み合わせるかで迷うことはほとんどない。またこのマニュアルがあるおかげで、ある特定のピースが、これから組み立てようとしている最終的な建造物のより大きな設計図のどこにフィットするかを概観することもできるはずだ。

胚を作ることは、レゴの城を作ることにとてもよく似ている。城には小塔とガーゴイル〔ゴシック建築の吐水用の怪獣の彫像〕とお堀が不可欠であるのと同じように、二本の足とふたつの目とひとつの心臓が必要だ。ただし、レゴのキャメロット城と違って、自分が最終的にどんな姿になるかの写真が箱に載っているわけではないし、ましてやマニュアルがあるわけでもない——そして、その建造物を組み立てるのもあなたではない。その代わり、レゴのピースがひとりでにまとまっていくのをじっと座って待つことになる。私たちの細胞、すなわち私たちの小さなレゴピースは、それ自体で組み立てることができるのだ。もっと驚くべきことは、それらが正しく組み立てられれば、こうしたすべての細胞がほぼ同じように正しく機能する。私たちはみな、自分たちの種にふさわしい特徴的な姿形とプロポーションをもってなんとか生まれてこようとするのだ（誰もが規定通りのニワトリ、カエル、ネズミ、ヒトの形を見分けることができる）。

それでは、私たちの最初の前駆細胞は、どうやって私たちになる方法——つまり眼球、足、指といったすべてを正しい場所に正しい順序で形成していく方法——を知ったのだろうか？　そうしたすべての指やヒレやクチバシが大きすぎたり、小さすぎたり、長さが極端に違っていたりしないかどうかチェックするための設計図を誰からもらったのか？　そして最も重要なのは——どの時点でストップするかをどのように知ったのだろうか？

こんなふうに考えるかもしれない。そのためにDNAがあるのだ、と。それは違う。ゲノムの中のすべてのアデニン（A）、チミン（T）、シトシン（C）、グアニン（G）を調べ、それを上下逆さまにしてポケットから小銭を出すように振るい出しても、解剖学的な解説は見つからないだろう。見つかるのは、たくさんの仕様――赤ん坊がもって生まれる髪の色、肌の色、目の色について教えてくれるコード――だけだ。いくつの目があるかについては何も見つからない。ふたつの眼球に関する遺伝子がないからだ。「眼球は頭の前側になければならない」という遺伝子は存在しない。それに「二本の腕と二本の足、これがどれくらい離れているか」についての遺伝子もない。印字されたゲノムを読むだけで、生物の形を復元することは単純に不可能なのだ。

では、もし遺伝子がないのなら、ヒトの姿形は何がコントロールしているのだろうか？

その疑問は、マイケル・レヴィンがまだ子供の頃、卵子からどうやってヒト全体が組み立てられるのかを不思議に思ったときに、彼の頭の中に浮かんで来た。後に、ライオネル・ジャッフェとハロルド・サクストン・バーがおこなった古い研究について頭を悩ませながら、彼は、ジャッフェが海藻の周囲に渦巻いているのを発見したイオン電流と、バーがそれ以外のあらゆるものから発生しているのを測定した電界が、生物の解剖学的構造を決定する上で重要な初期的役割を果たすかもしれないと疑いはじめた。しかし、これほど大きな問題のどこから始めればよいのだろうか？

折よくレヴィンはハーバード大学医学部で博士論文のテーマを探しており、一九九〇年代初頭、まったく謎のままだった、ヒトは子宮の中でどのように形成されるのかという問題に関するひとつの観点がまだ残っていた。つまり胚はどのように左と右がわかるのか、ということだ。理論はずっとあったが決定的な証拠はなかった。大学院生にとって、これは魅力的で手の届く範囲の問題だった。そこでレヴィンは、こうしたすべての細胞が、脳をもっていないにも関わらず、自身の左と右をどのように区別しているように見えるかを調査しはじめた。そしてまちがってはいけないのは、発達の過程で左と右を区別するその能力は、私たちの生存にとって不可欠だということだ。外から見ると、私たちは左右対称であるかのような錯覚に陥るかもしれない――目がふたつ、耳がふたつ、腕が二本、足が二本、片側と同じようにもう片側にもある。ところが内側では話が違う。心臓と胃は左寄りにあり、右側には肝臓、盲腸、膵臓があることは知っているだろう。約二万人にひとりに、この左右が逆の人がいる。[24] そしてそれでもまったく問題がないのだ！　そういう人は普通、健康上の問題はない（熱狂的な研究者たちが、内臓逆位として知られる彼らの状態を理解するために、彼らを突っつきまわすのは別として）[25]。ところが、それぞれの部位の一部が反転しただけで問題が発生する。身体の正確な内的非対称性が混乱し、特に心臓の繊細な配管系統に影響が及ぶと、多くの先天性心臓欠陥やその他の生命を脅かす症候群の元凶となる。

このいずれかの原因となるもの――正確なパターン、反転したパターン、混乱したパターン――の理解は、長年の、永遠に興味の尽きない未解決の謎だった。心臓はなぜ右側ではなく左側にあるのか？　身体はこんなふうに成長することをどのように知るのか？　特定の分子成分を指し示すことは誰にもできなかったため、遺伝的原因のヒントとなるものはひとつもなかった。いずれにせよ、遺伝子がすべてであるはずもなかった。結局のところ、遺伝的情報は空間的なものではない。ゲノムは左と右を区別することができない。イオン電流に関する古い論文を研究したレヴィンにとって、電気はどういうわけか、細胞の極性［非対称性］を確立するために必須のものだったようだ。しかしどのように？

ジャッフェは、これらの疑問を調査した唯一の研究者ではなかった。[26] 何十年にもわたる研究により、あらゆる種の発生中の胚に出入りするあらゆるイオンが列挙され、それらを受精卵や、それが発生中の胚に分化しはじめる際に卵割してできあがる割球を通して送るイオンチャネルが特定された。この移行期に、細胞内のイオンとイオンチャネルにおかしなことが起こる。それらはみな、不可解な変化をするのだ。ひょっこり現れるものもあれば、消えてはまた現れるものもあり、その電流は消えたり現れたりする行為とともに一進一退する。

これらの奇妙なイオン事象の機能的重要性を解くもうひとつの手がかりは、それに干渉したときに何が起こるかということだった。イタリアの生物学者エリザベッタ・トスティは、見たところ微弱なナトリウム電流でさえも、それを乱すと「ロゼット」と呼ばれる「空間的な方向性を失ったように見える」異常な胚が生じると指摘した。彼女は、受精中と受精後の電流が正しい胚発生に不可欠であると結論付けた。[27] カリウム電流に干渉しても胚発生の欠陥につながった。これは、イオンの動きが胚にとって不可欠であることのさらなる証拠である。しかし、このごちゃまぜになった興味深いピースを、首尾一貫した全体に組み立てることができる者は誰もいなかった。

二一世紀が始まる頃には、レヴィンはハーバード大学のフォーサイス研究所にある自身の研究室で、こんな疑問を投げかけていた可能性がある。電気はどのように細胞の極性を設定していたのか？　彼とケン・ロビンソンは、第三章で紹介した用心棒のもうひとつの種類であるプロトンポンプを発見した。プロトンは水素イオンである。この用心棒は、水素とカリウムが厳格な比率に確実に保たれるようにすることを専門としていた。受精していないカエルの卵子については、プロトンポンプが表面全体にまんべんなく点在している。

しかし、レヴィンとロビンソンは、受精後にこれらのポンプをチェックしたとき、何かが変だと気づいた。すべてのチャネルが卵子の片側に向かって漂い、そこに集まって小さな集団になっていたのだ。こんなことは誰も見たことはなかった。ポンプが卵子の片側に集まるということは、水素イオンがその片側でしか細胞に出入りできなくなることを意味する。これによって電圧が生じ、それは受精後、本当にすぐに起こる。このときカエルの胚はたった四つの細胞で構成されている。これが彼らの探していた答えなのだろうか？

こうした原因物質を見つけたと科学者が考えた場合、次なるステップは、その考えを反証できる実験をなんとか考え出すことである。レヴィンとロビンソンは、受精後にプロトンポンプが完全な対称性から外れないようにしたらどうなるかを調べることにした。そのために、余分なプロトンポンプまたはカリウムチャネルを発生中の胚に追加し、卵子上でのなめらかな分布を模倣して、その分布を均等にした。研究者らが正しいとすれば、この均一性は、右と左を区別する胚の能力に大混乱を引き起こすだろう。果たして彼らは正しかった。余分なプロトンポンプをもつ胚はすべてぐちゃぐちゃになっており、心臓が左にあるのと同じように右にもある可能性があった。プロトンポンプは明らかに、左右差の始まりに不可欠だったのだ。

しかしそれは膜電圧も変化させていた。これは奇妙なことだった。第三章で論じたように、膜電位の変化は、神経が活動電位をどのように送るかということである。しかし、なぜ真新しい胚が膜電位を変化させていたのだろうか？　まだ神経を発生させてもいないときに、どんな使い方が可能だったのか？

レヴィンは、この電圧は、胚がその構成細胞に異なる種類の組織になるよう教えるために使ったシステムの一部なのではないかと考えた。この考えについては、生物学者のミナ・ビッセルがはっきりと説明している。私たちのすべての細胞にまったく同じ遺伝子があるとしたら、なぜある細胞はある働きをし、また別の細胞は別の働きをするのか？　なぜあるものは骨細胞になり、あるものは皮膚や神経になるのだろうか？

幻のカエル

二〇〇三年、ダニー・スペンサー・アダムスはマサチューセッツ州にあるスミス・カレッジのテニュアトラック〔教職員の終身在職権の審査のための採用〕に在籍する生物学の助教授として忙しく働いていた。発達生物学の生体力学で訓練を受けた後、彼女は自分の仕事に満たされないものを感じはじめていた。眠れない夜を過ごすうちに、終身在職の可能性を捨て、もっと興味深いことを始めるチャンスの方を選んだ。

彼女は、左右非対称性を研究するポスドクの求人広告を目にした。標準的な昇進への道にはならないものの、アダムスはこれに興味をもち、さらに詳しく探るためにボストンまで車を走らせた。一時間もしないうちにレヴィンからこの仕事の依頼を受けた彼女は、自分がこの研究を引き受けることになることを確信した。

アダムスはレヴィンとロビンソンが発見したプロトンポンプから始めた。第一のステップは、彼らの発見を、細胞の膜電圧を調整するためにこれらのイオンを制御できるような道具に変えることだった。カエル胚の電圧を微調整することで、アダムスとレヴィンは内臓逆位、すなわち鏡像臓器状態を作り出すことができた。

ふたりは、これらのオタマジャクシの多くが、反転した臓器パターンをもっているだけではないことに気づきはじめた――オタマジャクシは頭部と顔の異常も非常によく似ていた。そこには明確なパターンがあった。これは、これらの膜電圧が内部非対称性よりももっと多くの全体を司っているのではないかというレヴィンの仮説――もしそれらが身体全体を管理していたらどうなっていたか？――を支持する劇的な証拠だった。

そこから先へ進むためには、これらの変化する膜電圧を肉眼で追跡できる方法で観察する必要があっただろう。しかし、変化する膜電圧を空間的にだけでなく経時的にも見ることができる道具とは一体何だろうか？

アダムスが最終的に落ち着いたのは、電圧の差をはっきりと目に見えるもの、この場合は輝度勾配に変えることができる電位感受性色素だった。[28] 電位の両極端は輝度の度合いに変換され、高電圧は明るい白、低電圧は黒、その中間はグレーのグラデーションで表現された。この色素をそれぞれの細胞に注入することで、細胞が分裂したり増殖したりしていても、そのひとつ一つを追跡することができる。彼らは胚発生のあらゆる電気的ステップを観察することができる。

ニューロンは、外側よりも内側の方が約七〇ミリボルト分、マイナスの状態で帯電しているとお話ししたことを覚えているだろうか？　これこそが、さまざまな教科書が伝えていることなのだ。なぜならそれは、ニューロンや他の多くの成熟した細胞にいえる事実だからである――しかしそれは（発生の初期段階に増殖する）胚性幹細胞には当てはまらない。幹細胞の静止電圧は、もっとずっとゼロに近い。（つまり、細胞膜の内側と外側の電荷はほぼ同じであり、これは「ディスコでパニックになる」瞬間のニューロンの電圧でもある。）しかし、そのゼロの瞬間が、神経にとっては一瞬であるのに対し、幹細胞にしてみれば永久的なアイデンティティなのだ。

つまり、それが何か他のものに変わるまでは、ということだ。そしてその役割は、細胞の電位に反映される。[29] ニューロンの電位（マイナス七〇）についてはすでにご存じだろう。皮膚細胞も同じ電位をもっている。しかし骨細胞の電位はもっと高い、確固たる不動のマイナス九〇の電位をもっている。脂肪細胞は比較的不安定なマイナス五〇の電位だ。それらすべてに共通するのは、自らのイオン電流を使って、細胞のアイデンティティを定義する静止点に膜電圧をキープしているということだ。幹細胞は電位が低いため、確実に他のどんな細胞にもなることができる。しかし、いったん骨細胞、神経細胞（ニューロン）、または皮膚細胞になると、そのままの形にとどまる。それは私たちと似て、それ自体で組み立てられるのだ。

電位感受性色素を使えば、これらの電気的変化がすべて同時に、リアルタイムで展開するのを見て取ることができた。異なる時間帯に細胞の異なる領域が発光し、胚の表面にパターンを形成して、それが姿を消して存在しなくなる。胚細胞の多くの領域はゼロに近くなる。しかしある時点では、ある領域はマイナス三〇まで変化する可能性もある。またマイナス五〇を記録する領域もあるかもしれない。それぞれの領域が、リリパットの街（『ガリバー旅行記』に登場する小人の国）が出現するように、ゆっくりと変化していくのを見てとることができる。これは見ている分には美しいが、包括的な理論につながることはなかった。

その後、二〇〇九年のある秋の夕方、これらの胚のきらめきを確認した翌日、アダムスはその丸一夜をカメラに記録して残すことにした。期待は薄かった。これらの小さな発生中の胚はおそらくうごめきはじめ、不鮮明で使いものにならないような映像を残すだけだろう、と。ところが翌朝戻ってきて彼女が目にしたのは、「顎が外れるほどの驚き」だった。[30]

カエル胚の、いってみれば何の変哲もない滑らかな塊の上で、過分極（マイナスに帯電）した領域が、以前と同じように、脱分極した細胞のより暗い領域に対して明るく瞬いていたのだ。しかしその後、カエルの子が発生しつづけるにつれて、暗い表面をランダムに横切る明るいパターンが、突然、口の上にあるふたつの目にそっくりに見える像にまとまっていった。こうしたきらめきが薄れて少し経つと、その場所に本物の身体的特徴が現れはじめた。ちょうど目の位置を示す位置で電光が光ると、まもなくしてその場所にふたつの実際の眼球が現れた。パターンが口の幻を投影したまさにその場所にも、本物の口が発生しはじめた。

やがてすべての種類の特徴が、彼女が電気的兆候を見たまさにその場所で発生した。電圧パッチを組織に一致させることができただけでなく、どんな種類の組織が形成され、その正確な形は何かということを完璧に予測することもできた。そして驚くほど鮮明に、電気信号が解剖学的特徴の位置をコード化しているように見えた。[31]

次なる疑問はきわめて重要だった――これらの信号は通常の頭や顔を形成するのに必須のものなのか？　それとも、それらは単なる無関係な表示灯だったのか？　これを解明するために、アダムスとレヴィンは通常の発生は電気を切ったかどうかに影響されることを証明する必要が出てきた。予測的なパッチワークキルトを担っていたイオンを遮断したときに、まさにそれが起こったのだ。それは遺伝子発現に変化をもたらしただけでなく、番号ごとに色分けされたパターン指標を取り除くと、電気的カオスから現れた顔が変形していたのだ。[32]

では正確にいって、それらは何を遮断していたのか？　そしてこれらの真新しい、未形成の細胞が自らの電圧について、またどの部分が形成されるかについて、互いにどのように語り合うことができるのか？　膜電圧は細胞から細胞へどのように拡散していたのか？　そう、ギャップ結合を覚えているだろうか？　それらは受精卵が結合した瞬間に形成されはじめる——あの卵子と精子の融合によってできた最初の新しい細胞だ。それらはすぐに、神経系とはまったく関係のない細胞内ネットワークを構築し、細胞から細胞へと接続する。[33] 分裂した新しい細胞はそれぞれ、その周りの細胞とすでにつながっている。ニューロンがシナプスを発生させるはるか以前から、私たちの非興奮性胚細胞は、もっと速く、もっと電気的な別の通信手段を持っているのだ。

レヴィンは、これらのギャップ結合は、生物が自らを形成する方法をどのように決定しているかに関わっているのではないかと長い間考えてきた。左‐右のパターン化について調査していた初期の頃、彼はギャップ結合をオフにすると非対称がごちゃごちゃになることを発見した。後に彼ともうひとりのポスドクの野木大作は、ギャップ結合はプラナリアと呼ばれる奇妙で小さな海虫の比類なき再生のスーパーパワーの原因となることを発見した。この小さくて平らな虫は、どれほど細かく刻んでも再生することができる——しかも完全に正常な機能状態に戻るまでに、たった一週間しかかからない。野木とレヴィンは、ギャップ結合は、再パターン化情報が何千もの細胞にわたっていかに迅速に拡散することができるかを説明することに気づいた。

二種類の動物において、ギャップ結合は神経系なしで長距離メッセージを伝達することができるように見えた。ある意味では、神経系よりもすぐれていた。ふたつの細胞がこのようにつながっていた場合、それぞれの細胞はもう一方の細胞の内部の情報世界に直接、特権的にアクセスできる。ある細胞が知ったり経験したりしたことは、接続ドアを通して即座に拡散し、隣の細胞もそれを知ったり経験したりすることができる。その効果はテレパシーに近い。

いよいよ全体の仕組みが明確になってきた。イオン電流が膜電圧をコントロールしていたのだ。膜電圧は、どの組織グループに細胞が加わるかを決定し、これによってどんな種類の組織にそれが変わっていくかが決まる。細胞はその隣の細胞群から得た合図に従って自らのアイデンティティを変え、この全プロセスが電気的に始まる。

レヴィンが初めて生体電気コードの理論を組み立てはじめたのはこの頃だった。膜電圧が情報を運び、ギャップ結合が身体全体のネットワーク——神経系ではない電気ネットワーク——を形成し、これがその情報を身体中に送る。

レヴィンはこの情報を、コードという形をとるものとして考えはじめた。このコードは、細胞の成長と死の制御されたプログラムを実行することによって、子宮の中でヒトを形作る複雑な生物学的プロセスをコントロールする。全生涯を通じて同じ姿形を保つことができるのは、生体電気コードのおかげなのだ。細胞分裂を抑制することで、その人であるということがすぐにわかる状態が保てる。重要なのはそれだけではなかった——生体力学、生化学、その他すべても重要だ。しかし、神経コードが行動や知覚を司るものとして、また遺伝コードが遺伝的形質を支配するものとして提唱されたように、生体電気コードは身体がその姿形について自分自身に伝える方法なのだ。

しかし、もしそのすべてが本当なら、レヴィンはそれを証明する必要があっただろう。それらの手がかりを変えることで、細胞が普段はしないことをするようになるということを示す必要があっただろう。それは、何かよほど狂気の沙汰であるようなものでなければならなかっただろう。

二〇〇七年、アダムスとレヴィン、そして大学院生のシェリー・オウは、オタマジャクシの特定のカリウムチャネルをいじっているうちに、その生体電気シグナリングをうっかり変えてしまい、結果として、元の腕と並んでまったく同じ右腕がもう一本生えてきてしまった。[34] これは偶然の出来事だったのだが、今、これを故意におこなうことはできるだろうか？　オウは「体内のあらゆる構造には、ある特定の膜電圧範囲があり」、これがその構造の形成を促進しているという仮説を立てた。[35] 彼らは二〇一一年にこの考えをテストし、発生中のカエルの腸組織の一部にある膜電圧を微調整して、アダムスが幻のカエルに目が形成される前に見たのと同じ過分極状態を模倣した。これがうまくいった。ひとつの目がカエルの胃の上で成長した。彼らはこれを尾でも繰り返した。もうひとつの目も育った。「膜電圧を変えることで、カエルのどこにでも好きなだけ目をつけることができる」とアダムスは語る。「まるでそこに×印をつけるように」。

カエルのあらゆる部分で新しい目を育てることが可能だとしたら、ヒトでは何ができるのだろうか？

サンショウウオのように再生させる

私たちは以前、自己再生できるのは一部の動物だけだと考えていた。たとえばヒドラ、サンショウウオ、カニ……ほ乳類ほど興味深いものはひとつもない。しかし二〇世紀に入り、再生に関する正式な研究がおこなわれたことによって、動物界で実際、この現象がどれくらい存在しているかが明らかになった。

自然界では、適切な動物を見つける場合、何を切り取ることができるか、また何を再生することが期待できるかについて理論的な限界はないようだ。ヒドラ――小さな淡水生物――はまさにリボンのようにカットすることができ、その小片が勝手に生まれ変わり、再び完全に機能する動物になる。同じことが、少し前に紹介したプラナリアと呼ばれる淡水扁形動物にもいえる。

実際、これらの生物はこのように繁殖する――つまり、（驚くかもしれないが）自分自身を半分に引き裂くのだ。[36]もしこの能力があったら、誰かがあなたの指の一部を海に投げ入れて一週間が過ぎると、それがまた別のあなたに成長しているということになる。実際に、自分の目で自分だと確かめることもできる。ヒドラを半分に切ると、尾の前から新しい頭が生え、頭の後ろから新しい尾が生える。

ヒトデはヒドラとプラナリアの両方の能力を合体させたものだ。切断した腕から新しい身体を再生できるという能力に加え、中枢神経系全体をゼロから再生できる種もいる。ヒトデは家族を作るために故意に自分の体を半分に引き裂いたり、[37]切断された自分の足を使って敵を撃退したりすることでも知られている。

そしてサンショウウオを忘れてはならない。これは足、尾、顎、脊髄、心臓など驚くべき数の組織と器官を再生することができる。アホロートルと呼ばれるひだ飾りのついた赤いタイプのサンショウウオは、脳を含め体のどんな部分も、傷つけることなく治すことができる。カエルは、オタマジャクシのときは手足と尾のすべて（目までも）を再生できるが、カエルに変態した後はこの能力を失う。

同じことがヒトにもいえる――少なくとも子宮から外に出るまでの間は。エイブラハム・リンカーンの有名な言葉をもじっていうと、こうなる。「私たちはときどきすべての組織を再生させることができ、組織の一部であればたいてい再生させることができるが、すべての組織を常に再生させることができるとは限らない」と。私たちの再生能力は、年齢と身体の部位に厳密に依存したスケジュールに則っているのだ。

受精卵はプラナリアの再生等価物である。これをふたつにスライスすると、このふたつの細胞が成長を続け、瓜ふたつの双子になる。[38] この能力は即座に薄れていくが、胎児はそれでも印象的な再生能力を保持する。ほとんどの胎児の損傷は瘢痕を残さない。これは胎児の手術が日常的におこなわれるようになった一九八〇年代後半に得られた洞察である。[39] しかし誕生後、このスーパーパワーはひとつの例外を除いて急速に消えていく。七歳から一一歳の間（これを正確に特定できる実験的証拠があまりないのはいうまでもない）であれば、指先を失っても、おそらく完全な形で再生することができるだろう。

この現象は、科学的文献には広範囲にわたって記録されていない――そしてそれは、小指を切り落とすといってみなさんが思い浮かべるような理由からではない。ラスベガス大学で再生を専門とする研究室を率いるアイ＝スン・ツェン教授は、自身の研究をクラスで説明したときのことを振り返る。学生のひとりが「ものすごく目を輝かせてこういいました。『ほら！　僕の指を見て！』。彼はフィリピンで育ち、人生のどこかの時点で指関節の上のところで四本の指を切断してしまったのです」と彼女は語る。このとき彼はまだ一一歳になっていなかったため、四本ともすべて完全に復活した。しかし、年齢が唯一の要因だったわけではない。彼の家族はとても貧しかったため彼を医者へ連れて行くことができず、傷を濡れた布で巻いて清潔に保っていた――すると最終的に四本の指が完全に再生したのだ。爪も、何もかも。数十年後、ツェンがそれらを検査したときには、もともと傷のなかった指と見分けがつかないほどになっていた。数年後の学会で、ツェンは同僚たちにこのことを詳しく話した。そのうちのひとりが小児外科医だった。彼は、同じような状況に直面したとき、ほとんどの親が実際、この再生能力の最後の砦を利用することを拒むと指摘した。「彼らは傷口を開いたままにしておくことをひどく恐れます」と彼はツェンに話した。「感染することを恐れているのです」と。そのため、親は外科医に周囲の皮膚を縫い合わせるよう依頼するのだが、この皮膚は傷口を繊維状の瘢痕組織で保護するため、指が本来の能力によって再生するという望みを封じてしまう。「私たちが幼少期の再生についての知識があるのは、発展途上国や貧しい国々で医療を受けられない子供たちのおかげなのだ」と彼が話していたのをツェンは思い出す。

　私たちの再生スケジュールは年齢に依存する――しかしそれは身体の部位にも依存する。肝臓は約二ヶ月ごとに入れ替わる。腸の粘膜は七日ごとに完全に剥がれ落ち、新しく生まれ変わる。来週の土曜日に食べるものは、今日の朝食のときに働いていた細胞とはまったく別の細胞によって処理されるということだ。[40] 肺の中にある幹細胞の小さな集団は、定期的に細胞分裂を繰り返す。目の水晶体でさえ再生する。しかし年齢を重ねるにつれて、これらの組織はすべて、皮膚に代表されるように、死から蘇る能力を失う。その表皮は、一〇代の間は一四日ごとに生まれ変わるが、中年期後半には二八日、さらには四二日ごとになる。そしてもちろん、ほとんどの組織はまったく再生しない。鼻や手を切り落としたら、なくなったままだ。

しかし、再生のための遺伝的指示を私たちは明らかにもっているのに、これはなぜなのだろうか？ なぜ人差し指は幼少期には再生するのに、鼻は再生しないのか？ 過去数十年の間に、この潜在的な能力は実はあらゆる動物に潜んでいるというのが、複数の学問分野にわたるコンセンサスとなった——そしてそれとともに、失った手足を再生させたり、他の臓器を再生させたりする能力もあらゆる動物に潜んでいる、と。しかしどうやってそれを解明するのか？ またしても私たちは電気に目を向ける。

ボディマップをハックする

ライオネル・ジャッフェは、手足を再生する動物が発する電流と、瘢痕を残すだけで何も再生しない動物が発する電流には大きな違いがあることを発見した。[41] 二〇〇〇年代初頭、ケンタッキー大学のベティ・シスケンは、再生する動物に観察された電界の正確な特徴を入念にコピーし、再生しない動物の組織にこれを刻みつけた。切断後、両生類、ニワトリの胚、ラットなど、さまざまな動物が四肢の芽体を形成しはじめた。これらは軟骨や脈管構造など、四肢を機能させるのに必要なすべてのものと同じく複雑な組織をもっていた。[42] ところが残念ながら、実際に機能する四肢ではない。当時レヴィンの研究室に所属していたアイ＝スン・ツェンは、イオンチャネルを微調整して膜電圧を操作していたが、今やガスを使ってスムーズにおこなっていた。

彼女はレヴィンと一緒にあるアイデアを練ってきた――再生プロセスを細かく管理する代わりに、生体電気を微調整して、最初にこの付属肢を構築した発生プロセスを始動させることはできないだろうか？　ツェンは、微調整に応じられそうなイオンチャネルを探しはじめた。そして再生に不可欠なある種のナトリウムチャネルを発見した。さらによいことに、イオンチャネルに作用する可能性のある薬がすでに開発されていたのだ。モネンシンと呼ばれるこの薬は、余分なナトリウムを細胞内に運ぶことができる。ツェンは――ジャッフェがその数年前に特定した電気的な違いを模倣して――細胞にナトリウムを流せば、通常は再開しない動物の再生を再開できるのではないかと直感した。つまりオタマジャクシのような生物だ。それはうまくいっただけでなく、驚くほど早く効果が出た。ナトリウムチャネル薬に一時間浸すだけで、八日分に相当する尾の再生が促進された。そのことをレヴィンに話すと、レヴィンでさえこれを疑った。一時間はあまりにも短いように思えたのだ。しかしツェンは正しかった。少し浸しただけでも、「もともと身体の一部だったものは何でも再生する」という認識を細胞に与えるにはじゅうぶんだった、と彼はいう。[43]

これは文字通り、レヴィンが生体電気コードでできると思い描いてきたものだった。ツェンは、個々の細胞を複雑な組織に編成するのに必要な、非常に細かい化学的勾配、転写ネットワーク、力の手がかりのすべてが、比較的単純な一連の電気的指示で利用できることを示した。遺伝子はハードウェアであり、これらはイオンの流れ――すなわちソフトウェアからの指示を操作することによって制御できる。ツェンとレヴィンはまもなくすると、「生体電気コードの解読」という彼らの新しいアイディアを紹介する画期的な論文を発表した。

その後の研究で、多肢をもつカエルや、再生における生体電気の役割を示す他の証拠が得られた。なかでも最も驚くべきことは、生体電気の介入を利用して、半分に切断されたプラナリアに、尻尾の代わりに第二の頭を生えさせることができたことである。さらにマスコミは突然変異体の話題が何よりも好きだったため、メディアの注目はすべてお金の流れに変わった。まずDARPA（国防高等研究計画局）が、現在レヴィンの研究室でマウスに装着されている小さな再生ボックスを作るのにじゅうぶんな資金を携えて研究室を訪れた。彼らはカエルの成体に新しい足を生やそうと、カエルにも資金を援助した。新しい足は完璧ではなかったが、機能的には問題なかった——カエルはそれを使って泳ぎまわり、数ヶ月後には足の指まで生えてきた。二〇一六年、マイクロソフトの億万長者ポール・アレンは、レヴィンの財源に、さらに約一〇〇〇万ドルを追加した。

今、未解決の問題は、いつそれがヒトに飛び火するかということだ。

再生医療の電化

スティーヴン・バディラックは、未だ着手されていない再生に関する最大級のプロジェクトのひとつを率いている。このプロジェクトには、八つの異なる研究機関に所属する複数分野の一五名の研究者が参加しており、米陸軍が資金を援助している（皮肉な言い方をすれば、米陸軍には地政学的紛争地に放り込まれた兵士たちを癒すという独自の動機付けがある）。目指すところは、遺伝子発現から力学的特性まで、あらゆるレベルで損傷の生理学的状態を包括的に理解し、その後、これらの状態を変化させることで、治癒が最初の瘢痕組織形成ではなく発生を模倣するようなシステムである。『スター・ウォーズ』のようなものです」とバディラックはいう。彼は生体電気がその役割を果たすだろうと確信している。

生体電気の研究者は、再生医療を取り囲む食卓では変わり者の子どもだとみなされている。彼らのパラダイムは、ヒト生理学の主要な原動力としての遺伝学に重点を置く二一世紀初頭の科学と完全に歩調を合わせているわけではない。レヴィンの研究に関するどの新聞記事にも、「まあ、いずれわかるだろう」という困惑した遺伝学者の口先だけのつぶやきが引用されている。興奮の大半は、やはり組織工学や遺伝学のような伝統的な手法に焦点を合わせており、これらは臨床試験や実験室内で培養された臓器に関する研究の大半に影響を与えている。こうした背景に反して、レヴィンがおこなったような研究は人々の関心を引くだろう。

一〇年ほど前、レヴィンのチームが実験を公表しはじめた頃、多くの生物学者は公然とこの考えに反対していた。こんにち、より伝統を重んじる研究者たちが、生体電気のパターン化とそれがオンにしたりオフにしたりする遺伝子との間の具体的な関係性を掘り下げるにつれて、状況は変わりはじめている。たとえば一九九五年に初期胚発生の遺伝的制御に関する研究でノーベル賞を受賞したクリスティアーネ・ニュスライン゠フォルハルトは、現在、ゼブラフィッシュのストライプ模様の発生方法に影響すると思われる電気的特徴を調査する研究者のひとりだ[44]。

こういうべきだろう。再生医療がこの支援を利用することはまちがいない、と。臓器を移植した場合、体が新しい臓器を拒絶しないようにするために、しばしば生涯にわたって免疫抑制剤を服用する必要がある。これは健康にも影響をきたす。金属製の代替部品は時間とともに緩み、組織工学スキャフォールルドは炎症を起こし、人工皮膚には汗腺も毛包もない。

完璧な世界であれば、こうした問題はすべて、あの有名な幹細胞によって解決されていただろう。しかし、メディアの騒ぎとは裏腹に、彼らは少し失望している。課題は、いかにして細胞を刺激し、自分が望む細胞になるようにし、必要とされている場所に行かせ、新しい形のままそこにとどまらせるかということだ。現在、その方法に関する研究のほとんどは、生化学的な制御に焦点を合わせている。しかし、ウィッシュリストに載っているもの——幹細胞の特定、増殖、誘導、適切な標的への安全な提供——にはあまり恵まれていない。実際、幹細胞がいったん体内に入るとどうなるかは、むしろ予測不可能だ。

だからこそ幹細胞は実験薬として規制されているのであり、この問題はかなり悲惨なさまざまな逸話によって強調されている。交通事故の後、背骨を治すために嗅覚幹細胞を注入したある女性は、最終的には背骨の中に鼻の前駆体が成長した[45]。顔を若返らせるために幹細胞を注入した別の患者は、まぶたに骨が生え、その骨があまりに大きかったため、まばたきするたびにカチカチと音がするほどだった（小さなカスタネットがパチンと閉じるような鋭い音だ）[46]。目を開けることも難しくなったため、彼女は骨を除去する手術を受けた。とはいえ、もっと多くの幹細胞がより多くの骨を作るために舞台袖に待機していないとも限らない。そして、視力を改善するために体脂肪から細胞を採取するという、制御も設計も不十分な治験によって、三人の女性が永久的に失明した[47]。こうした理由から、アメリカでは再生目的の幹細胞は禁止されているが、当然のことながら怪しげなクリニックではこれが盛んにおこなわれているため、民間療法のこの「未開拓の領域」に対して、規制当局やその他の機関から定期的に警告が出されるようになった。[48]

しかし生体電気医療によって、この袋小路から脱出する方法が見つかるかもしれない。サラ・サンデラクルス――レヴィンの元弟子で、即座に民間企業に引き抜かれた――の予備的研究は、幹細胞の生体電気パラメーターを微調整して、最終的なアイデンティティに影響を与えることができることを示唆している。さらにサンデルクルスは最近になって、幹細胞の生体電気的プロファイルを分析することで、幹細胞がその形をうまく保つかどうか、または望ましくない種類の細胞に戻ってしまうかどうかを判断できることを示した――おそらく、まばたきするたびにカチカチと音が鳴る女性の運命を阻止することもできるだろう。このアプローチは、必要とされる特定の物理的な場所に幹細胞を誘導するのにも使える。ミン・ザオの研究チームは、電気刺激を使って幹細胞を誘導し、脳損傷部位で代替ニューロンに成長させた。これはそれまでほとんど不可能とされていたことだ。[49]

しかし、細胞のアイデンティティを形成する生体電気信号に問題が生じると何が起こるのか？　その結果は致命的なものになる可能性がある。

第八章　最後に　分解して元に戻す電気

癒えない傷

一九四〇年代後半、動物学者のシルヴァン・メリル・ローズはスミス・カレッジの研究室で、がんキメラの製作に取り組んでいた。急速に進行するカエルの腎臓腫瘍を培養し、これを宿主であるカエルから切除した後、サンショウウオの足に注意深く移植し、それらを皮膚のすぐ下に押し込んだ。（前章で学んだように、カエルは発育中の短期間を除いて再生することはできないが、サンショウウオは手足全体を再生できる。）あわれなサンショウウオは通常、腫瘍が移植されると、悪性腫瘍が原因で死んでしまうが、ひとつだけ例外があった。ローズが植え付けた腫瘍が正確に二等分されるように腫瘍を移植した足を切り落とすと、この生物はその足を毎回再生したのだ。この再生した肢芽は、腫瘍の残骸を動員し、そのがん細胞を生物組織の正常な細胞のビルディング・ブロックに変えた。[1] 再生しようとしている足が実質的にがんを吸収したのだ。

彼の実験は、再生とがんとの奇妙な関係を特定した最初の例のひとつだったが、これが決定的なものではなかった。[2] 中でも最も奇妙なのは、ハダカデバネズミの三大スーパーパワーの発見である。このげっ歯類は、めったにがんに罹らないだけでなく、瘢痕を残すことなく治癒するらしい[3]——そして生物学的な老化の法則をものともしない。[4] これらの動物は飼育下では三〇年ほど生き延びる（標準的なハダカでなくモグラでもないネズミの寿命は約一年だ）。ハダカデバネズミは腫瘍の影響をほとんど受けないことが長年知られていたが、二〇一八年、他のほ乳類のように老衰で死ぬことはないということが明らかになった。また、他のほ乳類よりも治癒能力が高いことを示唆する証拠も出てきている。

このとんでもない話は、傷の治癒、再生、がんの間の多くの奇妙なつながりのひとつである。生体電気シグナリングの違いが損傷治癒と四肢再生の両方の重要な要素であることは、ジャッフェとボーゲンスよりも前から知られていた――しかし、必要なものをより多く作り出す代わりに、必要ではないものもより多く作ることができるとしたらどうだろうか？　とはいえ、電気とがんの複雑な関係を適切に研究できるようになるには、まだまだ時間がかかりそうだ。がんの電気を調べようとした最初の科学者たちは、ビクトリア朝の偽医者が電気的がん治療の源を汚したため、困難な闘いに直面した。

がんの表示灯

シルヴァン・ローズがサンショウウオの足を切断していた頃、ハロルド・サクストン・バーと同僚たちは、マンハッタンにあるベルヴュー病院の産科医ルイス・ラングマンの訪問を受けていた。ラングマンはバーの電気的排卵検出技術が人工授精の成功率を高めるのに役立つかもしれないと期待していた。というのも、人工授精の手順がうまくいくためには排卵していなければならないからだ。[5] カトリックの医師ジョン・ロックと、排卵の電気信号をめぐる熾烈な闘いを終えたばかりだったバーは、この装置の適切な使用に関して喜んでラングマンを支援し、指導した。それが功を奏した。電位測定は、ラングマンが女性の妊娠を支援することができる確率を高めたのだ。しかしまもなくすると、彼がバーに近づいた理由はそれだけではなかったことが明らかになった。彼が本当に知りたかったのは、この技術が患者の生殖器系にあるがんを特定するのにも役立つかどうかということだった。

バーがこれに加わった。彼は熱意を込めてラングマンに病棟へ自分の珍しい装置のひとつを持ち帰らせた。この病棟でラングマンは、一〇〇人の女性からなる初期グループに対し、片方の電極を恥骨の上の下腹部に、もう一方の電極を子宮頸部に、または子宮頸部に沿うように取り付けた。[6] 不調の原因が卵巣囊腫またはその他のがん以外の医療的な問題だったことが判明した女性たちは、ほとんど常に陽性の数値が出た。しかし悪性腫瘍のある女性たちは毎回、頸部で電気的に「顕著な陰性」を示した。[7] ラングマンは病理検査でこれらの診断を確定した。がん組織は、紛れもない電気的シグネチャーを発しているように見えた。

ラングマンはこの技術を約一〇〇〇人の女性で繰り返し、自身の所見が正しいかどうかを確認した。実際これらは正しかった。患者のうちの一〇二人が特徴的な電圧の反転を示した。ラングマンが彼女らに手術を施すと、一〇二人中九五人にがんがあることが確認された。[8] さらに驚くべきことに、その腫瘤は多くの場合、正しい診断を得る前どころか、医者に行く気になるほどの症状にまでは進行していなかった。これらのがんを取り除くと、電位計に示された電気極性は、通常は「健康な」プラスの表示に戻る――しかし常にそうなるとは限らなかった。これがマイナスのままのときは、全部を取りきれなかったか、がん細胞が転移していたかのどちらかを示すのではないかとバーとラングマンは疑った。体内のどこかに、がんの塊がまだ邪悪な信号を送っていたのだ。

彼らが特に奇妙だと感じたのは、生殖管内の電極を、異常を検出するための悪性組織の上、または特にその近くに置く必要がないということだった。それはまるで、身体の健康な組織を通して、遠距離から遭難信号が送られているようだった。

この事実から八〇年も経った今、これらの実験を評価するのは難しい。しかしどう見ても、悪性腫瘍を特定する潜在的に信頼できる非外科的な方法が一九四〇年代に発見され、そして忘れさられた可能性があることは確かなようだ。ラングマンとバーは、「この研究で採用された方法は、明らかに他の診断手順の補助的なものであり、いかなる意味でもそれらの代用とみなされるべきではない」ことを快く認めた。[9] しかしそこには何かがあった——彼らは、早期診断を助けるために他の人たちがこの未熟な技術を改良してくれることを願っていると、むしろ訴えるように記している。その二五年後に出版された回顧録の中で、バーは、誰も自分たちの文献を追跡調査したり、再現実験をしたりしなかったと、あからさまな失望とともに記している。

今にして思えば、その理由はすぐにわかる。がん組織における電圧の違いを説明できるものが何なのか、誰も見当がつかなかったからだ。ラングマンとバーの発見は大した理解を得られず、神経科学以外の生体電気的現象と同様、無視された。そしてもちろん、それから四年という短い年月の間に、生物学における電気信号の研究は、ジェームズ・ワトソンとフランシス・クリックがＤＮＡの二重らせん構造を発見したと宣言したことによって現実的価値を失った。腫瘍学が遺伝子を中心に再編成されはじめた。ＤＮＡが遺伝的体質の唯一の決定者であることが判明して間もなくすると、ＤＮＡにダメージを与えたり、ＤＮＡに突然変異を引き起こしたりするものはどんなものでもがんの原因になり得るというのが定説となった。一九七〇年代から一九八〇年代にかけて、異常遺伝子の旺盛な探索が続いた[10]。それは、科学の流れに逆らうのに適した時代ではなかった。

「ほとんどSFのような話」

一九四〇年代、ラングマンとバーが電気的がん診断技術の調査を続けていた一方で、ビョルン・ノルデンストロームは眉を寄せ、自身の肺がん患者と乳がん患者のレントゲン写真に微細な異常を見つけるたびに頭を悩ませていた。彼はストックホルムにあるカロリンスカ研究所の放射線診断医として、レントゲン写真を使って肺がん組織内部の血管を検査していた。画像の中に繰り返し現れる持続的で不可解な異常について彼が不思議に思いはじめたのは、こうした診察の最中のことだった[11]。

レントゲンの画像では、腫瘍や病変の周りに先の尖ったフレアがあるように見えた[12]。同僚らは、画像検査法のアーチファクト（雑音）としてこれらを問題にしなかったが、この説明にノルデンストロームは満足しなかった。一九八三年になると、彼はある理論を打ち立てた。バーやラングマンと同じように、ノルデンストロームは正常な組織と腫瘍との間に不可解な電気的相違を発見し、これはその周りのイオンの流れ方の違いによるものであり、したがって彼が発見したフレアの根源であると結論した。彼はこれを「コロナ構造」と名付けた。ノルデンストロームは、コロナも、その原因となるイオンの流れも、従来の血管系と並んで存在する全身の電気循環システムの一部であり、付加的な血液の流れのようなものだと考えた。このシステムはまるで小さな気象システムのような（血液を含む）「導電性媒体やケーブル」内のイオンを、体内の首尾一貫した回路に輸送する。私たちの電気循環システムは血液の循環と同じくらい複雑であるばかりか、体内の他の生理学的活動のすべてにも同じように関係していた。ところがそれは目に見えないため、現在まで見過ごされていたのだ。

物議を醸したのは、通常、科学理論を広める方法である上位ランクのジャーナルで一連の小論文としてこの仮説を発表する代わりに、ノルデンストロームがそれをすべて行わないことに決めたことである。一九八三年、彼は一冊の本の形ですべてを自費出版し、三五八ページの大型本の超大作となったこの書物に、『生物学的に閉ざされた電気回路：付加的な循環系に関する臨床的、実験的、理論的証拠』というタイトルを付した。[13] これに触手を伸ばした出版社はひとつもなかった。

それでも、目をつけた研究者はいた。この本には、この異例の考え方に自らの名声を賭けようとする四人の科学者が、ひとつどころか三つの序文——および前書き——を寄せている。「私はこの科学的利点について長々と考察する必要はほとんどないと思う」とエクス・マルセイユ大学の生化学者ジャック・オートンは、フランス人らしくエスプリを効かせることもなく冷静にそう述べている。「そのすべての重要性を、今の時代、正しく理解することは不可能だ」と彼は続け、「少なくとも、生物科学に対する私たちの理解の進化における重要なポイントと同程度に重要である」という見解を示した。[14] 他の寄稿者らも同様に圧倒されていた。

細胞のナイトクラブにナトリウムを出し入れする最初のイオンチャネルが観察されてから、わずか七年しか経っていなかった。科学の目からすれば、それは一ミリ秒であり、がんに生体電気があるということは考えられなかった。「この理論には欠陥があるように思える」と、国立がん研究所のグレゴリー・カート副所長は一九八六年、『ロサンゼルス・タイムズ』紙に語っている。「がん生物学に関するわれわれの知識に基づくと、電界の変化が腫瘍に何らかの影響を与えるという証拠はない」[15]。

しかしながらノルデンストロームはすでに、がんを促進する電気的信号を遮断する（と彼が主張する）生物学的に閉ざされた電気回路の原理を利用して、患者を治療しはじめていた。彼はプラスに帯電した電極針を腫瘍に、もう一方のマイナスに帯電した電極針を健康な組織に刺し、一〇ボルトの直流電流を数時間にわたって組織に流した。腫瘍が縮小しはじめるまでこれを繰り返した。

ノルデンストロームは『ロサンゼルス・タイムズ』紙に対し、彼の実験対象となっている患者は「外科医や他の医者から、がんがあまりに進行しているため治療ができないと見放された患者だ」と語った[16]。一九七八年から一九八一年の間に、彼はそうした絶望的な二〇の症例を治療した。そのうちの一三人は、彼の介入も空しく死亡した。しかしノルデンストロームは、腫瘍の多くが縮小し、消滅することもあったと主張する。これら最初の二〇の症例の簡単な説明が一九八四年、『生体電気ジャーナル』に発表された[17]。彼は、それまであまりに忙しくて、主流のジャーナルに詳しい説明を発表することができなかったと述べた――そして、この行動によって友人をなくすことは必至だったが、『ロサンゼルス・タイムズ』紙に対して、自分がやっていることは複雑すぎて多くの同僚は理解できないと語った。「これが議論の余地ありと人々がいうのは、彼らがそれを理解していないといっていることと同じだ」と。

ここには確かに疑似科学の三種の神器があった。つまり、現行の科学的思考とはまったくかけ離れた理論、適切な場での出版を冷淡に拒絶すること、そして治療法が適切に検証される前に治療を実施することに固執することだ。ノルデンストロームは偽医者の特徴をすべて示していた。にもかかわらず、だ！　非常に賢い研究者たちの間ではどうしても意見が一致しなかった。「それは通常の医療的論理に従っていないが、多くの分野の多くの科学的事実には適合している」とモートン・グリックマンは『ロサンゼルス・タイムズ』紙に語った。[18] イェール大学医学部の放射線科教授のグリックマンにとって、生物学的に閉じた電気回路の偏頭痛を誘発するような説明に辿り着くのに丸一年かかったが、その後彼は立場を変えてその信者となった。「私の感覚では、それが真実［だと判明する］可能性は非常に高いと思う」と彼は語った。

西洋科学がしぶしぶ受け入れた一方で、身体中を移動する目に見えない力についてノルデンストロームが言及したことは、中国で大きな関心を呼んだ。一九八七年、彼は北京に招かれ、公衆衛生局でその技術を披露した。[19] この会合についての情報はそれほど多くはないが、その後、ノルデンストロームの技術を病院で教えるため、同省は間髪入れず積極的な教育キャンペーンを展開した。一九八八年から一九九三年にかけて、ノルデンストロームのメソッドを教える四二のコースが開講し、九六九の病院から一三三六人の医師が参加した。[20] 一九九三年には、五〇〇〇人の患者を抱えるまでとなった。そして二〇一二年までに、この技術は一万個を超える悪性ならびに良性の腫瘍を治療した。[21]

メディアは、希望的でも懐疑的でもあった。一九八八年一〇月二一日、高く評価されているテレビのニュース番組『20／20』が、がんに対する驚くべき新アプローチを取り上げた。[22]「刺激的な医学の大発明について報道することは、『20／20』が長年担ってきた役割です」と司会のバーバラ・ウォルターズは前置きし、それに続けて、「詐欺にお墨付きを与えないようにするために」番組がおこなっている審査プロセスについて解説した。それは、他の点では申し分のない自信に満ちたキャスターとしては異例の予防線だった。彼女はその後、「ほとんどＳＦ《サイエンスフィクション》のように聞こえる話」を紹介した。「これには、電気が人体において非常に重要な役割を果たしているという理論がかかわっています。それは医学に革命を起こすかもしれません。がんの新しい治療法を提供することさえできるかもしれません」。

ではこれをどう考えればよいだろうか？　ウォルターの不安が表しているように、偽医者と革命家を瞬時に見分けるのは本当に難しいが、数十年のうちに明確になる傾向がある。ノルデンストロームの場合はそうではなかった。彼は姿を消した。おそらく自分の研究を続けるために中国に渡ったのだろう。そしてさる情報筋によると、彼は二〇〇六年に他界したという。[23] 彼の主張に自身のキャリアを賭けた数名の研究者もこの世を去った。ほとんどの人が彼のことを忘れてしまった……ただし、ほんの少し覚えている人もいる。私がインタビューをした研究者の中には、掘り出し物である彼の本のコピーをこっそり隠しもっている人もいる。彼らは親切にも、ある数章のコピーを送ってくれた。グリックマンのように、ノルデンストロームが正しいということが証明される――オフレコだが――と信じているからだ。

彼の理論をどのように考えようとも――それを理解できていようとも――当時は理解されなかった基本的なことがそこにはあり、その基礎は今やしっかりと築かれている。そのひとつが、イオンチャネルはすべての細胞に存在する、というものだ。イオンチャネルの活動が細胞と組織の膜電圧を決定し、これによってこれらの細胞や組織の行動も決定する。がんでさえもがそうだ。

がん？　それにはイオンチャネルが効く

ムスタファ・ジャムゴズは、パブで三杯目のビールを飲んでいる間に、がん細胞をパッチクランプ法で記録したいという圧倒的な衝動に駆られた。彼はバーのこともノルデンストロームのことも聞いたことがなかった。（まだ）がん研究者ですらなかった――当時、彼はインペリアル・カレッジ・ロンドンの神経生物学者だった。一九九〇年代初頭のこと、彼はある晩、会議の後で昔の同僚たちと会って何杯か飲んだ。

彼らがガンの電気的行動について思いを巡らせ、袋小路に陥っていたとき、イオンチャネルの研究に人生を費やしてきたジャムゴズは、瞬間的にひらめいた。「突然私の脳裏に大きな衝撃が走った。『なんということだ、誰もがん細胞の電気信号を調べたことがないとは！』」。彼は友人に細胞をいくつか依頼し、研究に取り掛かった。ジャムゴズは当時そのことを知る由もなかったが、彼は自身のキャリアの中で最も複雑で失望に満ちた七年間に乗り出そうとしていた。

しかし、彼が複雑さや失望をまったく知らないわけではなかったのはよいことだった。ジャムゴズが育ったキプロス島に住むギリシャ人とトルコ人は、長い間、領土を巡ってさまざまな争いを繰り広げてきた。この島は一八七八年から一九六〇年にかけてイギリスの植民地支配下にあったため、ジャムゴズが生まれたとき、彼の住む地域はイギリスを象徴する赤い電話ボックスや郵便ポストで埋め尽くされていた。彼は幼少時代を通じて、インペリアル・カレッジに進むことを夢見ていて、ティーンエイジャーの頃は独学でラジオ送信機をゼロから作り上げた。その過程で、一日に五〇回も自分自身に電気的衝撃を与えた――必ずしもそれが幸いしたわけではないが、彼はすぐに、電気をヒトの生体によって解釈する方法に魅力を感じるようになった。この一風変わった少年はやがて、ケント州にある退屈な寄宿学校で物理学を学ぶ奨学金を得て、太陽が降り注ぐキプロスからインペリアル・カレッジへの足がかりをつかんだ。この大学は視覚心理物理学で定評があった。動物が光子のような物理的刺激を、青色のような、世界の主観的な感覚体験に変換する方法を徹底的に調査する視覚研究の一分野だ。ジャムゴズは恩師のために、ゼロから増幅器に至るまで電気生理学の研究室を構築し、その見返りとして博士号を取得した。

彼は次の二〇年間を網膜の電気生理学的反応の研究に費やした。「網膜は中枢神経系の美しいモデルだ」と彼は語る。「網膜を目から剥がし、電極を入れ、ライトを点滅させると、個々の細胞が反応するのが見える」。彼は網膜細胞に初めて電極を刺し、それに赤い光を照らしたときのことを今でも覚えている。細胞はすぐさまそれに反応し、弱々しい脱分極状態に陥り、内部の電圧が周囲の環境と同じになり、イオンが思いのままに細胞内外を漂うようになった。それから青色を点滅させると、細胞は逆方向に反応し、過分極し――内部と外部で電気的な大差を再び構築した。つまりイオンの動きが再び厳密に制御されたということだ。「この細胞は自分が何色を見ているかを知っていたのだ」と彼は驚嘆した。「なぜわかったかといえば、オシロスコープの電位が上がったり下がったりしているのが見えたからだ」と。

成人のシナプス可塑性に関する科学的研究の幕開けとなった一九九〇年代半ばに、ジャムゴズはこれらの実験をおこなっていた――つまり脳の結合を変化させる能力は幼少期で終わるのではなく、その後の人生でも持続するという考え方である。[24] 実際ジャムゴズの研究は、成人の網膜細胞はその結合を変え、異なる結合に適用することができるという証拠を打ち立てるために、網膜をモデルとして利用することで、この考え方を証明した。この研究によって彼は、神経生物学の教授の地位を得た。パブでのあの運命的な一夜がなければ、彼はそこで残りのキャリアを過ごしていただろう。

今や彼の関心の的はがんだった。あの夜、パブで彼と会話を交わしたひとりが、ラットの前立腺腫瘍から採取した細胞の小片を彼に提供した。研究室に戻ると、ジャムゴズはこれらに対して、通常は網膜に対しておこなうものと同じ電気生理学的検査をおこなった。彼は、それらが電気的な活動で溢れていることを発見した――しかしそれは、彼が健康な細胞で見慣れていた種類のものではなかった。

健康な細胞ががん化すると、それらは脱分化するということは以前から知られていた。つまり、骨や皮膚や筋肉の細胞としての以前のアイデンティティを捨て、幹細胞と似たような原始的な状態に戻るということだ。しかし、多くの場合、新たなアイデンティティに従順に変身し、必要とされている場所に赴く幹細胞と異なり、がん細胞は「成長」を拒む。それらはただ漂い、狂ったように増殖と消費を繰り返すだけで、周囲の健康な細胞の社会に貢献することはない。この脱分化は、ジャムゴズががん細胞内に発見した電気的活動に完璧な形で反映されていた。がん細胞はその非常にネガティブな電気的アイデンティティ（マイナス70ミリボルト）を、永続的な幹細胞の永久的に脱分極した「ゼロ」の存在と交換していたのだ。（この彼の観察は独自のものではなかったが、数十年にわたる過去の観測と一致していた。）

しかしそれが、彼の関心を引いた唯一の電気的アーチファクトではなかった。それらは別のこともやっていた。もっとはるかに複雑なことだ。これらの脱分極化したがん細胞はどういうわけか……スパイクしていたのだ。「これらは標準的な活動電位でした」とジャムゴズはいう――しかし、これらの細胞は活動電位とどのような関係があったのだろうか？　これらの細胞は腸や皮膚の細胞に由来するもので、ニューロンに由来するものではなかった。それでも攻撃的ながん細胞は健康的な細胞から変化する過程で、ニューロンのようにスパイクする能力をどうにかして獲得していた。しかしがん細胞が送った活動電位は、神経シグナリングの信頼できる決定的な活動電位ではなかった。それらはジャムゴズがそれまでてんかんのエピソードでしか見たことのなかった、ゆらゆらと明滅する、支離滅裂なパターンを示す、もっと混沌としたものだった。これらの奇妙な活動電位はがん細胞で何をしていたのだろうか？

ジャムゴズは、それらはまちがいなく、神経に活動電位を送らせるのと同じ系列のナトリウムチャネルである電位依存性ナトリウムチャネルの仕業だということを知っていた。それまで、このようなイオンチャネルの行動の変化が、細胞のがん化に関係しているかどうかを調べた人はいなかった。これらのスパイクしている異常なチャネルが、腫瘍が攻撃的になったり転移したりする理由と考えられるのだろうか？　これは、ジャムゴズが最初の論文で提起した疑問だった。彼と同僚らはイギリスの主要な科学雑誌、『ネイチャー』誌に投稿した。編集者らは、この所見は付帯現象であるとして即座に却下した。しかしジャムゴズと彼の共著者らは最終的に、無名の泌尿器科学会でこの研究をなんとか発表するに至った。そのおかげでこの論文を、マイナーながらも評価されていた雑誌に発表することができたのだ。[25]

一九九三年、ムスタファ・ジャムゴズは神経生理学に別れを告げた。網膜が去り、がんが範疇に入ってきた。

その後の七年間は、ジャムゴズが魅力的な攻勢と呼ぶ時期を過ごした。漸進的な進歩を連続的に発表し、マイナーなジャーナルから中堅のジャーナルへと昇進し、電気生理学、生体電気学、基礎生理学について耳を傾けてくれる人なら誰にでも話をした。さまざまなイオンチャネルの病的変異によって説明される病気のリストは増えつづけた——嚢胞性線維症、てんかん、不整脈、消化器疾患までが含まれていた——なぜがんが例外であるべきなのか？　「電気があるからこそ、ヒトは立ち上がって動き回ることができる」と、彼は腫瘍学の関係者に向かって声高に主張したことを思い出す。「そしてそれは、がん細胞を目覚めさせ、動き回るのも助けるのだ！」これらのチャネルががん細胞の転移において果たす正確な役割を理解するための慎重な基盤を構築しようとしていたとき、彼は仲間たちに向かってそう説教しつづけた。

がんは遺伝子の異常発現によるものだという幅広いコンセンサスがある――または少なくとも、細胞が健康な状態から最初にがん化するのは、通常、遺伝子の欠陥や突然変異のせいである。しかし、それが最終的に死に至る原因ではない。ほとんどのがんによる死は、細胞が身体の他の部位を侵すからだということは広く受け入れられている。[26] この侵略は、イオンチャネルが不可欠であることが知られている一連の基本的な細胞行為によって促進される。たとえば動いたり、増殖したり、くっついたりといったことだ。ある人の前立腺腫瘍の遺伝子を調べて、その腫瘍が誰をも苦しめずにそこに存在したままなのか、それとも身体中を徘徊しはじめるのかということは、必ずしもDNAによって結論できるとは限らない。しかしジャムゴズと彼のチームは、もしかしたら活動電位にその手がかりがあるのかもしれないと考えはじめていた。活動電位がスパイクすることが、がんの攻撃性と相互関係があるのではないか？ それは非常に貴重な診断ツールとなるだろう。

世紀の変わり目になると、人々はこうした考え方を否定するのをやめた。他の研究者らはすでに、イオンチャネルとがんとを関連付けており、有名なところではイタリアの病理学者アンナローザ・アルカンジェリが、数十年かけて、先頭に立ってがんの電気と特定の遺伝子とを結びつけようとした。[27] フローレンス大学で、彼女はhERGと呼ばれる遺伝子と発がんとの関連性を立証した。これはすでに電気の文脈において、数多くの生物学者にはおなじみだ。それがコード化するイオンチャネルが、そのカリウム電流を制御することによって心拍を調整するというよく知られた役割を果たしているのだ。[28] アルカンジェリとジャムゴズは慎重かつ才能溢れる科学者で、多くの研究者が彼らの調査に加わりはじめると、イオンチャネルががんの進行に重要な役割を果たすことへの圧倒的な数の証拠が累積していった。[29] 今やそれは突然、学術的に興味深い発見とか新しい診断法というだけではなくなった。ここに新たな治療法への有望な道が開かれたのだ。

イオンチャネル薬は今、がん治療を前進させる最も妥当な方法である。市場に出回っている薬の約二〇パーセントが、塞いだり、こじあたけたりと、さまざまな方法でイオンチャネルをターゲットにしている。[30] がんの増殖にイオンチャネルが重要であることが判明したとしたら、適切なものをブロックすればそれを止めることができるだろうか？　既存のイオンチャネル薬は、これらの攻撃的ながんの進行を止める鍵となるだろうか？

ひとつだけ問題があった。ジャムゴズが、がんをより攻撃的なものにすると特定した特性は、活動電位と同じ電位依存性ナトリウムチャネルによって制御されていたのだ。それらをブロックすることはできない。確かに、がんの転移を止めることはできるかもしれないが、そうすると神経系もストップさせてしまう。それは心臓や脳には悪いニュースだ。

これががん治療において最も困難で、最も長い間研究者を苦しめてきた問題なのだ。がん細胞だけに存在し、しかも正常で健康な細胞を混乱させないような固有の標的を見つけ出すという問題だ。「ヒトのがんには、そのがん細胞の特性を特定する膨大な歴史がある」とメル・グリーヴスは語る。「だが、より深く掘り下げると、多くの場合、そうした特性はがんに特有のものではないということがわかる。がん細胞は完全に正常な特性を不当に使っているだけなのだ」。ロンドンのがん研究所のグリーヴスはがん研究の権威で、子供の白血病を誘発するものに関する調査が認められ、二〇一八年にナイトの称号を受けた。[31] 腫瘍学の分野で何かが正当かどうかを知りたいとき、ジャーナリストらは彼に連絡するのだ。

しかしジャムゴズはさらに深く掘り下げた。掘り下げていくうちに、がん細胞が、通常は成長過程の胎児の細胞にしか存在しない特殊なタイプのイオンチャネルを使っていることを発見した。そこでは、細胞の増殖や、何もないところからヒト全体を素早く形成するのに必要なその他のプロセスが過給された。しかし赤ん坊となって生まれるまでに、この高性能バージョンをシャットダウンし、削除し、通常の「成人」バージョンのチャネル、すなわち活動電位を送るといった承認された活動だけをおこなうものに置き換えるはずだった。

ジャムゴズの前立腺がんの細胞には、彼が「胚性スプライスバリアント」と呼ぶ、誕生前のイオンチャネルがたくさんあった。それまで健康だった組織ががん化したことで、何かがそれらを再び目覚めさせたのだ。

攻撃的なスプライスバリアントは、正常な、生命を維持する通常のナトリウムチャネルといかに違うかがわかった今、ジャムゴズには、除去しても通常の身体機能に影響しない標的があった。その後数年の間、彼は他の転移性がんに同じバリアントを探し求め、ヒトのがん患者から採取した生検をくまなく調べたところ、結腸、皮膚、卵巣、前立腺の悪性腫瘍において、彼のスプライスバリアント（またはそれらに相当するもの）を確かに発見した。[32] 今回は、これらのバリアントを特定的に阻害する抗体の研究のために、英国がん研究協会から助成金を得るのにそれほど時間はかからなかった。

ムスタファ・ジャムゴズとアンナローザ・アルカンジェリは、もはや自分たちの考えを受け入れてもらうために苦労してはいない。ジャムゴズのイオンチャネルが偶然の産物として却下されて二〇年以上が経ってから、イオンチャネルとがんを探求しようとする分野が拡大している。[35] 世界中の研究者が、既存の薬の膨大なカタログに隠された宝を掘り当てようとするのに忙しい。さらには、ナトリウムチャネルとカリウムチャネルはもはや唯一の選択肢ではない。人々は塩化物やカルシウムも探しているのだ。その結果見えてきたのは、二〇一八年のインタビューでジャムゴズが語ったように、さまざまなタイプの数多くのチャネルが複雑なシンフォニーを奏でながらオーケストラのように機能している様子だ。ナトリウムチャネルは「リードバイオリニストになれるが、フルシンフォニーを構成するには、他の演奏者のことも理解しなければならない」[36]。たとえば、アルカンジェリのhERGチャネルは、今では製薬会社の間で大変な関心の的となっている。二〇一九年の『バイオエレクトリシティ』誌の編集者によるラウンドテーブルで、彼女はイオンチャネルをターゲットにした新しい治療法が将来のがん治療になるだろうと予測した。[37]

ジャムゴズは今や自身の仲間がいて、彼らは——多くの科学がそうであるように——パンデミックによってすべてがこう着状態になったとき、ヒトでの臨床試験を計画しはじめていた。このことも、彼が臨床腫瘍医でないという事実も、四六時中、治る見込みのない人々が彼に電話をかけるのを止めることにはならなかった。「彼らは必死です」とジャムゴズはいう。がんと診断された人は新しい選択肢を必要としているのだ。

がんとの闘いにおける新たな味方

最も一般的な治療の効果は、がんがまだ浸襲していない腫瘍であるうちに、早期発見されたかどうかにかかっている。がんがその触手を体内の他の部位に伸ばすと、生存率が下がりはじめる。メル・グリーヴスは二〇一八年、『BMCバイオロジー』誌に、その理由を説明した自身の理論を概説した。放射線療法や化学療法で腫瘍を破壊することに成功すれば、理論上はがんに勝ったことになる。がん細胞がひとつも残っていなければ、ひとまず体内にがんはないということになる。ところが、細胞がひとつでも生き残っていれば、当然のこととしてその細胞は以前あなたが腫瘍を攻撃したどんなものに対しても免疫をもっていることになる。その細胞は将来の腫瘍の母体であり、増殖するにつれて、その子孫はすべて同じ抵抗力を備えるようになる。（薬剤耐性も同じ理屈である。[38]）そして、この新しい細胞の集団は、元の腫瘍よりも頑固であるばかりか、さらに攻撃的でもあるという証拠がある。「私たちは宇宙の基本法則のひとつである自然選択と闘っているのです」と、ロンドンにあるフランシス・クリック研究所の腫瘍学者チャールズ・スワントンは『ニュー・サイエンティスト』誌に語った。[39]

新しい戦闘計画を練りはじめる前に、メル・グリーヴスは二〇一三年、がん進化研究センターを設立した。彼はロンドンのサイエンス・メディアセンターで講演を行い、そこで、抵抗問題に取り組むための新しいアイデアを提案した。一部の進行がんについては――特に年配の患者で――、治癒を目的にがん細胞をひとつ残らず追跡して捕まえる代わりに、慢性疾患のような形でアプローチすべきなのかもしれない。「ほとんどのがんは六〇歳を過ぎてから発症します」と彼はそこでの講演を振り返りながら私に説明する。「がんを慢性疾患として治療し、それが攻撃的にならないようにしておけば、あと一〇年や二〇年、良好な状態で過ごせるかもしれません」。これは、一部の治療法が末期がんを治すための人生におけるほんの数ヶ月（人々を疲弊させる出費や、がんよりも生活の質を破壊することのほうが多い有毒な薬物療法はいうまでもない）に比べれば、大きな改善となるだろう。誰もが納得したわけではなかった。「そのことで面倒なことはたくさんありました」と彼は対話の中で回想する。『タイムズ』紙のある編集者は彼に、今まで聞いた中で最悪のアイデアだと語った。公表された反応も同様に温かみのないものだった。『デイリー・テレグラフ』紙は「がんを治そうとするのはやめましょうと、がん専門の教授がいっている」と皮肉った。

しかし時代はグリーヴスに味方した。こんにち、多くの科学者が同意しているのはこういうことだ。早期に発見すること、ただしそれができなければ、「制御することが何よりも現実的な目標である」。ゲノム学はがん治療に革命をもたらし、がんに対する私たちの深い理解を大幅に促進した。その結果、強力な新しい診断と治療の道具が生み出され、成人白血病の画期的な治療法など、一部の症例で信じられないほどの効果を発揮している。

しかしこうした成功と、がんはゲノムの病気であるという意見との間には溝がある。「がんは、進化が遺伝子に関するものだけではないのと同様、純粋にゲノムだけの病気ではない」とグリーヴスはいう。細胞は環境に応じて、ゲノムでは完全に説明できないような方法で、多くの属性を急速に変化させることができる。「だから、すべてがゲノム学だというのはまちがっている」とグリーヴスは私に語った。

そこで疑問が湧く。もしエレクトロームががんに影響を及ぼすのであれば、私たちはその情報で何ができるのか？

電気を検出する

ハロルド・サクストン・バーとルイス・ラングマンが初めて、がんの電気的特性を利用してがんを特定することを提唱してから数十年の間、数多くの研究の取り組みによって、生体電気的特性を使ってがん細胞を健康な細胞と区別することができることがわかった。それは、これらの特性が体内の電流の流れをどう乱すかによる。これは、バーとラングマンが自身の研究をしていた時代にはなじみのない概念だったが、今では生体インピーダンスとして広く知られている。[40] この言葉は、ジムやスパにある体組成を測定する高技術の体重計から認識できるかもしれない（とはいえ、こうした体重計を使う人のほとんどは、体脂肪と彼らが誇示する筋肉の正確な比率に関心があるのだが）。これらは、電流は脂肪細胞を通過できないという原理に基づいて働く――脂肪はより高い「インピーダンス」をもつ――が、筋肉のように脂肪の少ない組織を通って移動することができる。がんもまた、それ自身の生体電気的シグネチャーをもつ。

がん腫瘍を身体の部位から取り除くとき、後に何も残さないというのが手術室での外科医の目標だ。ところが外科医は、がん組織と健康な組織の違いを見分けることができないため、目隠し状態でメスを入れているのだ。イメージング技術やその他の技術によって、腫瘍の位置や場所が与えられるが、生身の身体から腫瘍を切り取るという実際の行為に関していえば、豊富な経験による推測の域を出ない。腫瘍の塊全体がきれいに切除される確率を高めるため、外科医は腫瘍だけでなく、その周囲の正常な組織も、しばしば数センチにわたって余裕をもって切り取ることを目指す。

術後、この切り取られた肉の塊は病理学者へ送られる。病理学者はこれを入念に調べ——限定的には、腫瘍の周囲にある健康な肉の縁で、外科的「マージン」として知られている部分——、このマージンにがん細胞がないことを確認する。問題は、結果が戻ってくるのに数日かかるということで、分析によって陽性のマージンが発見される——つまりがん細胞が周囲にも存在する——と、患者は二回目、三回目の手術が必要となり、さらにそれらのための治療が必要になる。[41]

さまざまな臨床試験段階にあるいくつかの新技術は、外科医が最初に腫瘍の全容を把握する手助けとなることを目的としている。その有望な候補者である、サンフランシスコのスタートアップ企業が開発したクリアエッジは、生体インピーダンスを乳がんのマージン検出に使用した。クリアエッジは、この技術を「マージンプローブ」と呼ばれる装置に組み込んだ。これを、術後まだ麻酔が効いている状態の患者に使用して、摘出したばかりの腫瘍の周辺部位の生体電気的特性を測定する。「トラフィックライト」と呼ばれる生体インピーダンスマップは、外科医がどの部位を見逃したかを確認するのに役立つ。赤はがんの部位、黄は不確定部位、緑は正常部位だ。これはイギリスのいくつかの病院で臨床的に評価された。二〇一六年、エジンバラ大学医学部とエジンバラにあるウェスタン総合病院の外科医らは、この装置を使って切除した周辺部位にあるがんを特定することに成功し、これは手術を繰り返す必要性を軽減することができると報告した。[42]この装置は、より時間のかかる既存のがん検査法よりも優っていた。

それにしても、クリアエッジはどこにあるのか？ なぜこれについて聞いたことがないのか？ この装置をテスト使用した外科医のひとりであるマイク・ディクソンは、この技術は使いやすく、その結果もかなり良好だったが、追跡調査がおこなわれなかったと私に語った。「この会社はベンチャー企業の資金に頼っていました」と彼はいう。「技術自体はすばらしい」のだが、それは彼らのチームが関わってきた他の多くのマージンプローブも同じだ。精巧すぎるものもあれば、正確さに欠けるものもある。そして姿を消したものもあった。

ダニー・スペンサー・アダムスは、幻のカエルの顔を視覚化する手助けとなったのと同じ種類の生体電気色素に基づき、彼女にいわせれば誰でも使えるような手頃な価格で正確なバージョンを作る方法に取り組んでいる。がん細胞の特異な電気を別の方法で告知するのだ——膜電圧に応じて点灯させることによって、がん細胞が健康な細胞と異なる色に見えるのである。しかし彼らはこれを生きた、開腹した患者ではおこなわない——すでに摘出した腫瘤でおこない、非常に高品質なブロッティングペーパーを使う。腫瘍を切除した後、外科医はこの特別なペーパーを腫瘤のマージンに押し当てて細胞を移し替え、このペーパーを色素に浸けて写真を撮り、結果をコンピュータープログラムにアップロードする。一〇分もすると、手術したマージン全体のヒートマップが得られる——数字ごとにペイントされた全体像によって、どこを見落としたかがわかるようになっている。見落とした部分があったら、まだ患者が手術台の上にいるうちに手術に戻ることができる。

これがとにかくその考え方だ。これをシャーレ内の多くの細胞でテストし、電圧色素ががん細胞を劇的に光らせるのを観察した後、生きた組織でのテストを開始したところ、有望な結果が得られた。ところが、これはまだ利用することができない。臨床試験は常に高額で、外科医の手に渡ることよりも、スタートアップ企業を換金して手放すことの方が重要な場合、投資家の目標はしばしば新しい装置に不利に働くことがある。したがって、生体電気診断の新しい波が手術室に導入されるのはまだ先のことである。そうなったら、より多くの手術に伴う外傷や感染症のリスクはもちろんのこと、がんの手術をより効果的にし、再発を減らすことができるだろう。

さらに、がんの生体電気的特性を確認することで、そもそも腫瘍を取り除く手術が必要かどうかということまでわかるようになるかもしれない。最初のがんの原因は遺伝子の欠陥だったかもしれないが、がんが進行するかそのままでいつづけるかは、その人の身体の生体電気次第であるということを覚えておいてほしい。すべての腫瘍が攻撃的なわけではない――進行がゆっくりのものもあれば、自然と消えてしまうものもあるかもしれない。ジャムゴズと彼の同僚らは、未発表の研究で、ナトリウムチャネルがそれ自体でがんの攻撃性レベルの診断マーカーになり得るというより多くの証拠を集めた。[43] ナトリウムチャネルがイオン電流を引き起こせば生存率は下がると、彼は二〇一九年のイオンチャネル調整シンポジウムで語った。これは、たとえば根治手術や生命にかかわるような手術、その他の治療の必要性を評価するときなど、人々が困難な治療を決断する際に役立つかもしれない。「チャネルが存在しない転移はこれまで見たことがない」と彼は私に語った。ジャムゴズのナトリウムチャネルの発見は、見つかったがんにどのような治療ができるかについて、予想もしていなかった新しい選択肢を切り開くものでもあるのだ。

通信の遮断

一部のてんかん患者は、発作を予防するために神経内の異常な活動電位を引き起こすナトリウムチャネルを閉じる薬を服用している。これにより、電気的に過剰に反応した脳の活動電位が静まり、連鎖反応が起こりにくくなる。このような薬は、てんかん症状を治療するだけでなく、不整脈やある種の抗うつ剤など幅広い用途がある。[44]

一〇年以上前、クリニックでの逸話やFDAへの臨時報告から、これらのナトリウムチャネル遮断薬を服用した人は、ある種のがんにかかるリスクが低く、たとえ罹患したとしても生存する可能性が高いことが示唆されはじめた。[45] 追跡調査によると、この種のてんかん治療薬は、大腸がん、肺がん、胃がん、血液がんなどの発生率の低下と関連しているようだ。[46]（はっきりさせておくと、これらは初期の兆候であって、決定的な証拠ではない。抗てんかん薬が必要でない場合に同薬の服用を開始するにはじゅうぶんなデータではない！）

しかし、これらのナトリウムチャネル遮断薬に関するきわめて予備的な話は、偶然にもジャムゴズの理論と非常にうまく合致している。このモザイクに加えて、ジャムゴズの研究は、ナトリウムチャネル遮断薬がどのようにしてがんを遠ざけることができるかという謎に対するメカニズムを示唆している。彼のスプライスバリアントによって送られる不規則な活動電位は、腫瘍細胞同士やその近傍の細胞と接触する方法を作り出す。「これらは互いにコミュニケーションを取っているのだ」と彼はいう。これらをブロックすることは、このコミュニケーションを遮断することになる。

これらの試験はまだ始まったばかりだが、もし成果が出れば、これらの薬ががん治療薬として承認されるまでのプロセスがきわめて短くなるかもしれないという朗報がある。ジャムゴズ、ファン、アルカンジェリは、既存のイオンチャネル薬の宝庫を再利用して、がん細胞とのコミュニケーションやがん細胞を取り巻く環境への影響を防ごうとする多くの研究者の一員だ。既存のイオンチャネル薬を再利用する大きな利点のひとつは、薬剤開発——数十年かかることもある——をゼロから始める必要がないということで、それはクリニックでその薬を見る日を劇的に早めることができる。

このような薬でがんの転移能力を取り除くことができれば、この病気を慢性的で管理しやすい状態に変えることができるとジャムゴズは考えている——がんは慢性疾患として取り扱うべきだというグリーヴスの立場とぴったりと共鳴する。「私たちは、糖尿病やエイズウイルスと慢性的に共存することができるのと同じように、『がんとともに生きる』ことを提唱します」とジャムゴズは二〇一八年のインタビューで答えている。「がんとともに生きるとは転移を抑制するということです。転移こそががん患者の主な死因となっているからです」[47]。

しかしイオンチャネル薬はそれ以上のことができる。非常に初期の研究の中には、シルヴァン・ローズの再生動物が進行する腫瘍の取り消しボタンを押すことができたのと同じように、適切な生体電気のパラメーターをいじれば、同じことができるかもしれないという可能性を提唱してきたものもある。

細胞社会

過去数年間に、がん問題へのソリューションは、おそらくがんに関する新しい理論にあるというあいまいな全体的合意が現れた。一九九九年、タフツ大学医学部のアナ・ソトとカルロス・ソネンシャインは、まさにそうした斬新なパラダイムを示唆した。つまり、もしがんを個々の細胞の破壊としてではなく、細胞社会の破壊として見はじめたらどうなるか？　ということだ。個々の細胞が集まると、それらは組織を形成するが、その組織はある種の社会である。増殖は細胞のデフォルト状態だ、と彼らは主張する。したがって、がんはひとつの変異した細胞の異常によって引き起こされるのではなく、細胞の「自然な本能」を抑制するための局所的環境の失敗によって引き起こされるのだ。

この見方からすれば、がんは個々の細胞の欠陥というよりも、ヒトの体内の組織の乱れということになる。それは魅力的な比喩だった。というのも特に、がん細胞が身体への貢献をやめて、自分たちだけの徹底的に個人的な条件で生きていこうと決心する方法と非常にうまく整合したからだ。また、それは最初にそう見えたほど過激な仮定でもなかった。

最近の数多くの研究は、がんの拡散に及ぼす非遺伝的要因の重要性について、より詳細に検討しはじめている。微小環境における引張力や生体力学のようなもの、そして腫瘍の拡大や周囲へ浸襲する能力への寄与といったことである。二〇一三年、ニューヨークにあるメモリアル・スローン・ケタリング・がんセンターの研究者らは、次のように記している。「多くの研究が微小環境は腫瘍細胞を正常化することができることを示してきた」。腫瘍を取り除こうとするのではなく、腫瘍周辺の細胞を「再教育」することが、「がん治療の効果的な戦略となる可能性がある」と。[48] 言い換えれば、腫瘍が広がる可能性があるかどうかを決定する上で、腫瘍の周りの健康な細胞は腫瘍と同じくらい重要だ、ということだ。それは、細胞そのものだけではなく、それらの環境（社会）の何かが行動を規制する仕事を適切にしていないということでもある。

特に最近では、細胞が情報を処理する際に使用する生体電気信号の重要性を指摘しはじめている証拠がある。健康な細胞をシャーレ内に這い回らせたのと同じ種類の微弱な電界が、脳腫瘍、前立腺腫瘍、肺腫瘍の細胞にも、これと同じことをするよう説得しているのだ。[49] このような電界は、もちろん体内にも存在する——これらは細胞質内を渦巻く電流と、すべての細胞の膜電圧の結果である。

ここまでをまとめると、がん細胞とそれを取り巻く生体電気場との間の相互作用は、細胞がその周囲の細胞の状態に基づいてどのように意思決定するかという、見過ごされてきたもののきわめて重要な側面として徐々に認識されてきている。この枠組みでは、がんはコミュニケーションの失敗として見ることができる。つまり、個々の細胞が正常な生体系の一部になる能力を調整する情報の場における欠陥ということだ。

だとすれば、通信プロトコルを再構築することは可能なのか？　がんということになると、これはかなり型破りな考え方だが、それでも信奉者は増えている。[50]しかし、がんにおいて生体電気信号が果たすさまざまな役割についてより深く理解するにつれ、新たな可能性が見えてきた。がんの生体電気に注目することで可能になる新しい道具群は、早期診断や慢性疾患への移行につながる可能性がある——そしてもしかしたら、がん細胞に「元に戻す」ボタンを押させる方法さえ見つかるかもしれない。

思い出していただきたいのだが、細胞の膜電圧は幹から脂肪、骨に至るまで、そのアイデンティティと密接な関係がある（そしてそれを決定することができる）。[51]この電圧を操作することによって、生物に多くの驚くべき変化をもたらした。たとえばカエルのお尻に生えたあの目のように。そう、カエルのお尻に目を形成できたのと同じ要因が、細胞ががんになろうとする意志を抑制する可能性があることがわかってきたのだ。

身体の細胞に対する「社会的」制御が膜電圧の信号によって媒介されるのなら、この大胆な理論を検証するには、細胞の電圧を変えるだけで、健康な細胞をがん化させたり、がん化した細胞に健康な状態へ戻したりできることが可能かどうかを確かめるのが得策だろう。

二〇一二年にタフツ大学のマイケル・レヴィンの研究室で研究者らがおこなった実験がまさにそれだった。もし生体電気信号が、細胞がパターンと一貫性に取り組むために通信する方法の重要な一部であり、がんがこの多細胞との契約の破棄を意味するのであれば、細胞が生体電気信号を送る能力を妨害することによってがんが引き起こされているはずだと彼らは推論した。レヴィンの博士課程の学生マリア・ロビキンが正常細胞を脱分極させたところ、脱分極した細胞が悪性化しはじめた。[52] それは、生体電気が大きな多細胞構造をまとめる情報の接着剤のような役目を果たしていることの証拠だった。膜電圧は「中心的な腫瘍がない状態でも広範囲に転移する行動のエピジェネティックなイニシエーターである」と、彼女と共著者らは書いている。

翌年、レヴィンのチームのもうひとりのメンバーであるブルック・チャーネットは、さらに一歩前進した。膜電圧だけを使って細胞ががん化するかどうかを予測することができるか？　彼らは、ヒトのがん遺伝子を少量加えて腫瘍を形成させたカエル胚でこの仮説を検証した。ダニー・スペンサー・アダムスがカエルの顔の電気的発生を観察するのに使用したのと同じ蛍光電圧レポーター色素を使って、腫瘍の脱分極した膜電位を観察することができた。そしてアダムスが顔の特徴を予測できたように、電気信号の変化だけでどの細胞ががん化するかを予測できたのだ。[53] この実験により、生体電気シグナリングが腫瘍形成に関与していることが明らかになっただけでなく、抗がん剤治療の新しいアプローチが示唆された。なぜなら、低電圧のがん化した膜を再分極（および強化）すると、細胞は社会とのつながりを維持したまま、それ自身の変異した遺伝子ががん化しようとするのをないがしろにしたからだ。つまりチャーネットとレヴィンは、脱分極したがん細胞を再分極するだけで、腫瘍の数を軽減したということだ。[54]生体電気コードに、また新たな勝利が記録された。

二〇一六年までに、チャーネットは新しい腫瘍の形成を抑止できただけではなく、オタマジャクシにある既存の腫瘍を「プログラミングしなおして」、正常な組織に戻すことにも成功した。それらの腫瘍は進行し、すでに転移して独自の血液供給源を形成していた。しかしチャーネットが光活性化チャネル（オプトジェネティクスとして知られる技術）を使用して細胞の静止電位を調整すると、それらはがんのような行動を止めた。「照射すると……腫瘍が消える」と、この論文の共著者のひとりであるアダムスはロイターに語った。[55]レヴィンによれば、細胞に電気的な刺激を与えて、組織における自分たちの役割を思い出させることで、細胞を「中年の危機」から脱却させ、細胞社会に再び参入する手助けをするように見えるという。生体電気は遺伝を凌駕するのだ。これらの実験や他の実験が示すように、電圧の変化は単なるがんの兆候ではなかった。それらはがんを抑制していたのだ。[56]

こうしたことはすべて魅力的なことだが、やはり医師の診察室からは程遠いところにある。生体電気に関する最近のあらゆる研究結果と同様、がんに関する研究もまだ初期段階だ。オタマジャクシは本当に、私たちとはまったく違う。さらに、いくつかの実験を繰り返した結果、矛盾も見つかった。[57]やるべきことはまだたくさん残っている。

しかし再生と同じように、それは非常に興味をそそられるごほうびを提供してくれる。より複雑な生物学的プロセスを制御するスイッチだ。「細胞間の電気的伝達は、腫瘍の抑制にとってきわめて重要だ」とレヴィンはいう。しかもこの制御スイッチは、既存の薬理学的介入にも適しているかもしれない。ジャムゴズやアルカンジェリと同様、レヴィンもイオンチャネル薬に注目している。[58]

この一世紀弱の間に、がんにおける生体電気信号は、見過ごされてきた珍しいものから、疑わしいインチキ行為へと変わり、さらにがんの検出と治療を改善する有望な方法へと変貌した。最近の調査で、バーとラングマンが正しかった理由が明らかになった。がんには特徴的な電気的シグネチャーがあり、これをがんの検出に利用することができる。実際、これらのシグネチャーは始まりに過ぎないかもしれない。遡ること一九四〇年代に電気で腫瘍を破壊しようとしたノルデンストロームは、何かに気づいていたのかもしれない。現在、ナノ秒パルスの低温プラズマで腫瘍を破壊する研究が盛んで、急速に進化しており、これらは当時彼が入手したどんな研究よりも正確で有力だ。[59] 米国国立科学財団でプラズマ物理学プログラムを指揮するホセ・ロペスは、常温で発生する稲妻を医療目的に利用するこの新しく発見された機能は、腫瘍の治療法を急速に変えようとしていると語る。これもまた、今後一〇年間で注目すべき、もうひとつの生体電気の介入だ。

現在、再生治療、損傷治癒、がん治療のために、体内の電気と連結する多くの機器や技術が採用されており、それらは医薬品の新たな先駆けとして、イオンチャネル遮断薬の仲間入りを果たしている。

しかし、それは今現在の話だ。計画進行中のものの中には、これらの道具とは似ても似つかないものがある。それらは金属製ではないかもしれない。より深いレベルで私たちと連結するものかもしれない。そしてそれらは、私たちと同じ電気的プログラミングで動く、自然界にあるもので作られる可能性が高い。

第五部　未来の生体電気

「私たちには金属の未来が約束されているが、未来が肉だったらどうなるだろうか？」

クリスティーナ・アガパキス

生体電気コードは、私たちがエレクトロームについて発見しはじめたさまざまな側面のひとつに過ぎない。そのすべてが、私たちがもつ自然電気とうまく関わっていくということは、制御や操作の問題ではなく、それ自体の条件に基づいて電気と相互作用する必要があるということを示唆している。エレクトロームの全容を理解するには、イオンチャネルのコマンドや、神経系の理解だけでは到底足りない。それには、大規模な学際的取り組みと、こんにちの科学そのものの構造がどれほど科学的理解を制限しているる可能性があるかを批判的に見ることが必要になる。さらには、私たちが自分の中の電気と相互作用するために利用する材料を考え直すことも必要になる。もしかしたらそれは、私たちが服用している薬と、それがエレクトロームに与える影響についての新しい考え方につながることさえあるかもしれない。換言すれば、革命的なものになるかもしれないということである。

第九章　シリコンとイカの交換　生物《バイオ》を生体電気《バイオエレクトロニクス》に変える

カエルはこれまで、ガルヴァーニがグロテスクな人形のように操ったり、マテウッチが体からつくったぞっとするような電池など、電気生理学の過去二〇〇年の歴史を通じてさまざまな目に遭ってきた。しかし、生物学と電気を結びつけるという探求の中でカエルが次に果たす役割については、誰も予想することができなかった。二〇二〇年、カエルは世界の進化史上、かつて存在したことのない生物の原材料となった。

驚くべきことに、カエルの細胞がそうなったのだ。その細胞のうちの数千個がカエルの胚からこそぎ取られ、およそ二〇〇〇個のグループに再構成される。巧妙にプログラムされた監督の下、この塊が互いに協力しはじめ、自らの意思で動いたり活動したりして、ついには――そのクリエーターらの言葉を借りれば――「ゼノボット」となる。文字通り、「カエル」(*Xenopus*)の「ロボット」という意味だ。これは普通の人が考えるロボットでもないし、もはやカエルでもない。ゼノボットには脳も神経系もないため、動いたり決定したりする能力は、動物についての従来の説明の域を超えていた。これらのロボットには口も胃もないため、食べることもできなかった。生殖器官がないということはつまり、それ以上繁殖することができないということだった。この製作に協力したヴァーモント大学のロボット工学者ジョシュア・ボンガードは、これらのロボットを、自分が呼べる唯一のもので表現した。「これらは画期的な、生きている機械だ」と。[1]
待てよ——ロボット工学者だって？　なぜロボット工学者がカエルの細胞ボットなどを作っているのか？

ロボット工学は変化を遂げている。かつては（映画『ターミネーター』のように）ときに生物学的形態をとるハードエッジな機械と考えられることもあったが、今や生物学とロボット工学の両方を知るにつれ、両者の境界はあいまいになりつつあることがわかる。結局のところ、ロボットは情報を管理できるプログラム可能な装置だ——そして細胞もまたそうであるということが判明しつつある。ゼノボットのクリエーターらは、小さな有機体がやがて、目標とする身体の部位に薬を運んだり、動脈からプラークを掻き出したり、海の中のプラスチック廃棄物をきれいにしたりする日が来るかもしれないと思いを巡らせている。しかしおそらくそれらが提供する最も重要なものは、ロボット工学に利用する材料、エレクトロニクス——、そしてインプラントの未来の可能性を私たちに垣間見せるという希少な機会だろう。

何年もの間、研究者らは神経系と連結する新しくよりよい方法を探し出そうと試みてきたが、それは既存の装置の機械的、化学的、電気的特性や、私たちの脳との根本的なミスマッチによって阻まれてきた。彼らが操作している信号と比較すると、これらの金属装置は重くてかさばる。「まるで木槌でピアノを弾くようなものだ」。脳インプラントの未来をよりよく理解するためにニューカッスル大学の神経インターフェイス研究室を訪れたとき、アンドリュー・ジャクソンはそんな不平をもらしていた。（彼のこの言い回しは脳深部刺激に関するキップ・ラドウィッグの言葉と呼応している——この言い回しをふたりの研究者が使っているというのは興味深い偶然の一致だ。もし三人目の研究者が使ったら、何かの陰謀だと叫んでしまうかもしれない。）

過去一〇年以上の間、金属装置の制限は、私たちの身体に、体内に挿入された異物と電気的に通信させるような、柔らかくて伸縮性があって生体適合性の高い材料を作ろうという壮大なプロジェクトに動機を与えてきた。この傾向は組織工学からロボットまで幅広く、それらは徐々にハイドロゲルのような合成素材で補強されたり、そうした合成素材だけで作られたりしている。ハイドロゲルとは、ソフトロボティクス〔ゴムやシリコンなど柔軟性や伸縮性のある材料を利用したロボット技術〕では一般的な柔らかいポリマーだ。[2] 将来的には、このようなナノボットが私たちの体内を泳ぎ回り、誤った組織を調整することになるのだろう。[3]

生物そのものの電気的指令への理解が深まるにつれて、究極の生体適合材料は……文字通りの意味での生物ではないのではないかと考えはじめる科学者集団も少なくない。このようなわけで、研究者らは現在、海の生物やカエル、藻類などのプログラム可能性と生物学的互換性の特性について研究している。

電気薬学の興亡

一〇年ほど前、驚くべき突破口が『ワイアード』誌で報告され、そのニュースはたちまち他のメディアを駆け抜けた。神経外科医のケヴィン・トレイシーが被験者の首に電気インプラントを使用し、迷走神経に刺激を与えた。迷走神経とは、神経束の非常に大きい木のような投射路で、その枝が脳から、また脳へと伸び、身体の大部分を通っている。それを電気的に刺激することで、患者が長年患っていた免疫異常である関節リウマチの耐え難い症状を元に戻すことができたのだ。[4] それは驚くべき話だった。患者は治療を受ける前、身体があまりに衰弱していたため、子どもたちと遊ぶこともできなかったが、電気刺激がとてもよく効いたため、仕事に復帰し、子供たちと遊んだり、大好きな卓球を再開したりすることもできるようになった。（後になって考えると、このときはあまりにもよいことが続きすぎた――彼は結局卓球のやりすぎでピンポン骨折をしてしまった。[5]）

電気刺激の介入によって薬や副作用なしで治癒が約束される免疫系疾患は、関節リウマチだけではなかった。喘息、糖尿病、高血圧、慢性疼痛も有望なターゲットだった。「これは製薬業界に取って代わる産業だと思います」と、トレイシーは『ニューヨーク・タイムズ』誌の記者マイケル・ベーハーに語った。[6] まもなくすると、科学雑誌や新聞は、この電気と薬学の融合について説明するキャッチーで新しい混成語に満ち溢れるようになった。「電気薬学」の時代がすぐそこまできているように見えた。

しかし科学関係の報道関係者を魅了したのは、薬を超越するという見込みだけではなかった。それは新しいメカニズムの優雅さだった。薬や副作用でトラブルを起こす必要はなく、ただスイッチを入れれば、身体が残りのことをやってくれる。つまりトレイシーは、神経系は私たちの運動神経よりもはるかに多くのことを制御することができるということを発見したのだ。それは炎症と免疫系を制御することもできるかもしれない。彼は、自分が特定した回路は、迷走神経が私たちのあらゆる器官や空洞と絡み合い、それ故その機能をいくつでも統制できることが判明した。多くの方法の最初のものに過ぎないと信じていた。免疫反応はそれまで、神経系の制御構造の手の届かないところにあると考えられてきた――私たちは単に、神経がそこに行ったり、それをしたりするのに気づかなかっただけなのだ。ところが今や、電気薬学の介入の対象となる疾患リストが拡大し、慢性閉塞性肺疾患（ＣＯＰＤ）、その他の心臓病や消化器疾患も含まれるようになった。必要なのは配線図だけだった。

その配線図を探すため、世界的な製薬会社大手のグラクソ・スミスクライン（GSK）は一〇〇万ドルの賞金を設定した。二〇一六年に彼らが私に説明したことによると、最終目標は迷走神経の特定の制御枝に据えつける米粒大の電気インプラントで構成される。それらが脳と内臓間を行き来する途中で点滅したときにメッセージをモニターし、あるメッセージはミュートし、他のメッセージは増幅し、通常は内部の電気的活動を記録して問題を把握し、それらを即座に修正する。まるでNSA方式の盗聴器のように聞こえるが、あくまでもヒトの健康のためだ。この頃には、グーグルのライフサイエンス部門であるヴェリリーも夢中になり、ふたつのスーパーパワーが新たなスーパーグループを結成した。これは彼らが――驚くべきことに――ガルヴァーニ・バイオサイエンスと名付けたベンチャーだった。初期のパイロット研究では、あるグループが右側の神経束に一連の正しい電気的刺激を与えると、マウスの糖尿病を回復させることを発見したことで、このアプローチの可能性が確認された。

残る技術的なハードルを克服するには「一〇年かかるかもしれない」と、GSKのバイオエレクトロニクス研究開発部門長クリス・ファムは、『ニューヨーク・タイムズ』誌のベーハーに語った。ところが一〇年先を見据えていた彼は、その翌年、CNBCの記者にこう語った。「現在われわれが分子医薬品を使っている病気を治療することのできる小型装置をたくさん所持する必要があります」。それが「この新しいクラスの新しい治療」の先駆けになる、と。私にいえるのは、技術の世界では一〇年後の展望に注意せよということだ。

その後、電気薬学に関する話題は大幅に鎮まっていった。（この顛末は特許取得の不発に関わっている部分もある。）米粒大のインプラントを身体中の神経信号にルートしている人はまだ誰もいない。ガルヴァーニ・バイオサイエンスは今もこつこつと努力しているが、再現結果が新聞の見出しを賑わすことはない。

今やこの一部は、不可避的なジェットコースターのようなハイプサイクルとなっている。まず新しい可能性が大々的に発表され、誰もがひどく興奮する。その後、基礎研究という長くつらい仕事が訪れ、幻滅の長い谷が現れる。というのも、できたての新しい装置はすぐには準備できないからだ。最終的に、ポジティブな結果が臨床研究のロングテールから現れはじめ、かつてもてはやされた革命的なことが医師の診察室での日常的な診療にゆっくりと統合され、日常生活の背景の中に消えていく。そして実際、こうしたことが起こりはじめているという兆候があるのだ――二〇二二年、ガルヴァーニは最初の自己免疫疾患装置を臨床試験に送り出した。[7]

そんなふうに、電気薬学もこの古典的な技術革新の曲線をなぞっているのかもしれない。しかしこれらの装置は、試験を経験した後も、奇跡を起こすＤＢＳの能力に歯止めをかけている同じような多くの要因に直面するだろう。

迷走神経の一〇万本の繊維に一本のピンを刺すことは、案の定、約束された当初の報告よりもずっと複雑で、同様の不確かさと予想もしていなかった副作用を伴うことが判明しつつある。[8] これらのうちのいくつかが、二〇一八年の『私たちの体内の危険』という本にリストされている。この本は、こうした第一世代のインプラントの、人生を一変させるような結末を目撃した後、調査報道に転向したジャンヌ・レンザーという名の元救命救急医が書いたものだ。この第一世代のインプラントはガルヴァーニが思い描いた米粒とは似ても似つかず、迷走神経を刺激することでどれほど薬剤耐性のてんかん症状を改善するのに効果があるかについてあまり理解が得られないうちに埋め込まれた大型のペースメーカーのような装置だった。レンザーの本は、ケヴィン・トレイシーがその免疫機能への影響の可能性を発見するはるか前にＦＤＡが承認したこの技術に、特に焦点を合わせている。レンザーの患者のひとりは、この介入によって心機能に大きな打撃を受けた。[9]

神経系を刺激するために私たちが使用する金属インプラントは、単に、神経系ではうまく機能しないということだ。

インプラントにまつわるトラブル

身体の電気信号を読み込んだり書き込んだりすることによって、それらと相互作用するためには、電気装置を使用する必要がある。脳と心臓では、昔からペースメーカーや脳深部刺激装置といったインプラントが、半導体産業で利用される材料、中でもプラチナやゴールドといった電流を制御するシリコンや金属で作られてきた。

ところが（残念ながら）ヒトの身体はゴールドでできているわけではない。こうした種類のインプラントと生物は相性が悪く、侵略者に対して健全な抵抗運動を開始する可能性が高い。これは特に脳インプラントに当てはまることで、脳インプラントは脳内で炎症性防御反応を起こす。だからといって脳を責めることはできない。挿入している間、「マイクロ電極が血管を引き裂き、ニューロンや［その他の］細胞の膜に機械的なダメージを与え、血液脳関門を破損する」からだ。結果的に生じる炎症性反応を鎮める方法に関する、広く引用されている二〇一九年の研究の著者らはそう語る。[10] ここから事態が好転することはない。

他に選択肢がない人々――そういう人々の話は第五章で紹介した――にとって、電極は急性症状を緩和することができる。しかしそこには交換条件と問題がある。ひとつには、金属は脳に挿入するには適さない傾向があるということだ。このふたつの物質は、ある物質の「屈曲と破損」の比率を数量化する一方法であるヤング率が一致しない。脳にとって、ヤング率はその弾力性のみならず、元の形を変えてからまた元に戻す能力をも説明する。たとえばゼリーが入ったボウルに鉛筆を刺し、それを家のあちこちに運んだとしよう。最初、ゼリーと鉛筆の間には隙間がない。ふたつの物質はぴったりと密着し、継ぎ目がないように見える。ところが少し歩き回った後に見てみると、ゼリーと鉛筆に隙間ができる。このぷるぷるとしたデザートにとってさらに悪いことに、ゼリーと鉛筆の間の大きな隙間の他に、この侵入によって不安定になったせいで、ゼリーの中に間接的な構造的損傷が現れはじめるのだ。この間接的な裂け目が鉛筆との隙間から生まれる。ゼリーはその構造的完全性を失いはじめる。

自分の脳をこんなゼリーのように変えたくはないだろう。ニューロンは一度死ぬと、二度と再生しない。ニューロンを保護するために、脳はグリアと呼ばれる支援者に頼る。それらは昔から戦闘員とか門番とかと見なされていて、自分が面倒を見ているニューロンを防御して守り、それらが最適に動きつづけるようにしている。電極を埋め込んだ後、これらの細胞が流れ込み、硬くてかさばる電極や死んだニューロンによってできた傷から脳の残りの部分を遮断しようとする。脳の完全性を守るため、これらの細胞が厚いタンパク質と細胞の鞘の中にインプラントを包み込む。これによって空間的で機械的なバリアができ、それが厚くなっていくにつれて、電極が送受信できる電気的信号をミュートする。時の経過とともに、信号の鮮明さが低下し、インプラントは最終的に完全に動作しなくなる。この時点でインプラントを交換しなければならなくなるが、それには新たな脳の外科手術と新たなインプラント、より多くの死んだニューロンと怒ったグリアが必要となる。

一方で、この比喩の延長線上においては、事態は鉛筆にとってもあまりよいとはいえない。電気信号から遮断されることがインプラントにとっての唯一の問題ではない。生物はシリコンや金属のようなものを敵対視している。あなたのゼリーが、無害でおいしそうな風味ではなく、塩と酢の腐食性の塩水だと想像してみてほしい。あの鉛筆は、しばらくは問題ないように見えるかもしれないが、この混合液に長い間浸けておくと、何らかのダメージを受けはじめる——一本一九〇円の鉛筆ならいいが、ものすごく高価で感度の高い実験用の電極ではそうはいかないだろう。

エンジニアはインプラント材料が長持ちするかどうかを、温かい塩水に装置を数週間浸けてテストし、人体環境において数年間再現する。[11] ところが、あなたが三〇年間、自分の頭の中に入れておきたいと思うようなインプラントに何が起こるか、私たちはあまりよくわかっていない。テスト範囲が限られているからだ。実験用マウスは長くて三〜五年しか生きられない。

いわゆるテレパシー型AI脳インプラントと呼ばれるものについて、あなたは今、少し違った考えを抱いているだろうか？

こうした問題を軽減する研究の取り組みは数えきれないほどあり、多くのプロジェクトがさまざまな成熟段階にある。神経インプラント、組織エンジニアリング、損傷治療の材料では、それぞれ異なる規則が適用されるだろう。しかし大ざっぱにいえば、ルールはふたつだとクリス・ベッティンガーは教えてくれる。これらの規則を彼がなぜ知っているかといえば、ピッツバーグにあるカーネギー・メロン大学の彼の研究室で、これらの規則に従う必要のある材料の製作に取り組んでいるからだ。「免疫反応を回避するインプラントを作る主な方法は、それを極力小さくするか、またはカモフラージュするかのいずれかだ」。

第一の規則は、なぜあらゆるものをナノスケールで作るために膨大な努力がなされてきたかの説明となる。小さな配線や粒は定説通り、あまりに極小なので、脳はこの侵入者に気づかず、したがって免疫反応を引き起こさないのだ。これにまつわる問題は、小さな装置を使ってできるのは聞いたり話したりすることだけだということである。電極が小さくなればなるほど、基本的な物理学上の理由により、脳からの記録には適さないものになる。[12] これを補うために、小さな装置を何個も入れなければならなくなる。すると、脳がきっとそれに気づき、免疫反応によって振り出しに戻るのだ。

その他のオプションは、もう少しだけ手際よくこの問題に対応する。つまり、この電気的侵入者を、身体がなじみのあるものだと見紛うような何かで覆うのだ。多くの人が、身体がその環境の中でくつろいでいるのを見て喜ぶような材料を考案し、この材料を使ってその下にあるシリコンや金属を隠そうとしている。[13] 勝利をつかむ材料は、脳の構造を乱さずに、さもなければグリアに気づかれないように電気を通すことができなければならない。しかし、金属以外にどんな材料が電子を伝導するだろうか？　そう、後にわかるが、それはプラスチックだ。

私たちはかつて、ポリマーは絶縁体だと思っていた――それはその通りであり、だからこれが絶縁体に使われるのだ。ところが一九七七年、アラン・J・ヒーガー、アラン・G・マクダイアミッド、白川英樹の三人が、プラスチックの中には電流を通す種類があることを突き止め、これがきっかけで彼らはポリアセチレンと呼ばれる合成ポリマーを発見した。彼らは金属のような電気活性でこの「導電性プラスチック」を製造し、これがこの分野の主要な輝かしい躍進となった――二〇〇〇年、これによって三人はノーベル化学賞を受賞した。[14]薄型テレビや帯電防止コーティング、その他現代の生活を彩るあらゆるものが存在するのは、彼らのおかげなのだ。彼らの発見は有機エレクトロニクスと呼ばれる新しい研究分野の先駆けともなり、以来、二五種類の導電性ポリマーが開発されている。

有機エレクトロニクスの主な目的は、ヤング定数の問題を解決し、それによってより柔らかくてフレキシブルなエレクトロニクスを作り出すことだ。有機半導体の中にはその条件に当てはまるものがあり、現在注目を集めているのは、このジャンルにはよくある、非常に発音しにくい名前が付けられたポリ(3、4―エチレンジオキシチオフェン)というものだ。この材料(通称PEDOT)はきわめて有望で、『インディペンデント』誌にも掲載されるほどだった。「科学者は、人工知能とヒトの脳を融合するのに使えると彼らが主張する画期的な生合成材料を発見した」と、『インディペンデント』誌は二〇二〇年に報じた。「この輝かしい成果は、エレクトロニクスと身体を統合し、半人半ロボットの〈サイボーグ〉の製作への大きな一歩となっている」。[15]

PEDOTは実際すばらしい――柔らかくて安定していて、細胞にもやさしい。しかしそれによって、あなたがサイボーグになることはできるだろうか？　この業界に長年いたことで少し偏見をもっているキップ・ラドウィッグは、自分の情熱を抑えることができる。「これはどう考えてもゲームチェンジャーではない」と。PEDOTはカテーテルをはじめとする、サイボーグの未来を切り開こうとしている他のポリマーのような装置として承認されてきたが、FDAやその他の機関がそれを誰かの脳に入れることを許可する前に克服すべき障害がいくつかある。たしかにそれは、私たちがこれまで作ってきたものの中で最も攻撃性が低いインプラント材料であり、さらに、最もよく電子を伝導する硬い金属インプラントと同様に振る舞う。ただひとつ問題があるとすれば、私たちは電子の言語が話せないということだ。

翻訳で失われるもの

「私たちの情報経済を支える装置と、神経系内の組織との間には根本的な非対称性がある」と、ベッティンガーは二〇一八年、『ヴァージ』誌で語った。[16]「携帯電話やコンピューターには電子が使われていて、その電子を情報の基本的単位として行き来させている。ところがニューロンはナトリウムやカリウムといったイオンを使用する。これが問題なのは、簡単に喩えるならば、言語を翻訳する必要があるということを意味するからだ」。

「私がこれらの電極を通じて電流を注入しているというのは、この分野では実際、誤った表記である」とキップ・ラドウィッグは説明する。「正しく注入しているかどうかではなく、注入していないのだ」。そのプラチナやチタンの配線を通ってインプラントへ到達する電子は、脳組織には決して入り込まない。その代わり、それらの電子は電極上に整列する。これによってマイナスの電荷が生成され、これがその周辺にあるニューロンからイオンを引き出す。「組織からじゅうぶんなイオンを引き離せば、電位依存性のイオンチャネルを開くことができる」とラドウィッグはいう。これにより——いつもとは限らないが段なのだ。[17]

——、神経に活動電位を発火させることができる。神経を発火させる。それだけだ——それが唯一の手段なのだ。[17]

それは直感に反するように思えるかもしれない。神経系が活動電位上を動いているのなら、脳そのものの活動電位の一番上に私たち自身の活動電位を書き込むだけでいいのではないか？　問題は活動電位を書き込もうとする私たちの試みが信じられないほどうまくいっていないということだ、とラドウィッグはいう。[18] それらは、私たちが期待しているようなことを常にやるとは限らない。ひとつには、私たちの道具は、まさに刺激を与えようとしているニューロンだけに当たるほど精密ではない。したがって、インプラントはさまざまな細胞の集まりの中央にあり、その電界で無関係なニューロンを巻き込んで活性化させているのだ。昔からグリアは脳の門番と考えられていたといったことを覚えているだろうか？そう、最近になって、それらは情報処理のようなこともやっていることが明らかになった——そして私たちの不器用な電極もグリアを発火させて、未知の効果をもたらすだろう。「それはまるで浴槽の栓を抜いて、湯船の中の三つのおもちゃのボートのうちのひとつを動かそうとするようなものです」とラドウィッグはいう。また、たとえ狙ったニューロンになんとか当てることができたとしても、その刺激が正しい場所でそれに当たっているという保証はない。

電気薬学を医療に持ち込むには、細胞と会話をするすぐれた技術が本当に必要となる。電子とイオン間の言語の壁がニューロンとの対話の障害であるならば、それは、皮膚細胞や骨細胞など、私たちが次世代の電気的介入によってターゲットにしようとしているような、活動電位を使わない細胞にとっては絶対的に役立たずだ。がん細胞の膜電圧を制御して、それらを正常な行動に引き戻すことを望むならば、そして、皮膚細胞や骨細胞に損傷電流を流したいと考えるならば、また、幹細胞の運命を制御したいと望むならば――そのどれひとつをとっても、神経発火を活動電位にする私たちのたったひとつの道具では達成できない。もっと大きなツールキットが必要になる。幸いにもこれは、母語でイオンと対話できる装置や演算要素、配線を作ることを目指す急成長している研究分野の目標となっている。

いくつかの研究グループは「混合伝導」に取り組んでいる。生体電気の言語を話すことができる装置を作ることがこのプロジェクトの目的だ。それは、しばしば句読点や数字を含む長い名称が付けられたプラスチックや先端ポリマーに大きく依存している。脳内に一〇年以上保持できるDBS電極を作ることを目指すとしたら、これらの材料は今現在よりもずっと長い間、身体の天然組織と安全に相互作用する必要がある、そしてその探求は、まだまだ終わっていない。

人々が以下のような疑問を抱きはじめるのも無理はない。中間の段落を省いてポリマーを製造する代わりに、生物学的材料から実際にこれを作ってみてはどうだろうか？　自然がおこなうやり方を学んでみてはどうだろうか？[19]

そうした試みは以前からあった。一九七〇年代、自家移植の代わりにサンゴを骨移植に使用することに大きな関心が寄せられた。[20]身体の異なる部位から必要な骨組織を採取するという外傷を伴う二重手術の代わりに、サンゴインプラントは、体の新しい骨細胞を成長させて新しい骨を形成させるための足場としての役割を果たした。サンゴは本来、骨伝導性だ。つまり新しい骨細胞が喜んでサンゴの上に滑り込み、それが増殖に適した場所であることを発見するのだ。しかも生分解も可能である。骨がサンゴの上で成長すると、そのサンゴは次第に吸収され、代謝され、その後、身体から排出される。着実に改善されていることにより、炎症反応や合併症はほとんど生じていない。現在、数社の企業が骨移植とインプラント用に特化したサンゴを栽培している。[21]

サンゴの成功後、人々はバイオ素材の海洋資源を詳しく調べはじめた。この分野は現在急成長している——かつては単なる海洋廃棄物だったものから、たくさんの有益な材料を採取することを可能にした新しい処理方法のおかげで、この一〇年で海洋生物由来のバイオ素材の数が増加している。[22] これらにはゼラチン（カタツムリ）、コラーゲン（クラゲ）、ケラチン（海綿）の代替資源などが含まれ、それらの海洋資源は豊富で、生体適合性と生分解性を備えている。そしてそれは体内だけではない——これらの素材への関心が急上昇している理由のひとつは、汚染の原因となる合成プラスチック材料から脱却するというその取り組みである。

海洋由来の複製のその他すべての利点はさておき、それらはイオン電流を伝導することもできる。それが、マルコ・ローランディが二〇一〇年、ワシントン大学の同僚らとともに一杯のイカからトランジスターを構築したときに考えていたことだった。

蘇ったイカ

トランジスターとは、人々が使っているノートパソコンの中にある小さなシリコンの一片で、パソコン内を流れる電流のスイッチを入れたり切ったりすることができる。必要以上にトランジスターのことを話すのは控えたいので、これが現代の演算の基本的な単位であり、何十億もの小さなトランジスターたちがノートパソコンや携帯電話や他のあらゆるデジタル電気製品の中にぎゅうぎゅうに詰めこまれ、こうした機器がおこなっているとてつもなくすばらしいことに責任を負っているということは信じてほしい。

ローランディのトランジスターは、ノートパソコンの中にある高度に洗練され、精巧にエッチングされた装置とは似ても似つかなかった。それは加工されてもいなければ精巧なものでもなく、キトサンのナノファイバーがふやけたように見えるだけだった。キトサンは、イカの祖先である軟体動物の殻に由来する退化した内部の硬い部分である甲から採取した材料だ。それはじゅうぶんやわらかくてしなやかなので、脳インプラントによってできる傷は最小限で済むが、それが主な利点ではなかった。このトランジスターの魅力は、電子流の門番としての役割を果たす複雑な半導体とは異なり、プロトンの流れを制御することができることだった。

ではなぜ私たちはプロトンにこれほど惹かれるのだろうか？

第七章で論じたように、プロトンは単なる水素イオンだということを覚えているだろうか。研究者がこれをとてもよく理解しているのは、細胞内のエネルギーを生み出す反応に対するプロトンの貢献がとことんまで研究されてきたからだ。[23] プロトンは、細胞内外の酸性度を決定する主要な構成要素でもある。これらは生物学で最も徹底的に取り上げられてきたメカニズムのひとつである。[24] 率直にいって、ここまではかなり退屈だ。

退屈ではないプロトンの話をしよう。プロトンは細胞の膜電圧を制御することができ、それによってナトリウムやカリウムや電気信号を制御し、再生中の細胞やがんにおける細胞のアイデンティティを制御することができる。「電圧を制御できる限り、どんなイオンやイオンチャネルを使うかは関係ない」とダニー・スペンサー・アダムスはいう。「重要なのは、それらが作り出す生体電気的状態だ」。プロトンは最も使い勝手がよい。酵母から遺伝子を借用すればすぐに作れる。アダムスとレヴィンはこの洞察を利用して、カエルの胚の中に鏡像臓器状態を作り上げた。

プロトンの流れを制御することで、これまで不可能だったこと、つまり、薬の効果を電気刺激の局所的な正確さと組み合わせることが可能になる。カエルを再生させるために勾配を変えたのと同じように、プロトンの勾配を操作することのできる電気装置が作れたら——とはいえ、薬よりももっとオーダーメイド的な方法で——、イオンチャネル薬と電気薬学のパワーを組み合わせた、両者の最もよい部分を併せもつ、まったく新しい生体電気薬の選択肢が生まれるだろう。

実際、プロトンについて学べば学ぶほど、ローランディが、プロトンの流れを制御することのできる装置の何にそれほど惹かれたかが理解しやすくなる。ひとつの細胞内のプロトンを操作することができれば、電子——またはその他のイオン——を介入させることなく、細胞の電気を精密に調整することが可能になる。「とても使いやすいのです」とアダムスはいう。「プロトンポンプは何の変哲もない——ただのタンパク質です」。つまり、身体に取り込みやすいということだ。これらのタンパク質を酵母から分離させた後、アダムスはそれらをカエルの胚に注入した。「［プロトンポンプが］ひとりでに組み立てられます」。その電流が細胞内のプロトンの濃度を変え、これが膜電圧を変化させ、その後細胞のアイデンティティを変えるのだ。まもなくしてアダムスの実験では、かつては再生しなかった細胞がもう一度再生を開始することになった。その逆もまたしかりだった。彼女は再生するカエルを、その水素ポンプのひとつに毒を入れて作用しなくすることによって再生しないようにすることに成功したのだ。「でも、これらのプロトンをどうやって注入し、どうやってそれらを制御するかは関係ありません」と彼女はいう。「重要なのは電圧だけです」。

あの初期のふやけたキトサンを初めて作ってから一〇年足らずの間に、ローランディは自らの装置に磨きをかけ、さらに多くの装置を製作した。それは彼だけではない。頭足類から採取した生物学的材料は、一般にますます魅力のある研究分野となっている。たとえばキトサンは、従来の包帯よりも大量の血液を吸収することができることがわかったため、軍事用途の損傷被覆に広く使用されている。

しかし、研究者らがイカのさまざまな部位をより詳しく調べる気になったのは、その電気的特性のせいなのだ。イカの甲からとったキトサンはプロトンを伝導するだけでなく、他のイオンも伝導する。イカの皮膚にある──文字通り──リフレクチンと呼ばれる反射性タンパク質も、プロトンの伝導体だ。イカが身を守るために吐き出す墨でさえ、混合伝導を可能にするユーメラニンを含んでいる。[25]

これらの特性が日の目を見るにつれて、より多くの人が非電子流を制御することのできる装置を作れるかどうかを確認するための材料をいじり回すようになった。カリフォルニア大学アーヴァイン校の化学工学士アロン・ゴロデツキーは、リフレクチンは、プロトンベースのプロトントランジスターに適した材料にすることができるくらい、プロトンをすばやく伝導する、と結論付けた──トランジスターが電子装置内の電流を作る基本的な計算単位であるのと同じように、プロトントランジスターはその代わりにイオンの流れを作り出すことができるかもしれない。[26] ゴロデツキーと彼のチームは、節足動物から採取した材料もテストしており、これらは次世代の生体適合性プロトン伝導材料やプロトン装置を形成するだろうと考えている。[27] これらは、インプラントにも有効な、食べられる電池の基礎にもなり得るかもしれない。[28]

しかし、ローランディが初めてイカ電子工学《イカトロニクス》に進出してから、この分野に大きな進歩があったにも関わらず、彼は頭足類から身を引いてしまった。「私たちは当初、生体材料ルートに引き寄せられていました」と、牧歌的なカリフォルニア大学サンタクルーズ校キャンパス周辺の早朝ウォーキング中の彼は、息を切らして私にそう語った。彼は現在、このキャンパスの工学部長を務めている。「当時を振り返ると、私の考えはまだ本当の意味で具体化していませんでした」。生物電子工学に初めて参入してから一〇年以上経つ彼は、自分がどんな種類の材料を使うかについては「不可知論者」である。本当に価値のあるものは――何がなんでも――プロトンを制御する能力だと彼は気づいた。

ローランディは、銀塩化物とパラジウムから細胞電流を引き出すためのプロトン装置を作りはじめた。その結果、プロトンは、個々のイオンと個々のチャネルをどのように連結するかを私たちが解明し、電子が提供するものよりも正確な相互作用と制御を提供することができるようになるまでの一時凌ぎのものなのかもしれないことがわかった。ローランディが著した二〇一七年の論文がマイケル・レヴィンの手元に届いたとき、彼はローランディと連絡を取った。こうした能力を使って自分が何をしたいのか、彼にははっきりとわかったのだ。

レヴィンは、すでに本書で述べたように、細胞運命（骨、ニューロン、脂肪など）はその膜電圧と結びついていることを発見していた。脂肪細胞は細胞外流体に対してマイナス五〇ミリボルト程度になる傾向があった。骨細胞は最も分極化され、マイナス九〇ミリボルトだった。皮膚細胞とニューロンはマイナス七〇ミリボルト付近の中間あたりをさまよっていた。幹細胞はほぼゼロで、膜が分極化するにつれて、その量に応じてアイデンティティの発達も分極化することを発見した。そして今度は、幹細胞の電圧を自分で調整し、それによってその運命を制御しようとした。それを期待通りに操作して脂肪細胞や骨細胞、またはニューロンにすることができたら、それは、目も眩むほどの規模の遺伝学的・化学的プロセスを制御するシステムとして電気を使用することができることの証拠になるだろう。

しかし、それが何か新しいものに分化するのにじゅうぶんな時間——何時間、もしかしたら何日?——、彼はどのように生きた細胞を一定の状態に保持しておくことができるだろうか? 細胞にまつわる問題は、それらに恒常性《ホメオスタシス》があるということだ——何かが電圧に影響を及ぼすと即座にバランスを立て直す。体内であれば、この問題は解決する。なぜなら細胞周囲の微小環境が休みなく調整信号を発しているからだ。電気生理学者が持ち合わせている既存のすべての技能をもってしても、これを真似できるものは存在しなかった。

そこで助け舟となったのがDARPAだった。DARPAには、たとえば義足や神経補綴の新たな方向性を促進するための研究に大量に投資したという長い歴史がある。ローランディがレヴィンと出会った頃、DARPAも生体電気に関心を寄せていた。それはローランディのプロトントランジスターに大きな影響を受けたポール・シーハンという名の新しいプログラムマネジャーが現れたおかげだった。(米国海軍研究所での前職に就いていたとき、シーハンはプロトンポンプを使って、イカの擬態をベースに、色を変化させる生体電気装置を設計していた。[29])

今やDARPAに予算枠を所有していたシーハンは、ローランディとレヴィンに幹細胞運命プロジェクトのための資金を提供した。この資金でもって、ローランディとレヴィンはマーセラ・ゴメズを仲間に引き入れた。ゴメズは制御理論とサイバネティクスのバックグラウンドをもつ、サンタクルーズ校の数学・システム生物学者だ。彼女は、生物を動かすことのできる数学的ツールに精通しており、それらのツールが必要としているのは、常に変化する細胞の電圧をモニターし、リアルタイムでそれを実行することのできる機械学習システムだということに気づいていた。そして彼女はそれを作った。

チームはローランディが設計した装置を使って幹細胞を整列させた。細胞周辺にプロトン電流を注入することで、その膜電圧を上昇させるという仕組みだ。細胞がより快適な電圧に戻ろうとしていずれかのチャネルを引き込もうとすると、ゴメズのＡＩは常に気づき、より多くのプロトン電流を注入する。それは細胞の通常の脱分極ベースラインよりも一〇ミリボルト大きい状態に、生きた幹細胞の膜電圧を絶えずキープすることができた。二〇二〇年、三人はゴメズのすばらしい新ツールの成果を発表した。それは一〇時間、人工電圧を継続的にかけたものだった。そんなことは過去に誰もやったことがなかった。

しかし、ウインドウ電圧を拡張して幹細胞の分化が観察できるようにする方法を研究しているうちに、資金が底をついた。

とはいえ結果的にそれでも問題はなかった。彼らはすでに、シーハンが計画していたはるかに大きなプロジェクトに着手するために必要なすべての証拠を彼女に提供していたからだ。二〇二〇年初頭、ＤＡＲＰＡは一六〇〇万ドルのＢＥＴＲ（組織再生のためのバイオエレクトロニクス）プログラム——ＤＡＲＰＡの水準からしてもかなりの高額——を開始した。その目標は、傷の治癒プロセスを徹底的に促進することだった。[30] これは従来の電子工学（あるいはそれ以外のものでも）では不可能なことだった。治癒のための電気刺激に関する個々の研究はときに有望な結果をもたらしたが、すべての患者に毎回それが作用するようにする特別な秘訣を教えてくれる者は誰もいなかった。シーハンはこの研究をじゅうぶんに吟味した上で、身体にそれ自体の言語で語りかけることが行き詰まりから脱却する方法かもしれないと考えた。「電圧だけではなく、イオンを介した生体電気に軸足を置きたいと考えたのです」と彼は語る。「現在のところ、電気信号から生化学的信号へ、またはその逆へ向かうことは非常にやりがいがあります。それがこのプログラムがやろうとしていることです」。彼は、よりよいセンサーや駆動装置から、治癒が実際にどのように作用するかに関するよりよいモデルの構築まで、損傷治癒のあらゆる側面を改善したいと考えている。

傷については、まだわからないことがたくさんあり、これこそが、傷をよりよく、より速く治すための進歩を誰も見出すことができない理由だ。ひとつの問題としては、すべての傷はそれぞれ異なるということである。シーハンは私のためにリストにチェックをつけてくれた。「傷の縁は中心とは異なります。足の切り傷と顔の切り傷では治る速度が違います。若者は老人より早く傷が治ります」。

ローランディのグループは生体電子工学を使用して、傷再生のそれぞれ異なる側面を制御している。この考え方は、電界を印加し、一般的な改善を望むというよりも、もっと特定的なものだ。チームは特定の損傷プロセス（炎症段階など）をセンサーでモニターする。ゴメズのアルゴリズムはその後、これらのセンサーからの情報を処理して実行可能な項目に変換し、たとえばイオンや電界を傷に送って、治癒プロセスを加速化させるためにマクロファージの沈静化を促進したりする。自由に使える、より多様性のある道具がなければ、そこまで細分化することはできない。「さもなければ、よし、すべて検出したし、この非常に複雑なアルゴリズムもある、あとは、この情報を使ってできるのは、それに向かって電子を発射することだけだ、ということになってしまいます」とローランディは語る。「それだけではじゅうぶんではないのです」と。

しかしシーハンにとって幹細胞プロジェクトがBETRプログラムへの足がかりだったように、BETRもまた、より大きな何かへの一歩なのだ。「損傷治癒は最初に取り組むべきすばらしい問題です」と彼は語る。「ところが全体として見てみると、薬物化合物の投与を管理したいと思うような場所は医療の現場では多岐にわたります」。よく引き合いに出される例は、腫瘍に特化した薬物の投与だが、一般的なインターフェイスは場所だけでなく投与する時間も選択することができる。どんな腫瘍学者でも、夜、患者が寝ている間に投与できるがん治療薬を望んでいるというだろう。寝ている間にこそ身体が再生されるからだ。さらには、この休息期間に、薬物に対して最も感受性の高い非がん組織の中には分裂しないものがある――つまり、寝ている間に有毒な薬物を投与することによって、悪い結果のいくつかを軽減することができるかもしれないということだ。とはいえもちろん、これらの薬を真夜中に投与することはできない。医師も看護師も、診察室の管理人も、みな寝ているのだから。

したがってシーハンの次の目標はこうなる。「私たちが本当に必要としているのは、生物学的情報を身体に送ることができる生物学との一般的なインターフェイスです」と彼は語る。「サイトカイン、ホルモン、ケモカインといったものです。こうした治療を提供することのできる一般的な装置があるということは、適所に二四時間体制の医者がひとりいるようなものです」とシーハンはいう。それに傷にとっても、それは二四時間待機している外科医の役割を果たすだろう。偶然にも、それがゼノボットのセールスポイントのひとつだった。

カエルロボットと菌類コンピューター

マイケル・レヴィンが初めてカエルの胚の分解を始めた頃、彼は生きた細胞がその生体電気的環境によって送られた電気信号の抑制から逃れたときに何が起こるかを知りたかった。第七章で彼と他の科学者グループが、これらの手がかりは、どの形をどこでとるかを細胞に教える重要な機関であり、この指示はこうした細胞が何兆もの単位で協力して、子宮の中でヒトが適切に形作られるかどうかにとってきわめて重要だと考えたことを思い出してほしい。

とはいえ、この考え方をどのように試せばいいのだろうか？「ゼノボットはそう尋ねるための手段でした。ここに一束の細胞があります。これらは何の指示もない中で、何を構築すべきかをどのように特定しているのでしょうか？」とレヴィンは私に語った。「全体的にいえば、それはカエルの細胞からロボットを作るといったことではなく、実際、どんな細胞で作られたロボットでもいいのです。ここでの考え方は、有力な作用物質の集合体がどのように協力して大きなゴールへ向かうかを理解する必要があるということです」。その明らかな事例は再生医療にあるだろう。細胞はどのように集まって、臓器、いや実際には身体全体といった何か大きなものを構築することに同意するのか？　それは、なぜ、どういう状況下で、「自己中心的になる」というアプローチを細胞が選び、がん化するのかということに関する洞察も与えてくれるかもしれない。

「私の研究所にあるものはすべて、いくつのものがひとつになるかということの考え方に焦点を合わせています」と彼はいう。「受容能力をもったたくさんの小さな作用物質が集まって、目標とする状態をもつ単一の、統一された認知システムを備えるというのはどういうことなのか？」それがどう作用するかを理解すれば、臓器を再構築したり、腫瘍を再プログラミングしたり、先天性欠損症を治したり、老化を防止したりすることが、実際、単なるプログラミングだけの問題になる。「自分が今何をしているかに関わらず、細胞に、むしろひとつのものを構築するように説得するという問題にすべては帰結します」と彼はいう。

そこで彼は、手がかりのない状態で細胞が何をするかを確認しようとした。彼と協力者らは、数千個の細胞をカエルの胚からこそぎ取った。その後、それらの細胞をまったく異なる中立の環境に置き、それらが新たに手に入れた独立性をどう判断するか確認しようとした。細胞にはたくさんの選択肢があった。単に死ぬこともできる。すべての細胞が自分たちだけで独立することもできる。細胞培養のように平面に横たわる単一層の「皮膚」へと自分自身を形成することもできる。

細胞はそのどれもやらなかった。

その代わり、数千の細胞が集まって、何か新しいものを作った。どういうわけか、それらは申し合わせたように一緒にくっついて、新しい組織、小さなばらばらの球体の一部となったのだ。すると、そのそれぞれに繊毛が生えてきた。それ自体は珍しいことではなかった。この小さな毛は正常に発生した胚の外側の表面に生え、身体中の粘液を移動させてきれいな状態に保つ――珍しいのはその使い途だった。「これらの細胞は基本的に、その遺伝子コード化されたハードウェアを別の目的で利用します」とレヴィンはいう。これらの細胞は今や、この繊毛を使って粘液を移動させる代わりに――意図を生み出したり、その意図に基づいて行動したりする神経系をもたないにも関わらず――その繊毛を使って自分たちを移動させたのだ。とはいえ、この新しい機器が整うと、細胞は惰性で動きはじめた。「この小さな塊が動きまわっている面白い動画があります。小さなグループを作ったり、さまざまな構成で相互に作用したり、迷路のようなところに抜けていったりもするのです」。

それらは脳も神経系ももたない細胞の塊に過ぎないとはいえ、好みがあるようには見えた。レヴィンがほぼ半分にカットすると、それらは再生した。二〇〇〇個のカエル細胞からなるひとつの球体が何かを好んでいるということができるならば、それらは常に、自分たちが元々想定していた小さな球体になるように自ら再構築することを好んでいるように見えた。まさにゼノボットだ。「これらは従来のロボットでもなければ、よく知られた種の動物でもない。それは新しいクラスの人工物であり、生きた、プログラム可能な有機体なのです」と、このチームのロボット工学者であるジョシュア・ボンガードはいう。

これまでのところ、それらに関して厳密にプログラム可能なのは形状と寿命だけだ。ゼノボットは消化系を持たないため、その細胞は決まった量の燃料が入った小さな卵黄嚢で具体化される。それらが尽きると細胞は死ぬ。それはまさに、生体システムをロボットとして使用する主な利点のように見える――生体システムが死ぬことで、ゼノボットが世界を占領するという恐ろしいシナリオが除外される。

いや、そうではないかもしれない。二〇二一年の終わり頃には、ゼノボットは再生のためにプログラミングされていた。[31] それらはまだ、自分たちで真新しい生殖器官を作っていなかった――その代わり、パックマンのような口を使って細胞を掬い上げ、ほぼ自分たちと同じサイズのグループに入れる。するとそれらがまとまって新しい生命体になる。ゼノボットは自分たちと似た新しい生き物を作ったのだ。それが、地球の進化の歴史にとって新しい生殖の方法だった。この生物に約五年間入れ込んできたレヴィンにあいまいさはない。それらは――「生命のいかなる合理的な定義においても」――生きている、と。

倫理学者が懸念しはじめるのも無理はない。「これはパンドラの箱のようなものなのだろうか？」と、自己再生研究が発表されてまもない頃、彼らのうちふたりが記し、起こり得るさまざまな悪影響を提示し、それらを避けるために、科学にはもっと限界を設ける必要があるのではないかと考えた。[32]「ゼノボットは現在、ヒトの胚からも幹細胞からも作られていないが、その可能性はじゅうぶんにある」と彼らは記している。

アンドリュー・アダマツキーは、インプラントは生物学の避けられない未来であると考えているが、他の人々がカエルやイカで研究しているのに対し、彼は菌類に賭けている。アダマツキーは西イングランド大学の型破りなコンピューティング学の教授で、彼はここで菌系体電気活動のコンピューターモデルを作り、スパイクを論理関数にコード化している。それは、トランジスターが従来の演算で作成することのできるＡＮＤ／ＯＲ関数に少し似ている。[33]身体にこれらの関数があれば、環境にもそれができるのではないか？

未来は珊瑚礁の底に潜って自分の腰骨を作るためのサンゴを調達することではない。未来は生体材料の特性を理解してそれらをすぐれたインターフェイスにし、それを安定供給して、身体とのベストなインターフェイスになり得るような特性に変えることなのだ――たとえば合成されたサンゴやイカの甲は、その品質が、現在半導体をウェハーにしているシリコンクリスタルと同じくらい正確な材料の安定した供給を確証する。

私たちは、新しいイオンチャネル薬や新しい試験、生物学的インプラント（そのどれもが一〇年後に私たちとともにあるかどうかは何の保証もない）を待っている一方で、そこには電気薬学に関するまた別のオプションがある。つまり、皮膚の外側からすべてをおこなうことのできる非侵襲的なウェアラブルだ。

第一〇章　自分をよりよく電化する
電気化学による新しい脳と身体

マイク・ヴァイゼントはオーダーメイドの二本の電極を保護剤のネットからむしり取った。私の脳に電気を通す大きなヒナギク型のディスクだ。彼はそれを私の頭にガーゼで固定しながら、右のこめかみにそのひとつを取り付けるように指示した。それから、回路遮断安全装置にドロッとしたグリーンの液体を大量にかけた。こめかみに取り付けたヒナギク――もうひとつは私の腕にある――は私の頭蓋骨に害がない量の電流を通す、と彼は説明した。

私たちは窓のない灰色のオフィスに入った。この研究所のペンキ塗り職人が最善を尽くして、ここを軍事作戦領域に変えたのだ。一方の端にはサンドバッグの山が肩の高さまで積まれている。そこに大型のM4ライフルが立てかけられている。接近戦によく使われるモデルだ。私はそれを肩に担ぐ。サンドバッグの前の三メートルほどの高さの壁には、DARWARS襲撃！と名付けられたトレーニング用シミュレーションのプロジェクションがある。

私がここへ来たのは、経頭蓋直流電気刺激（略してtDCS）と呼ばれる実験的技術を試すためだった。最初にこのアイデアに遭遇したのは、インターネットやGPS、レーザーなど、世界を変える画期的な技術を生んだ米軍の一部門、DARPAがおこなった軍事会議だった。（この会議は、おそらく私のようなうるさいジャーナリストに、電流で兵士たちの脳を刺激して学習効果を上げようとしている科学者を探し出すことを許可したために、現在は廃止されている。）この会議で私は、狙撃訓練のスピードアップを図るために彼らが使用している、頭蓋に電気を流すという新しい技術について知った。DARPAはこのプログラムを慎重に監視していたため、彼らがこのプログラムに関する私との二〇分にわたる電話に応じてくれるまで、私は四年間懇願しつづけた。彼らが達成した結果を考えれば、それも不思議ではない。「射撃技術を学んでいる兵士を、初心者からエキスパートにするまでの時間を半減できた」と、プログラムマネジャーはその電話で語った。彼らは言語と物理学でも同じ成果を達成した。

私は本当に、こうした驚くべき結果を真に受けてもよいと思っていたのだろうか？ 私が本当に必要としていたのは、それがどういうものなのかを私に教えてくれる人だったのだが、彼らは試験に参加した兵士の誰とも私を会わせようとしなかった。「私がやってもよろしいですか？」と私は思い切って頼んだ。

少しの間をおいて、彼はまるで今にも喋り出しそうに息を吸った。「必要であれば、どんな権利放棄書にもサインします」と私は先手を打った。電気がもたらす自分自身の妙技を思い浮かべて、私はすでに夢見ごこちだった。

再び間があった。今度は少し長く、相手はまちがいなくスピーカーフォンをミュートにしていた。

「カリフォルニアまで来てもらわなければなりませんが――」

「もちろんです！」彼がいい終わらないうちに私はそう答えた。

そのひと月後、私はアメリカ西海岸に向かっていた。実験まで日が浅かったことと、普通に興奮状態だったせいで、私はいくつか考えられない判断ミスを犯した。最初のミスは、ロンドンからカリフォルニアまでの一一時間のフライト後の朝にミーティングを組んでしまい、寝るタイミングと場所をまちがえたことだ。その後、『ニュー・サイエンティスト』誌のホテル代一〇〇ドルを節約するために、山を車で登ったり降りたりして友人の家に泊めてもらうことになった。後に分かったことだが、ロサンゼルスの山は思ったよりもはるかに高い。時差ボケと高山病のため、飛行機に乗ってから三〇分以上眠りにつくことができなかった。危険値に至るほどコーヒーを飲んで燃料チャージした私は、夜明け前の暗闇の中、少しだけ泣きながら、「上等よ、こうやって私は死ぬんだわ!」と甲高い声で何度も繰り返しながら、気分が悪くなるような坂道を車で降りていった。そしてこの後、渋滞に巻き込まれることになる。

到着してチームと合流する頃には、あまりに自責の念に苛まれて、目の前の課題にどう取り組めばよいか考えることすらできなかった。ふたつの仕事と大西洋と大陸間を横断してこの物語を追いつづけてきた四年間、——私は、神経科学の実験に備えて脳を準備する時間などなかったのではないか? ロンドンのデスクからリモートでおこなったDARPAとのインタビューを書き起こすだけで、もっとよい物語ができあがっていたかもしれない。私は自らに向けた怒りに静かに震えおののいた。

マイケル・ヴァイゼントの腰まで伸びた白髪まじりの髪も、私の自信にはつながらなかった。当時ニューメキシコ大学で教鞭をとる神経科学者だったヴァイゼントは、その朝、親切にも自らの電気装置を披露するためにわざわざカリフォルニアまで飛んできてくれたのだ。彼は私を小さな部屋へ案内した。そこには、発泡スチロールのパッドで内側が覆われ、さまざまな配線を包み込んでいる大きなスーツケースと、怪しげな蛍光グリーンの液体がいっぱいに入ったスクイズボトル、スイッチとダイアルがあしらわれた九ボルト電池の入ったベージュの箱があった。ヴァイゼントは材料を取り出しながら満足げにいった。「こんなものが空港のセキュリティを通ったなんて信じられますか？」

ヴァイゼントは私の身体に電極をつけ終えると、私のブラジャーの背中の部分にそのがっちりとした用具一式を押し込んだ。「準備完了」と彼はいった。いざ戦場へ。

それはいとも簡単に、電気を使わない射撃練習から始まった。そうしているうちに、私は改造した銃の荷重と重みにも慣れてきた。いつの間にかシミュレーションの砂漠の中にいる自分に気付き、ピューピューと吹く風の音以外何も聞こえず、人間の形をした金属の標的の列と対峙していた。ひとつの的に当たるたびに、弾丸は満足のいくリアルな金属音を立てて跳ね飛んでいく。こうした一連のシーンが続いた。疲れは感じるがうまくできている。

ヴァイゼントが入ってきた。「いいでしょう。今度は、これをできる限りリアルにできるかどうかを確認します」と彼はいって、私の背後で箱をいじりはじめた――臨床試験で対照条件と偽条件を近似させようとしたのだ。そのためには、電気がオンになっているかどうかを私にわからないようにしておく必要がある。そうすればプラセボ効果に振り回されないで済むからだ。「何度かここへ来ますが、いつ電気をオンにするかは教えません」。これでは審査に通らなかっただろうが、私は実際の臨床試験に参加していたわけではなかった。これは体験談であり、私は観光客なのだ。

彼が部屋を出ていくと、静かな砂丘と標的も消えた。私は検問所でスナイパーになった。より具体的にいえば、私はひどいスナイパーになった。何も起こらないうちからすでに神経が衰弱していた。目が、建物と入ってくる車との間を行ったり来たりしてちかちかする。今にも何かが起こりそうだったが、それが何なのかはわからなかった。

爆弾が爆発したときはむしろほっとした。白い爆風が消えていくと、爆弾ベストを着たひとりの男が私に向かって走ってくる。その後のことは、本書の「はじめに」に書いた通りだ。シミュレーションは灰色の霧の中に消えていった。

技術者が入ってきて私のライフルをリセットすると、私はもう一度検問所に入り直した。今度は何が来るか分かっていたので、最初の爆撃犯に備えていた。それに屋根の上にいる射撃手もなんとか打ち負かした。ところが二番目の爆撃犯が私に襲いかかると突然、数十人が一斉にあらゆる方向からあり得ない速さで走ってきた。そして灰色の霧。

これをあと何回繰り返したかは覚えていない――三回か？　二〇回か？　私にわかっているのは、どのセッションも果てしなく長く感じられたこと、そして最後に照明がついた頃には、ただ、もうやめてくれと思ったことだけだ。

しかも、すべてが詐欺なのではないかとも思いはじめていた。最近発表された実験では、tDCSが強化する訓練は、脅威を検知するスナイパーの能力を二・三倍増加させるということだが、私はこうした結果を何ひとつ見ていない。結局、アメリカの軍需産業には、熱心な政府調達官のために自分たちの研究を過剰に――またはときに完全に改ざんして――解釈してきたという長い歴史がある。私は次第にどんどん嫌悪感が増し、渋滞の中を帰るのが怖くなり、疲労感でめまいがした。

ヴァイゼントが入ってきて、またも装置をいじりはじめた。金属の味がした。アルミ缶のタブを舐めたときのような感じだった。これがそれだ――偽物の実験と本物の実験の見分けがついてはいけなかったはずなのに、私がつけていた歯科用矯正装置でそれがわかってしまったのだ。当初は疑念を抱いていたのに、私は突然興奮しはじめた。『マトリックス』の瞬間が訪れるのを待った。今にも新しい情報が、まるで一九九〇年代の映画に出てきた象形文字の暗号のように私の頭に流れ込み、突然射撃の物理学を理解する能力で満たされるのを感じた。ところがやはりそうはならなかった。ただ金属の味が残っているだけだった。私は深いため息をつき、ゲームの中で、屈辱的な死が再び訪れるのを受け入れるしかなかった。

「また後ほど」とヴァイゼントはいって出て行った。照明が再び落とされた。そして大した騒ぎもなく、ほんの三分ほどに感じられたセッションで、私は冷静にすべての攻撃をかわしたが、ヴァイゼント（と技術者、そして壁にかかった時計）は、二〇分かかったことを私に納得させた。

「何人撃ちましたか?」照明がつくと、私は技術者に尋ねた。あとのことはおわかりだろう。

あのとき、自分に問いかけはじめた疑問が、以来、私を駆り立てつづけている。ノートパソコンを明るくする電流が、身体を動かすデリケートな自然電気を操作して、こんなにも脅威的な効果をもたらすことがどうして可能なのか？　そして私はいつ、自分自身の装置を手にすることができるのだろうか？　私たちの誰もがこんなことができなければならないのか？

実験後、私はとりわけ第二の疑問に取り憑かれていた。数ヶ月後、ある職場の親睦会に参加し、同僚のひとりにこの経験を話したときに、自分でもびっくりするほど気持ちが高ぶったのを覚えている。それは研究室での経験そのものの域を超えていた。研究室からの帰り道のことだった——私は渋滞の合間を縫うように進み、ドライブはすこぶる快適だった。普段なら、もっと手に汗を握る、歯を食いしばるようなものであることの方が多いのに。それから三日間、あの偽りの襲撃者たちに対しておこなったのとまったく同じように、降りかかってくる問題に取り組んだ。冷静に、パニックに陥ることもなく、自分の失敗の一生分のリストを掘り起こし、自分の無価値さの前に初めてひれ伏さなければならないような複雑な儀式もなく。あの底なしの泉が突然干からびた。それはつまり、人生が突如としてはるかに楽になったということだ。最初に、心理的な自責の念に駆られるような一連の儀式に陥ることなく、ただ何かをすることができるなど、誰が知っていただろうか？

そして、言葉が悪くて申し訳ないが、クソみたいにちっぽけな電気的刺激で、どうしたらそんなことができたのか？

ひとつの理論としては、これはアルファ波の振動を高めるための非侵襲的な方法だったということだ。第五章で論じたことを覚えているかもしれないが、アルファ波の振動はハンス・ベルガーによって発見された。一〇〇年もの間、彼が特定したこの振動は偶発現象、つまり単なる脳の「排気ガス」だと思われていた。これによってエンジンが動いているかどうかといったシンプルなことがわかったり、ときにはエンジンの状態に関する限定的な情報が得られたりすることもあった。たとえば、一九三〇年代、ＥＥＧによる振動研究により、アルフレッド・ルーミスは睡眠科学の研究を前進させることになった。睡眠はレム睡眠とノンレム睡眠といった段階で起こるという今となっては一般的な考え方は、それらを見分けるための、こうしたそれぞれ異なる明確な波形がなければ考えられないことだっただろう。

脳波を変えることは技術的には可能だが、貫通インプラントの侵襲的精度がなければ、特定の機能をターゲットにすることはできず、たとえ承認が得られたとしても、それをヒトでおこなったという使用事例はなかったということが、いくつかの動物実験で示唆されていた。

二〇〇〇年になると、こうしたすべてが変わった。ドイツのゲッティンゲン大学のふたりの神経学者、ウォルター・パウルスとマイケル・ニッチェが、経頭蓋直流電気刺激法（tDCS）と呼ばれる新しい技術について解説した論文を発表したのだ。tDCSを使用することによって、脳の外科手術をすることなく、振動のリズムを変えることが可能になった――またリズムを変えることで、その人の行動や精神状態が変わるかどうかを確認することができるようになった。それは比較的簡単で安全だった。二本の電極を被験者の頭に巻きつけ、関連する脳の領域全体にそれを固定し、極微量な電流（一〜二ミリアンペア）に設定する。二〇〇三年、パウルスのチームは、tDCSが認知能力を高め、ヒトがコンピュータのキーボード上のランダムなキー入力シーケンスを学習する能力を促進することを示しているように見える実験を発表した。[1]「それは脳の比較的局所的な部位に小さなカップ一杯のコーヒーを与えるようなものだ」と、共著者のひとりは『ニュー・サイエンティスト』誌に語った。[2]

これがきっかけとなってtDCSが爆発的に増えた。今や誰もがこの簡単な新しい道具を使って脳の能力を高める方法を探し求めていた。その翌年、リューベック大学のリサ・マーシャルが、睡眠中に短時間tDCSを連射してスリープスピンドルと呼ばれるある種の波線のサイズを大きくすることによって、ヒトの記憶を研ぎ澄ませた。[3]翌朝、被験者らは、睡眠中に脳に刺激を受けなかった人よりも、前日に学習した単語の組み合わせをよりよく思い出すことができた。他の研究者も、この実験やその他の精神的な向上を再現しようと躍起になった。オックスフォード、ハーバード、シャリテといった大学では、ほんの微量の電気が記憶や数学的能力、注意力や集中力、創造力を向上させた。二〇一〇年になる頃には、電化が記憶と認知に影響を及ぼすと主張する何千もの論文が発表された。

ここに問題がある。それは万人にとってそうだったわけではなかったのだ。私にとっては確実性さえなかった。本書の冒頭で述べたように、ｔＤＣＳは射撃能力には効果的だったが、私の数学的欠陥に触れることはなかった。

並外れた主張には並外れた証拠が必要だ。劇的な結果を幅広く報告した研究の多くが、当たり前の証拠すらなかったことが次第に明らかになった。それらは、参加者の数が一桁台であったことで信ぴょう性がなくなり、一気にパワーを失っていった。中には対照群が存在しない研究もあった――科学における大罪である。ｔＤＣＳに関する問題を投げかけていたのは、単に出来の悪い科学だけではなかった。優良な研究でさえ四面楚歌の状態だった。ｔＤＣＳがどれほど正確にこうしたすべての効果を構築することになるかについて、確固たるコンセンサスがなかったからだ。一方で、数ある新しいホームｔＤＣＳキットを購入した多くの人々が、まったく効果がないと不満をもらしはじめた。

その後、ｔＤＣＳが巨大詐欺かどうかを問ういくつかの研究が発表された。ニューヨーク大学の研究者らが、標準的なｔＤＣＳ――私がカリフォルニアで経験したのと同じ二ミリアンペア――を投与した場合の効果をヒトの解剖用死体を使ったぞっとするような実験でテストした。この投与量では頭蓋骨を通って脳内に現れるのにじゅうぶんな電気を送ることさえできなかった、と彼らはいう。九〇パーセントが、頭蓋骨の皮膚を含めた身体の他の部分へと流れていったのだ。このようなことが、どうしたら認知に何らかの影響をもたらし得るのだろうか？　ＤＡＲＰＡプロトコルを私に施した研究者でさえ、否定的な意見に同調した。「あらゆるすぐれた研究には、壁に糞便を投げてそれがくっつくかどうか確かめるようなものも同じくらいある」と彼は私に語った。

実際、二〇一六年には、振動の機能的役割を探り出す方法として開始されたことが、万全万能の方策へと変身していた。何であれ、誰かが誰かから、刺激を与える許可をもらっていたのだ。「ここに、tDCSが効くとされるすべてのもののリストがあります」と、ユニバーシティ・カレッジ・ロンドンの認知神経科学研究所のヴィンセント・ウォルシュは、あるtDCSサミットで宣言した。そして、統合失調症、摂食障害、うつ病、偏頭痛、てんかん、疼痛、MS（多発性硬化症）、判断力の低下、依存的行動、自閉症などを含むリストを列挙し、そのリストは二桁にものぼった。[4]「ご冗談でしょう…」と彼は英国風の皮肉を込めてつぶやいた。インチキ電気屋のポスト・ガルヴァーニ時代を思い起こしたのは、まちがいなく彼だけではなかった。

こんなことがなぜ起こったかといえば、振動からそれらを操作する道具へと関心が移るのにそれほど時間がかからなかったからである。その途中で、振動そのものがどこかに紛れ込んでしまったのだ。シリコンバレーも、脳を「オーバークロック」することに関心を抱き、アルファ波増強技術の開発に資金を提供した。そしてガジェットの潮流が家庭内用途として現れたが、そのいずれも実際に作用するようには見えなかった。tDCSに過剰に焦点を合わせること（これは効果があるか？　脳を変えるか？　活動電位が生成されているか？）は、そもそもこの道具を使用する意味を曖昧にした。それは脳全体の振動——個々の脳領域における個々の活動電位ではなく——を変えて行動の結果を変化させることができるかどうかを見るためだった。

tDCS論争が沈静化していくにつれて、アルファ波の振動を引き起こす他のアプローチにより、振動とそれらが機能的かどうかに関心が移った。経頭蓋磁気刺激（巨大な磁気で刺激する方法）、脳深部刺激療法、経頭蓋交流電流刺激（これはガルヴァーニ電流ではなく、マイナスからプラスの電流へと非常にすばやく切り替わる一連の高速パルスだった）が、振動に関する新しい全体像を描いた。それらは脳で何が起こっているかに関する深い現実を教えてくれるだけでなく、それらを変えることで関連する行動をも変えることができるのだ。

辛辣な言葉を発してはいるものの、ウォルシュは反射的なtDCS懐疑論者ではない――彼は自身の研究をtDCSの研究に加えてきた。彼（とキップ・ラドウィッグ、その他の人々）をtDCSに対してあれほど不機嫌させたのは、小さな研究が信ぴょう性をもって報道されたり、宣伝されたりしていたからである。その中には私の（まったく信用できない）役立たずの妙技よりはかろうじてマシなものもあった。それでも、それらの研究は適切な対照をもたず、被験者も五人しかいないという事実を、人々は知る由もなかった。彼らは前途有望さについて読み、装置が非侵襲的で、何のリスクもないに等しいと思われていると理解した。こうして彼らの多くが、自分でもやってみようと決意したのだ。Redditには脳をオーバークロックすることに特化した掲示板があり、そこでは回路図やその他の説明が提供されている。まったく同情する。包み隠さずいうと、私は結局、自分で脳刺激装置を購入したのだ（これを自分で作る才能は私にはない）。それがプラセボか否か、まだ結論としてお伝えすることはできない。私はこれを、自分の脳に決断を迫られたときだけ使用する。

私は幸運だった――これを自作した人はかなり悪い結果となったのだ。彼らは、効果があるとされている電気刺激の正確なパラメーターを再現しようとして、失明したりやけどを負ったりしていた。神経科学者のグループが、彼らに止めるように懇願する公開書簡を発表したほどだった。[5]

デジャヴュ再び

ここ数年で、ｔＤＣＳ研究は急増している。すべての生体電気治療と同様、この効果があるかどうかは最も些細で最も予測不可能な要因に基づいている。これらの実験を設計する際には、考慮すべき変数がたくさんある。頭蓋骨の厚さのばらつきまで考慮しなければならないのだ！（これは冗談）中には、幸運にも自分が受けた電気刺激に合う、正しい種類のパラメーターをたまたまもつ人もいる。

それはどうやら私にも当てはまったようだ。数年後、ｔＤＣＳがうつ病に与える効果について研究する研究者と偶然話をしたとき、私はそう推測した。私のネガティブなセルフトークが、サンフランシスコの朝の霧が晴れるように、電気によってクリアになったと話したとき、彼女は目を輝かせた。うつ病患者の中には、まさにこのような自虐的なセルフトークにその病状が現れる人もいることを突き止めたと彼女はいう。つまり、自分の足を引っ張ることに全エネルギーを費やすようなセルフトークだ。こうした患者の症状は特に、ｔＤＣＳの介入によって改善された。第五章で論じた脳深部刺激に対するヘレン・メイバーグの探求のように、彼女も反応者と非反応者を見分ける方法を見つけ出そうとしていた。

脳刺激の研究は途絶えたわけではない――それは単に、科学全般がそうであるように非常に難しいというだけだ。[6] 科学には、悪い結果を査読者に通そうとするような共謀は存在しない。ひとつの研究が多くの問題にぶち当たる可能性があるというだけである――じゅうぶんな数の試験参加者に対する不十分な資金援助、研究者バイアス、標準化されていない機器、刺激の強度――そうしたパラメーターがあまりに多く存在するため、どこから手をつけたらよいのかわからないのだ。

しかし臨床試験は常に少数の患者から始めなければならない(リソースをほとんど使わないようにして、最後におこなう大規模な試験のためにとっておかなければならないからだ)。これが基準となっている。ところがその規模によって偏りが生じやすい。それは、小規模な試験からの初期データには価値がないということではない、と元NIHの所長キップ・ラドウィッグは説明する――それは最終的に、大きな決定的結果を教えてくれる大きな決定的研究へとつながるはずだ。

問題は、こうした初期の研究が証拠になっていないことを私たちが忘れているということだ――これまで述べたすべての不十分さは、介入がとてもうまくいく「偽陽性」を得る可能性が高い統計的シナリオにつながる(実際はそうではない)。これが残念ながら、結局のところイベルメクチンやヒドロキシクロロキンによるコロナウイルス治療で起こったことだった。科学者ではない人々が、患者の数が少なすぎたり、実験の設計に欠陥があったりするような初期のいくつかの研究を信用しすぎてしまったのだ。その後のより信頼できる、より多くのリソースを費やした研究によって、こうした初期の結果はまぐれ当たりだったことが明らかになった。しかしその頃にはすでに、誤った情報が拡散していた。

私はすぐにまた、この希望と失望のゲームをもう一ラウンドを経験することになるかもしれない。tDCSと同様、電気薬学も非侵襲的になった。この治療法は現在「迷走神経刺激技術」(VNS)と呼ばれている。これはシリコンバレーからの多額の資金流入を得て、ソーシャルメディアでも話題になっているが、一〇年前に予測したような形式にはなっていない。ほとんどの投資家は、侵襲的インプラントを支援する代わりに、非侵襲的なウェアラブル技術をバックアップしている。それは迷走神経が耳のすぐ内側にある皮膚の表面すれすれを通って身体の深部から上ってくるときに、この迷走神経を刺激する小型イヤホンのように表層皮膚を傷つけないで神経に影響を与えようとする。ここでも、それが集中力、不安、うつ病などに与える効果について議論されてきた。あとはもうおわかりだろう。tDCSと同様、少数の患者に効果を示唆するそれぞれの研究――そのいくつかはあまりうまくできていない――に関して、それは効果がないということを示す別の研究がある。[7]

もし非侵襲的なものでそれを確実に操作するために、エレクトロームをすみずみまで理解したいのであれば、最初のステップは、侵襲的技術がどのように私たちの生体電気を連結するかを決定的に示す、この技術を使った大規模な試験をおこなうことである。

ここで問題が生じる。そのデータを得るために、誰が進んで自分の脳を開けさせようとするだろうか？　これまで私たちが身体の電気的性質について集めてきたあらゆる道具や知識の断片は、これが最後の手段であるような人々――カタリーナ・セラフィンの心臓の鼓動から、マット・ネイグルのブレインゲート研究やVNSのパイオニアに至るまで――によって与えられてきた。がんの治療、四肢の再生、先天性異常の回復、神経のアップグレード、免疫調整――健康な人々が将来自分をアップグレードするために使うもの――は、次世代のテストパイロットに託されている。

テストパイロット

振動場刺激装置でFDAを正しい方向へ進ませようと舵をとっていた頃、ジェニファー・フレンチは、神経系の損傷をもつ人々がその特定の状況下で援助を受けることのできる支援技術を見つけるための神経技術支援団体、ニューロテック・ネットワークを設立した。「技術は偉大な平等をもたらします」と彼女はいう。「そして人々に選択肢を与えます」と。

しかし、神経技術を設計する人々はしばしば、その技術を必要とする実際の人々の役に立つものを犠牲にして、自分たちのような人々の目を潤すような証言に焦点を合わせる可能性がある。フレンチは、なぜ彼らがそうするかを理解している。「誰かをもう一度歩けるようにすることはわくわくすることです」と彼女はいう。メディアの注目が沈静化した後、研究者らは舞台裏で、脊髄損傷を患う人々にとって実際に重要な優先事項（痛みや腸と膀胱の制御）を含む助成金を秘密裏に申請するだろう。「こうした人々の真のニーズに対応してもメディアでは売れません」。

しかしそれでも、身障者研究者のステラ・ヤングが「感動ポルノ」と呼ぶものに世間のメッセージは残っており、それは広範囲に影響を及ぼしている。[8]

たとえば身体麻痺の人々が歩いているところを撮影した、このような研究動画が、ソーシャルメディアや従来のメディアで話題になっている。コンテクストを奪われた――インターネットのせいでよくあることだが――それらの動画は、障害を負ったらどんなことが起こり得るかに関する深く歪んだイメージを人々に与える。

「こうしたニュース――ほら、私たちは脊髄損傷を治して人々を立ち上がらせ、歩かせてきたんだ！――が出てくるたびに、それは誤った印象を残してしまいます」とフレンチはいう。「すると支援団体が、このような状況を抱えて生きている人々から、『いつ私は治るのですか？』という問い合わせの電話を大量に受けるのです」。それはもちろん治療にはならないし、誇大広告から人々を引き戻すこととそ彼女のようなグループの役目なのだ。メディアの誇大広告はさまざまな意味で破壊的である。

それが植え付ける誤解によって、人々は実際にどんな可能性が存在するかに関する明確なイメージを抱きにくくなる。そして、臨床試験に申し込むかどうかの客観的な評価が難しくなるのだ。

フィル・ケネディがきわめてリスキーな（そして潜在的に非倫理的な）手術をおこなったとき、彼は自己犠牲的な科学のヒーローとして科学雑誌で幅広く称賛された。ところが、いくつかの例外があるものの、臨床試験の被験者らの報道には、こうした敬意はほとんどない。「神経技術のテストをする人々は、チャック・イーガーやバズ・オルドリンといった人々とまったく同じようにテストパイロットなのです」とフレンチはいう。自身の命を犠牲にして音速の壁や宇宙飛行に関する科学の理解を広めようとする人々と同様、新しい神経技術の試験の被験者になる人々は――多大なる犠牲を払って――科学を新たなフロンティアに導くために努力する勇敢な仕事の担い手として理解されるべきである。

イーガーとオルドリン（そしてケネディ）は、この実験的飛行に乗り出す前にそのリスクを知り尽くしていた。ところが、臨床医が試験のボランティア参加者に自分たちの期待をどのように伝えるかについては、何の基準も存在しない。新しい侵襲的な実験的神経技術の試験に参加する多くの人々は、この試験が最終的に治癒や支援になることを望んでいる人々と同じくらい利他的な理由で参加している。ときに被験者は、「感動ポルノ」から得た誤った考えで頭をいっぱいにして、絶望した状態で試験にやってくる。フレンチはこれにひどく腹を立てている。というのも臨床試験に参加する人々はモルモットではないのだから、彼らを見下したり、偽りの希望でじらしたりしてはならないからだ。

誰かをテストパイロットにすることは、その人自身が、悪い方向に行く可能性のあるすべてのことを完全に把握していて、その技術ができることとできないことの可能性を正確に管理できている場合にのみ倫理的に可能となる。現在のところ、そうした種類の透明性は遵守されていない。「私たちは、これが個人的に彼らに何ができるのかについて、人々との間で明確にしておく必要がある」とフレンチはいう。しかし、臨床試験の被験者にアドバイスをする際に臨床医が固守しなければならない基準というものは存在しないのだ。

ひとつには、生体電気のインターフェイスを設計する人は誰でも、医療インプラントの倫理的歴史を調べるべきである。私たちは自らの意思に反してインプラントを埋め込まれた人々のぞっとするほど不快な歴史を知っている――しかしインプラントの除去についてはどうなのか？　製造元の会社が倒産したために、自分の意思に反して実験的インプラントを取り除かれた人もいる。数年前、私はある神経科学の会議で数時間を費やし、こうした問題について、インプラントの除去を研究しているタスマニア大学の神経科学者兼哲学者のフレデリック・ギルバートと話をしたことがある。

ギルバートは特に主要な倫理的問題を挙げている――潜在的な試験参加者は多くの場合、その装置の未来に関する全容を知らされていない。ライス大学とベイラー医科大学の研究によると、潜在的な研究参加者は一般に、試験が終了した後に自分のインプラントに何が起こるかということに至っては大っぴらにされない。

典型的なケースは、その人から生活の質を奪っている治療抵抗性疾患をもつ人に関わるものだろう。おそらく彼女はもう車を運転することも働くこともできないかもしれない。最後の手段として、そのすべてを変えることを約束するインプラントの臨床試験に参加することになった。インプラントはうまくいった。まもなくして彼女は、運転したり計画を立てたり、私たちのほとんどが当たり前だと思っているかなり先の読める生活を取り戻すことができた。

しかしそのインプラントは実験装置だったため、彼女にインプラントを施したニューロテックのスタートアップが、試験に参加したすべての人にこの装置の効果があったわけではないことを発見したとき、この会社は倒産した。支払不能となった会社は自社の装置に対するサポートを提供することができなくなり、装置を回収せざるを得なくなった。つまり、この調査用の装置を取り除くための脳外科手術がもう一度必要になるということだ。彼女はインプラント手術を受ける前の生活に戻る準備ができていなかった。そしてこの装置を取り除く、つまり脳外科手術を受けることに同意しなかった。「これらの装置をどうやって回収するつもりなのでしょうか?」とギルバートは私に尋ねた。「こうした人たちを追跡して捕まえるのですか? それはまるで『ブレードランナー』がやっていることと一緒です[9]」。

急進的な新しい医療技術が成功すると、科学技術系の報道機関はブドウを食べることができるようになった麻痺患者や、脳インプラントが改善できる別のものを可能にする試験結果などについて息せき切って報道する。ところが試験が終わったとき、何が起こるだろうか? 科学技術報道を見つけることは少し難しくなる。

こんな疑問が浮かぶかもしれない。なぜこれらの装置をそのままにしておいてはいけないのか? これらの装置は通常、倒産したスタートアップが提供できないような長期的な技術サポートを必要とするからだ。刺激装置のバッテリーを交換する必要があるし、刺激の頻度も調整しなければならない。そして灰白質にインプラントを埋め込んだ患者に対しては、検診を担当する医師が必要になる。稀にこれが可能な場合もある——臨床試験の責任者がたまたまヘレン・メイバーグであればの話だ。メイバーグをDBSの第一人者と呼ぶことができるかもしれない——エモリー大学での長期にわたる華々しいキャリアの後、ニューヨークのマウント・サイナイ・アイカーン医科大学は、彼女がこの病院を運営できるように、新たに先端回路治療センターを創設した。患者にインプラントを埋め込むとき、あなたは彼らを所有するのだ、と彼女はいう。「彼らを使ってあなたがやりたいことをやることができるという意味ではなく——まったく逆です」と。あなたは今、彼らに生涯にわたる責任を負うのだ。メイバーグはこのことに情熱的で、試験後も、うつ病を防止するDBSインプラントを参加者らに維持させるための方法を必死に模索した。しかしそれは彼女が神経科学の世界で大きくパワフルな影響力を持ち、その裏付けとなる多くの資格や、彼女の命による研究機関の兵力、そして大学の資金援助もあるからだ。

スタンフォード大学の法学教授で、生物科学における倫理学のエキスパートでもあるハンク・グリーリーは、神経工学や生体電気の研究者が何らかの種類の試験を実施する前に、その背後にある企業や大学は保障金のようなものを運用する、というのがその答えだと考える。「人々が自分の装置を維持し、メンテナンスや修理をしてもらい、バッテリーを交換できるようにするための、ある種の共通基金だ」と彼はいう。「こうした人々はラットではない。彼らにインプラントを埋め込んでデータを奪い取った後に、それらを取り除くといったことはできないのだ」。

フレンチは現在、自身の専門知識を、国立衛生研究所、ブレイン研究所、また医療機器や神経技術装置をめぐる神経倫理のフレームワークに取り組む米国電気電子学会といったいくつかの神経倫理団体や患者擁護団体へ提供している。すべての新しい基準は、脳深部刺激、脊髄刺激装置、その他の次世代ニューロテックを試している被験者らへの完全な開示を目指している。これは勢いを増している大規模な脳神経関連権のイニシアチブの一環で、最近では二〇二一年にチリで法制化された。[10]

エレクトロームを台無しにしないで

よりよい情報を得たより多くの被験者が、神経インプラント、電気薬学、その他の種類の電気的介入に対する私たちの理解を加速させるだろう。しかし、通常の生体電気機能に影響を与える方法は電気的刺激だけではない。

私たちは、これまで何十年も使用してきたイオンチャネル薬の中に未来の電気製薬を求めはじめている。それらはイオンチャネルを操るもので、チャネルをブロックしたり、こじ開けたり、さもなければその状態に干渉したりすることができる。第七章と第八章で見てきたように、生体電気シグナリングにおけるその重要性の理解がより完全になると、これらの薬ががん治療や再生医療といった別の目的でどのように利用できるかに関する新たな研究を推進する。しかしそれはまた、より不穏な問題も提起する。こうした薬をたくさん飲めば、それらが私たちのエレクトロームに何をしてきたかということを完全に理解することができるのだろうか？　そしてそれを解明するべきなのだろうか？

私たちは、イオンチャネルについて実際に知識を得るはるか前から、イオンチャネルに作用する薬を使用しはじめていた。それらを使ったのは、それが効くからだ——私たちは後に、それらが**どの**ように効くかを解明した。

いくつかの薬では生体電気の副作用をすでに理解している人もいる。たとえば、ほとんどのてんかん薬は、妊娠中に服用すると広範囲の出生異常を引き起こすことがわかっている。後に判明したことだが、その原因は、それらが生体電気を混乱させるからである。それらの多くは過剰に活動するナトリウムチャネルやカリウムチャネルを抑制するが、これは関連するニューロンを落ち着かせ、発作を止める一方で、胎児の構造を正しくパターン化するのに必要なイオンチャネルの通信をも阻害する可能性があることを示す証拠が増えてきている。潜在的な結果の厳格さ――生涯にわたる学習障害や認知障害、身体的奇形の重大なリスク――は、生殖年齢のピークの期間に、妊娠する可能性のある人々にこれらの薬の使用を禁ずることにつながっている。

てんかん薬だけがイオンチャネルに幅広い影響を与えるように設計されているわけでは決してない――そして、イオンチャネルが発育に関与する複雑な方法に、他の薬がどのように干渉するかに関する研究はほとんどない。キップ・ラドウィッグと同様、エミリー・ベイツは生体電気の非常に細かな事柄に取り組んでいるが、それをコロラド大学医学部の発達生物学者としておこなっている。ベイツは長年、他のどんな薬がイオンチャネルを台無しにし、それによって先天性欠損症を引き起こす可能性があるかについて考えてきた。

さらに先に話を進める前に、もういくつか忠告がある。この研究の一部はまだ本当に始まったばかりなのだ。発育に対する医学的影響についての話は、しばしば根本的な権威主義という特殊な傾向を帯びている。妊娠中は、手厳しい気遣いの言葉を呼び起こすことなしには、ほとんど何をすることも「許されない」。ただでさえすでに不安でいっぱいな時期に、誰かを辱めるもうひとつの棍棒として本書が利用されたら、私は無念に思うだろう。これこそが、成長する胎児にとって安全なものは何かを私たちに知らしめる研究に資金を提供することが、なぜそれほど重要かの理由なのだ。

ベイツは妊娠への悪影響を実証するために、すでに確固たる研究結果が存在する医薬品に焦点を合わせることにした。たとえば喫煙は「早産や低体重児など乳児の発育に健康上の問題リスクを高める」ことが広く示されており、口蓋裂といった口や唇の先天性欠損症とも深く関連していることを疾病管理センターが確認している。しかし煙草に含まれる七〇〇〇種類の成分のうち、どれが犯人なのかを突き止めるのは難しいことだった。それらはこのように膨大な種類の化学物質――アンモニアや鉛などを含む――を含んでおり、その多くががんに関係しているからだ。これは電子タバコが危害削減キャンペーンとして静かに受け入れられてきた理由のひとつである――それは他のものがすべて含まれていないニコチンだ。[11] おそらくこの形態のニコチンは、それでも身体によいものとはいえないし、医者が推奨するようなものでもないが、妊娠がわかると喫煙者が電子タバコに切り替えることが多いのはそれほど驚くに値しない。そしてもしすでに電子タバコを吸っていたら、妊娠がわかってもそれをやめようとはしないかもしれない。いずれにせよ、電子タバコでニコチンを吸うことが多い人は、服用量が増えるという結果になる。[12]

胎児をニコチンに晒すことは先天性欠損症の原因となるか？　ベイツは妊娠したマウスを電子タバコの蒸気が充満した小部屋（基本的には大きな水キセル）に入れて純ニコチンに晒したところ、新生児のマウスにいくつかの特徴的な発達障害が見られることを発見した。特に上腕骨と大腿骨が短く（ヒトの低身長と相関性がある）、ニコチンに晒すと肺の発育にも変化が見られた。[13] したがってニコチンは、明らかにこれらの欠陥を引き起こしているということから、無害の傍観者ではなかった。つまりニコチンを供給する電子タバコは、発育中の乳児にはよくないということだ。

とはいえ、これらの身体的な影響をひとつのメカニズムにきっちりと結びつけることは不可能である。しかしそのひとつ一つが説得力のある像を形成する新しいデータと驚くほどよく一致する研究が他にもたくさんある。たとえば、ニコチンは「内向き整流性」として知られるカリウムチャネルを束ねてブロックするということが立証されている——つまりそれは、その細胞の「快適な場所」で細胞の濃度をキープするのだ。カリウムチャネルの仕事は、より多くのカリウムイオンを、細胞から出すのではなくそこへ入れることだからである。ベイツはこのひとつのチャネルに自分のキャリアをかけてきた。彼女の研究室での初期の証拠から判明しつつあるように、アルコールも同じように影響を及ぼす。それは、胎児性アルコール症候群に関連する先天性欠損症の原因と考えられる。

麻酔も、私たちがまだよく知らない方法でイオンチャネルに奇妙な作用をする。薬が生体電気シグナリングに影響する可能性があるのは妊娠中だけではない。全身麻酔をしたことがあるならば、後の人生でがんを発症するリスク[14]、または記憶障害[15]になる可能性が少しだけ高くなる。また、麻酔下にあるように見えてそうでなかったり、不可思議なPTSDによく似た症状が残ったりするケースさえもある。[16]しかしそれは私たちにはわからない。というのも麻酔がどのように作用するのか、私たちは実際のところ正確にはわからないからだ。とはいえ私たちにわかることもある。「これがニューロンに何をするかはわかります」とハーバード大学の麻酔学教授パトリック・パードンはいう。通常の生理学的プロセスとはまったく異なる方法でそれらを発火させ、場合によっては数秒間で一度にすべての発火をシャットダウンする。この結果、どんな眠りよりも完全な無になる。ニューロンが停止したことはわかるかもしれない――しかしそれがどのように停止するかに関する分子的説明は私たちにはない。

率直にいって、それらがどのように元に戻るかということもわからない。「全身麻酔に関する驚くべきことは、誰もが麻酔にかかったときと同じ状態で麻酔から覚めるということだ」とマイケル・レヴィンはいう。すべての人がそうとは限らない。中には幻覚症状を示す人もいる。あの小さな不死身のミミズ、プラナリアは、麻酔をかけると（そしてその頭を切り落とすと）、別の種の新しい頭を形成する。バクテリアでさえ麻酔に反応する。

私たちのイオンチャネルを驚かせることができるのは薬だけではない。二〇一九年、五四歳の工事作業員が、完全に良好な健康状態だったという報告があったにもかかわらず意識を失い死んでしまった。一年後、『ニューイングランド医学雑誌』は、その奇妙なケースの調査を発表した。[17] 亡くなる三週間前、彼は大袋に入った甘草を一日一〜二袋毎日食べていた。医師たちが二四時間体制で、卒倒後の彼を助けようと必死になっていたマサチューセッツ総合病院で、彼の心臓のリズムが不可逆的に不安定になっていたことが明らかになった。つまり甘草の活性成分であるグリチルリチンが、体内でナトリウムを保持し、カリウムを排出する必要があるときに使用するプロセスを模倣していることが判明したのだ。彼のカリウムチャネルはイオンを求めて喘いでいたが、そこにイオンはひとつもなかった。心臓の細胞のナトリウムとカリウムのバランスを規制するこれらのイオンがない状態で、彼の心臓は通常の活動電位を発火させることができなかった。この経験をしたのは彼が初めてではなかった。似たような事例は二〇一二年までにかなりの数にのぼっており、「甘草の乱用」と題された総説が掲載され、その著者らは、甘草は「ただのキャンディではない」と脅し気味に警告した。彼らはＦＤＡに対し、この「薬物」

を規制し、その健康被害に関する公衆衛生メッセージを作成するよう促した。[18]五年後、FDAは半ば義務感で、ハロウィンの時期に合わせて甘草の危険性について厳しい警告を発した。「黒い甘草、トリック・オア・トリート？」というのがその警告だった。

とんでもなく脇道にそれた話を盛り込んでしまった。が、計らずも私たちのエレクトロームに影響を与え得る、こうしたすべての予想もしていなかったような方法の実態を、私は言葉で詳細に説明しようとしているのだ。このケースが、私たちの生体電気の性質のより全体論的な理解になっていることを願う。残念ながらそれに対しては抵抗がたくさんある。ひとつの良例はベイツの研究に対する反応だ。

組織のタコツボ化

その論文は物議を醸すものではなかったはずだ。それはレビュー論文に過ぎず、しかもかなり無味乾燥なものだった。生体電気が発育において重要な役割を果たしているらしいということを指摘するのは、それほど議論の余地があるものではないが、そのメカニズムはいまだに解明されていない。だからベイツと共著者は、胎児の発育における生体電気の関わりについて説明するために提示されてきたさまざまなメカニズムや理論の概論をまとめたのだ。ベイツらはこの草稿をある雑誌に送り、そこから他の何人かの科学者へと渡ったが、これは評判のよい科学雑誌に論文を発表するために、査読の際におこなわれる標準的な慣習である。この雑誌の編集者がベイツにフィードバックを送り、それに「対拠する」ようにという気軽な指示を添えた。ベイツの過ちは、寝る直前にその文書を読んでしまったことだった。

回答の中には、彼らがコメントしている論文とまったく釣り合わないように見える手厳しいものもあった。方法論的な欠点について語っている人や、不正なデータを使用しているとして彼女を非難している人はいなかった。彼らはただ、この分野全体を酷評していたのだ。「膜電圧という迷信」といった言い回しがコメントに満ち溢れていた。致命傷となったのは、ベイツが生体電気コードについて言及したことだったようだ。

私がこれらの拒絶するように強く非難するレビュー論文について耳にしたのは、それが最初ではなかった――アン・ラニチェク（ボーゲンズと協力して研究していた人物）は、「こんなくだらないことを、本当に信じる人がいるのか？」というたったひとつの疑問で、助成金の申請をきっぱり断られたと私に話してくれた。しかし私は科学ジャーナリストとして、厳しい査読はゲームの一部に過ぎないことを知っている。ところが、さらに多くの研究者と話をするにつれ、あるパターンに気づいた。[19] 人々はローラ・ヒンクルが細胞に走電性を与えたとは「信じて」いなかった。それに彼らはダニー・アダムスも信じていなかった。アイ＝スン・ツェンのことも。「私たちのデータを信じていないとは、誰もいわなかった」と、また別の生体電気研究者が私にいった。「彼らはただ、それを聞きたくなかっただけだ」と。そしてここへ来て、ベイツがこのテーマに対して別のバリエーションを加えられたのだ。共通因子は、批評家たちは個別のことを問題にしていたわけではないということのようだった。彼らはむしろ大げさな声明を出し、感情や信念に満ち溢れた言語で侮辱的な言葉を浴びせた。批評家たちはしばしば、科学にまつわる特定の問題や論文発表のプロセスを指摘することができない一方で、「これは信じられない」というような言い回しを使いつづけた。それこそが文字通り、ある同僚がマイケル・レヴィンにある会議で語ったことだった。「私はこれらの論文を読んだこともなければ読む必要もない。私はこれを信じていない」と。

しかし彼らが信じていないものとは何なのか？　それは誰が信じていないかによる。レヴィンはしばしば、発達生物学部から、世界最大のＡＩ会議、ＮｅｕｒＩＰｓに至るまで、広範囲の学問分野にわたる講演に招かれている。「いつも誰かが腹を立てている」と彼は私に語った。「彼らが何に腹を立てているかは、どの学部に私が属しているかによる」と。神経科学者によって明らかなものとして受け取られている主張が、分子遺伝学者にとっては冒涜だったりする。しかし、神経系以外で生体電気の関連性に対して懐疑心を煽るのは、壮大な陰謀ではない。単なる教育である。

米国立科学財団のホセ・ロペスは、私たちにはこの分離しつづける分野全体でコミュニケーションを始めるための新しい方法が必要だと考えている。「新しい学部と、そして博学者が必要だ。しかもこれまでのようなものではない——船はもう出航したのだ。アレクサンダー・フォン・フンボルトやガルヴァーニといった人々は、科学のすべてを知ることがまだ可能だった時代に生きていた。今、科学者はこの希少な疾患のひとつの異形の原因となるひとつの遺伝子の中のひとつの突然変異種に、そのすべてのキャリアを費やすことができる」。スティーヴン・バディラックは、医学の分野では多くのものがタコツボの中に残ったままだという考えに同意している。

説得力のある新しい選択肢は現在進行中だ。その典型がＭＩＴの生物工学科で、そこから博学者となるための博士号を取得することができる。この学部の学生は特定的に、さまざまな学問分野にわたって話をし、各分野間の考え方の隔たりの橋わたしをするために必要な語彙や概念に焦点を合わせる訓練を受ける。彼らは、情報を個々の塊として見るのではなく、それがどのように流れているかに関するシステム生物学的な方法で考えることが奨励される。

「これを教えないのはあまりにもおかしい」

エミリー・ベイツは「イオンチャネル」という言葉を一度も聞くことなく、ユタ大学の学部課程で発達生物学を四年間学んだ。その後ハーバード大学神経科の博士課程に進み、イオンチャネルがようやく彼女の語彙に入ってきたものの、神経系以外の機能について学ぶことはなかった。「もちろん、それらが筋肉の機能と膵臓のベータ細胞の機能で働くことは知っていました」と彼女はいうが、学部課程と大学院課程で長い年月を過ごす中で、「私の理解では、イオンチャネルは神経科学内で学ぶものであり、他の組織で学ぶものではないと思っていました」という。チャネル異常症例が形状や配置に影響を及ぼす発達障害の原因となる可能性があることを――まったく偶然に――学んだとき、彼女は驚きを隠せなかった。「ある意味でショックでした」と彼女はいう。「これを教えないなんてあまりにもおかしい」と。

彼女はその考えに取り憑かれ、発達におけるイオンチャネルについて研究しはじめた。しかし何の方向性もなかった。彼女の学部には、指導してくれる人が誰もいなかったのだ。「誰も気にもとめないこの奇妙なことを、私はひとりで研究していると思っていました」。文献検索のためにどんな用語を入れればいいのかさえわからなかった。「私はある種、ブラックボックスの中にいたのです」。

論文が発表されると、彼女はマイケル・レヴィンから電子メールを受け取った。レヴィンは彼女に自身の研究のいくつかを送り、同じような研究をしている人々に彼女を紹介した。レヴィンがハブとなったのだ。ベイツは会議に参加するようになり、すぐに、彼女の活動分野を見ている他の研究者らのネットワークともつながった。「マイケル・レヴィンが手を差し伸べてくれるまで、私は自分を、こんなことを研究している風変わりな異常者のように感じていました」。

だからこそ、彼女が査読者にあれほど侮辱されたのも不思議ではない。公平を期すためにいうと、彼らもおそらくイオンチャネルについて知らされたことがなかったのだろう。「同意が得られる適切な専門知識を備えた査読者を探すのは、実際に非常に難しい」と、二〇一八年、『バイオエレクトリシティ』という新雑誌を立ち上げた編集者らが主催するラウンドテーブルでレヴィンは語った。「自身の個々のタコツボを超えて全体像を見ることのできる査読者を得ようとするのは、実に大変なことだった」と。この新しい雑誌は生体電気をそれ自体で、発達生物学からAIに至るまで、関連する生物学的現象を幅広く網羅する、包括的な学問分野にする運動の一環である。生体電気の研究は、仮にこのプロジェクトが成功すれば、ガルヴァーニが重大な発見をしたときに蔓延していた自然哲学と似たものになっていかなければならない。「いつから自然が学部をもつようになったのか?」とレヴィンは人々に好んで語っている。とはいえ、科学が学部に分割される明快な代わりは思いつかない。

この分離は、逆説的にも、その範囲を限定しているかもしれない現代の生物学の見方の一部である。「こんにちの生物学は生命の分子、特にその構造と機能を特定する遺伝子に集中的に焦点を合わせている」とフランクリン・ハロルドは二〇一七年の著書、『世界をわかりやすくするために』の中で述べている。

ところがこれは、私たちが生命を理解する方法を制限してきた。生体電気のメカニズムがなかなか解明されない理由のひとつ——まちがいなく生体電気は偽医者と不当に関連付けられている——は、これらの詳細で短命のプロセスを観察する道具が想像できるようになったのがほんの数十年前のことだからだ。

それまでは――そして現在でさえも――生きた細胞を調べることは例外であり、ルールではなかった。生物学に関する科学の発見の大半は、死んだ組織を解剖することから生まれた。ある種「考える前に行動する」というアプローチで、ほとんどの生物学的調査はまず細胞を殺し、その後関連する特徴を探ってきた。そしてこれは細胞のそれぞれ異なるすべての部分を分類する卓越した方法だった一方で、死んだ細胞はいかなる電気的シグナリングもおこなわず、それが生きた細胞や組織で起こる電気的プロセスについて学ぶことを実質的に不可能にしてきたのだ。そしてそれが、電気がその他のものにどう影響を与えるかを解明するのを、ひどく難しくさせてきた。このように細胞を見ることは、これらの構成要素がどのように情報のやり取りをしているのかを見るのではなく、「その内部の電子機器だけを研究してコンピューターの働きを理解「しようと」することに似ている」とポール・デイヴィスは書いている。[20]ガルヴァーニやアルディーニといった人々は、生体電気現象が死後一日か二日持続して調査することができたという幸運に恵まれたが、生きた動物では、電流の流れとリアルタイムでの電圧の変化を観察することはとてつもなく難しいことだった。

そしてだからこそ、私たちは生体電気の世紀に生きていると、私は自信をもっていえるのだ。生きた細胞を私たちに観察させる道具は、驚くべき速度で進化しているからだ。そのほんの一例が、ダニー・アダムスが使用した電位感受性色素で、それは二〇〇〇年代初頭に開発されたばかりだ。ところがこんにち、多くのさまざまな研究所が、この種の技術に多くの異なるアプローチを採用しており――生体電気のパラメーターを裸眼で観察可能なものにするなど――、新しい発見が日に日に積み上げられている。二〇一九年には、ハーバード大学のアダム・コーエンが、蛍光色素を使って、細胞と組織が電圧ゼロの状態からどのように最終的な電気的アイデンティティへと移行するかについて、長年彼を悩ませてきた疑問に答えた。コーエンは興味津々だった。胎芽が発達するにつれて、その電圧はスライダーのように滑らかにゼロから七〇まで、その間の数字をすべて通って滑るように進むのか？ それともゼロから七〇までひとっ飛びするのか？

それは後者であることがわかった。つまり組織全体もそのようにしてアイデンティティを身につけるということだ。それらは幹細胞から骨までジャンプし、その途中、どこか他のところで止まることはない。ギャップ結合で結びつけられているこれらすべての細胞は、氷が水から結晶化するように、幹細胞のゼロから最終状態へと移行するのだ。[21]

現在、ポール・デイヴィスがその著書で強く非難している「還元主義的熱狂」の中で停滞するのではなく、この方法で、あらゆる電気的な複雑さにおける生命のシステムを私たちに可視化させる新しい道具が数多く開発されている。[22]

これらの道具により私たちは、エレクトロームの全体像の構築に取り掛かることができるだろう。二〇一六年にこの用語を定義したオランダの生物学者アーノルド・デ・ルーフは、「細胞から有機体レベルまで、あらゆる生命体のすべてのイオン電流の全体」について説明した。私たちはすべてのイオンチャネルとギャップ結合をマッピングし、細胞の電圧を変化させると細胞と組織にどのような影響を及ぼす可能性があるかを理解する必要があるだろう。そして神経系が臓器の機能をいかに制御するかを理解するために、内臓神経の地図帳が必要になるだろう。本書ではこうした研究の多くについて触れてきたが、スペースの都合で割愛したことがもっとたくさんある、生物物理学者のアレクシス・ピータックは、細胞電圧がどのように細胞のアイデンティティへとつながるかに関する信じられないほど複雑な事柄を徹底的に調べ上げることのできる道具を、すでに開発しはじめている。BETSE（生体電気組織刺激エンジン）と呼ばれるソフトウェアによって、マイケル・レヴィンのような人々は、生体電気信号が仮想組織内にどのように伝わるかをシミュレートすることができるようになる。[23] その願いとは、これらすべての道具と、それが解明する洞察が、生物学と思いどおりに協力する――そしてもしかしたら生物学を改善する――ようなインターフェイスの未来の先駆けとなることだ。

　過去半世紀の間、その栄誉は全知の人工知能の未来、劣ったとみなす人もいる私たちの「肉体」のサイボーグへのアップグレード、そしてすべての生物学的物質がシリコンにアップグレードされたトランスヒューマニズムのはるか未来を約束する機械やエンジニアに与えられてきた。しかし最近になって、シリコンの知能が実はどれほど限定的かということを私たちが認識するにつれ、AIから輝きが失われはじめている。既存の材料では一〇年以上もつ股関節インプラントを維持することさえできない――それではいったいどうやって、脳に永久的なテレパシー的な神経装置を設置すればよいのか？　現在、生体電気で進行中の研究は、生物学のためにシリコンや電子の代用品を手に入れようとするのではなく、アップグレードされた未来への答えは生物学そのものにある可能性があることを示唆している。

　生体電気の初期のパイオニアの多くは、初めは無視されたり嘲笑されたりという過程を経て名誉を挽回してきた。これはガルヴァーニだけでなく、ハロルド・サクストン・バーにも当てはまる。がんと発達に関する彼の予測は、ガルヴァーニが生命の火花について正しかったのと同じように時とともに正当性が認められている。バーの個々のアイデアは大体のところ正しかったように見える――が、一九七四年に出版された著書の中で、彼はこれらの実験をより大きな仮説と結びつけている。彼は、生物学が粒子だけを研究するのではなく力を調査する日がくれば、物理学にとって原子を分裂させる重要性に匹敵するような概念の飛躍を遂げるだろうと述べた。

しかし最後の疑問がある。その後は？

マイクロバイオームについて学んだとき、私たちはそれをキムチやたくさんの野菜を食べることで改善することができることを知った。エレクトロームについて学んでも、同じようなセルフヘルプを生み出すことはないだろう。

記憶を改造したり、自分自身を無限の生産性に閉じ込めたりすることは、まだかなり先の話だが、なぜそうなるのかを本書がじゅうぶんに説明できていれば幸いだ。そして、これが実は正しいアプローチではないことを皆さんに納得していただけることを願う。

これを私の観点から考えてみたい。tDCSは私の障害――絶え間ない自責の念――の克服に役立っただろうか、またその規則的な適用は不公平な利点になるのだろうか？　内なる声を叱責することは、私の脳風景のユニークな特徴とはいえないことは確かだ。

医療介入と美容整形の間の境界線をどこに引けばよいかという疑問については、さまざまなことが書かれてきた。人々はどんな時も、あらゆる種類の認知的（およびその他の）強化についてこの疑問を提起するが、すぐれた答えを思いついた人はこれまで誰もいないようだ。それはおそらく、この疑問は近くで見れば見るほど、より不安を引き起こすからだろう。もちろん、ある特定の美容整形を採用する人が多ければ多いほど、周囲の人々――そして私たち自身！――が取り残されて遅れを取らないようにするために、彼らにかかるプレッシャーが大きくなり、美容整形を受けていない正常な状態が、惰性のプロセスによってより欠陥へと変化していく。その責任は、特定の個人にあるのではない――これは典型的なコモンズの悲劇〔多数の人々が共有できる資源が、乱獲によって枯渇してしまうこと〕である。

特にスポーツにおいては、この話題ときわめて密接な関係がある。『アウトサイド』誌でスポーツにおけるtDCSについて議論したヘイスティングスセンター生命倫理研究所の名誉会長トーマス・マレーは、記者のアレックス・ハッチンソンに対し、「ひとたび効果的な技術がスポーツに採用されれば、それは専制的なものとなる。だからそれを使わなければならなくなる」と語った。ハッチンソンは、「もしプロの選手が脳に刺激を与え始めたら、それが大学や高校、さらには週末のアスリートにまで浸透することは間違いない」と、切実ながらも完全に正しい見解を示した。一度このゲームを始めたら、やめることはできないのだ。

そこで、私の本を最後まで読んでくださった読者のみなさんへの最後のお願いはこれだ。誰かがこのような機械をあなたに売ろうとしているのを見かけたら、利益を得るのは誰かと尋ねること。なぜその人はあなたにこのような機械を売ろうとするのか？　それは本当にあなたのためなのか？「臨床試験はうまくいったか」という基本的な懐疑論を超えて、次に何が起こるかを尋ねること。それはあなたの苦しみを和らげるものか？　それとも問題を先送りするだけなのか？　結局はあなたの新しい普通《ニューノーマル》が新しい標準以下《ニューサブスタンダード》となり、次なる強化キットに道を譲ることになるのだから。この疑問に対する答えは、介入ががんの治療である場合と、職場でよりよいゴブリンになるための方法である場合とではまったく異なってくる。

実際、私は身体を劣った肉体として金属で補強するという考え全体を、ぜひとも太陽に向かって打ち上げて燃やしてしまいたいと考えている。サイバネティクスは、サイボーグの未来においてはヒト生物学《ヒューマンバイオロジー》の腐敗した世界を超えられるという魅惑的な幻想を目の前にちらつかせている――それは関連するいくつかの神経末端が電気的に奪取されることによる正しい行動や健康（そしてもちろんその最大の生産性）へと丸め込まれる。

エレクトローム研究はこのような支配者たちに仕えるべきではない。本書の執筆へと導いた研究をおこなうことは、この見方からまさに一八〇度、私の視点を変えた。生物学は、劣った肉体の集まりでいるよりも、学べば学ぶほど驚くべきものになる――そしてフラクタル的に複雑でもあるが、学べば学ぶほど、自分が理解していないことに気付かされる。私たちは、まだ全体像を夢見ることさえできない電気的な機械なのだ。

しかし、ＭＩＴプログラムからも明らかなように、学術界は相互接続性に目覚めつつあり、この電気的未来を探求するために、異なる分野同士で互いにさらなる対話を始めている。これが、生体電気における次なる大きな一歩を見るためのスタート地点なのだ。

この分野の本当の意味での興奮は、宇宙論にまつわる興奮に近い――宇宙における、そして自然界における自分たちの場所をよりよく理解するということだ。すでにいくつかの研究結果は、従来の常識のいくつかを覆そうとしている。次の一〇年で他にどんなものを発見することになるのか、本当に楽しみでならない。

謝辞

初めて本を書く著者は出会ったすべての人に感謝するという古いジョークがあるが、本書もその例外ではない。この機会を与えてくれたサイモン・ソログッド、チームでおこなうさまざまな仕事を実行してくれたモリー・ヴィーセンフェルドとジョージア・フランシス・キング、私よりもずっと先にこの本の概要を捉えてくれたカリー・プリットに感謝したい。

私のメールや電話、ＺＯＯＭでの問い合わせに応じてくれた科学者や研究者の方々の寛大さはずっと心に残っている。彼らはコロナ禍のロックダウンと大統領選挙の混乱の中、何時間も費やして、とてつもなく難解な概念について説明してくれたり、物議を醸した歴史について教えてくれたり、私が主題から外れないようにしてくれた。ここからはアルファベット順に名前を挙げたい。根気強く何度も草稿を読んでくれたり、図や組み指定を送ってくれたり、私の誤解を解決してくれたりしたダニー・アダムス。そしてデブラ・ボーナートとの数多くのすばらしい会話にも感謝したい——この物語が彼を正当に評価することを願っている。ロバート・カンペノットは寛大かつユーモアたっぷりに、初期の頃に私が投げかけたおっかなびっくりの質問に答えてくれた。カットされてしまったものの、多くの章の草稿に目を通してくれたエドワード・ファーマーにも感謝している。きっといつか、そうした章にもう一度出会えると約束する。フランクリン・ハロルドは、やむを得ず最終稿でカットしなければならなかったが、最もすばらしい引用を送ってくれた（ウッズ・ホールの振動プローブについては笑わずにはいられないだろうし、それを後悔してもいない）。イオンについて真剣に考えるきっかけを与えてくれたアンドリュー・ジャクソン。そしてナンシー・コペルとの忘れ難い会話にも感謝している。マイケル・レヴィンは、四年の年月にわたって休むことなく質問に答えてくれたり、論文を送ってくれたり、草稿を読んではまた別の論文を送り、そしてまた草稿を読んでくれた。ジアンミン・リーは、身の毛がよだつほど難解なダイバックのメカニズムについて理解させてくれた。キップ・ラドウィッグは、ひとりの人間が一生で読み切ることができないほどたくさんの論文を送ってくれたり、数ページにわたる長いメールで「即座に返信」してくれた。マルコ・ピッコリーノは本書のスタート地点を指南し、その後正しい結論に達していることを確かめてくれた――特に自身のすばらしい著書を送ってくれたことに感謝する。アン・ラニチェクは、ライオネル・ジャッフェのオーラルヒストリーを提供してくれた。そしてとりわけリチャード・ボーゲンズについて教えてくれたことに感謝している。ケン・ロビンソンは脊髄刺激装置がどのように機能するか（しないか）を説明するために、長い年月をかけて私と電話で話してくれた。ニゲル・ウォールブリッジは生体電気のCANBUSシステムについて、多くの時間を割いて説明してくれた。そしてハロルド・ザコンとミン・ザオにも感謝したい。彼らはそれぞれ、イオンチャネルのモチーフと走電性について説明してくれた。

電話ですべてのことができるわけではない。私はそれに加えて、神経科学が電気をどのように統合するかに関する複雑な歴史を理解しようと、いくつかの難解な書物をコツコツと読み進めた。そうした書物の中には、これらの論文や歴史的資料を解き明かす鍵を提供してくれるものもあった。中でも以下の三冊が、わかりやすさと説明力で群を抜いていた。マシュー・コブの『脳という概念』は計り知れない価値のあるリソースだった。ロバート・カンペノットの『動物電気』、そしてフランセス・アッシュクロフトの『生命の火花』も同様にすばらしい書物だった。私の本によって、脳と神経系の科学の歴史に関する好奇心が刺激された人であれば、他のすべてを捨ててこれらの本を読むことをお勧めする。

私の初期の草稿を読んでくれた人々に対しては、一生の恩義を感じている。リチャード・パネクは、「科学の歴史」に対する私の最初の、読み通すことすらできない試みに信じられないほどの助け舟を出してくれた。ロウリー・ダニエルとミシェル・コーゴン、あなたたちはロックスターだ――私が書いた事実が実際に事実だったことを確認してくれたことに感謝している。デヴィッド・ロブソン、クレア・ウィルソン、リチャード・フィッシャーは、私が口角泡を飛ばしながら話した恐怖体験に辛抱強く耳を傾けてくれた。ダリル・ランボー、ロリー・ルーファーズ、ジョイス・ウォンは、激動の数年間に穏やかさをもたらす小さなライフボードだった。シュミット・ポール＝チョウドリー、ハル・ホドソン、ウィル・ヘヴンには、ヴォルトロンの救命力と、チャットから退出することなくしゃべりつづける私につきあってくれたことに感謝したい（いずれにせよ、あなたたちのうちのふたりには感謝している）。サリタ・バットには、言外の意味を理解してくれたことに感謝したい。クリスティーナ・カロッタは、コロナ禍で、アメリカのウェブサイトや図書館からアクセスすることができなかったGDPRの記事をひっきりなしに送ってくれた。ソーレン、キャシー、エリン、マイク――あなたたちは大空を彩る星座。アン、あなたは北極星だ。

そして私の父、私はあなたのおかげで、この世で知るべきありとあらゆることに興味を抱くようになった。どんな善行も罰せられないことはない。だから今、あなたにこの本を読んでほしい。私の母、あなたは私が懐疑心に満ちた頭の持ち主でありながら、あらゆるウサギの巣穴に落ちてしまうことをわかってくれた。そしてニックとデイジーとチャーリー、夜遅くまで付き合ってくれたこと、私のカフェイン過敏症、紙切れに（ときには重要な郵便物に）神経コードに関する判読不能のメモを手当たり次第殴り書きしたこと、そして私の情緒不安定に耐えてくれてありがとう。あなたたちの励まし、寛容、忍耐、そして愛に、心から感謝する。

註

はじめに

1. Condliffe, Jamie. 'Glaxo and Verily Join Forces to Treat Disease By Hacking Your Nervous System', *MIT Technology Review*, 1 August 2016. <https://www.technologyreview.com/2016/08/01/158574/glaxo-and-verily-join-forces-to-treat-disease-by-hacking-your-nervous-system/https://www.technologyreview.com/2016/08/01/158574/glaxo-and-verily-join-forces-to-treat-disease-by-hacking-your-nervous-system/>
2. Hutchinson, Alex. 'For the Golden State Warriors, Brain Zapping Could Provide an Edge', *The New Yorker*, 15 June 2016. <https://www.newyorker.com/tech/annals-of-technology/for-the-golden-state-warriors-brain-zapping-could-provide-an-edge>
3. Reardon, Sarah. '"Brain doping" may improve athletes' performance'. *Nature* 531 (2016), 283–4
4. Blackiston, Douglas J., and Micheal Levin. 'Ectopic eyes outside the head in Xenopus tadpoles provide sensory data for light-mediated learning'. *Journal of Experimental Biology* 216 (2013), pp. 1031–40; Durant, Fallon, Junji Morokuma, Christopher Fields, Katherine Williams, Dany Spencer Adams, and Michael Levin. 'Long-Term, Stochastic Editing of Regenerative Anatomy via Targeting Endogenous Bioelectric Gradients'. *Biophysical Journal*, vol. 112, no. 10 (2017), pp. 2231–43

第一部：生体電気の始まり

第一章：人工的なもの Vs．動物

1. Pancaldi, Giuliano. *Volta: Science and culture in the age of enlightenment*. Princeton, NJ: Princeton University Press, 2005, p. 111
2. Galvani, Luigi. *Commentary on the Effects of Electricity on Muscular Motion*. Trans. Margaret Glover Foley. Norwalk, CN: Burndy Library, 1953, p. 79
3. Pancaldi, *Volta*, p. 54; and Morus, Iwan Rhys. *Frankenstein's Children: Electricity, exhibition, and experiment in early-nineteenth-century London*. Princeton, NJ: Princeton University Press,1998, p. 232
4. Needham, Dorothy. *Machina Carnis: The Biochemistry of Muscular Contraction in its Historical Development*. Cambridge: Cambridge University Press, 1971, pp. 1–26
5. Needham, *Machina Carnis*, p. 7
6. Kinneir, David. 'A New Essay on the Nerves, and the Doctrine of the Animal Spirits Rationally Considered'. London, 1738, pp. 21 and 66–7 <https://archive.org/details/b30525068/page/n5/mode/2up>
7. O'Reilly, Michael Francis, and James J. Walsh. *Makers of Electricity*. New York: Fordham University Press, 1909, p. 81
8. Cohen, I. Bernard. *Benjamin Franklin's Science*. Cambridge, MA: Harvard University Press, 1990, p. 42
9. Finger, Stanley, and Marco Piccolino. *The Shocking History of Electric Fishes*. Oxford: Oxford University Press, 2011, pp. 282–5
10. Bresadola, Marco, and Marco Piccolino. *Shocking Frogs:*

Galvani, Volta, and the Electric Origins of Neuroscience. Oxford: Oxford University Press, 2013, p. 27

11. Bergin, William. 'Aloisio (Luigi) Galvani (1737–1798) and Some Other Catholic Electricians'. In: Sir Bertram Windle (ed.), *Twelve Catholic Men of Science*. London: Catholic Truth Society, 1912, pp. 69–87
12. Bresadola & Piccolino, *Shocking Frogs*, p. 27
13. O'Reilly & Walsh, *Makers of Electricity*, p. 152; and Bergin, 'Aloisio (Luigi) Galvani', p. 75
14. Cavazza, Marta. 'Laura Bassi and Giuseppe Veratti: an electric couple during the Enlightenment'. *Institut d'Estudis Catalans*, Vol. 5, no. 1 (2009), pp. 115–24 (pp. 119–21)
15. Messbarger, R. M. *The Lady Anatomist: The Life and Work of Anna Morandi Manzolini*. Chicago: University of Chicago Press, 2010, p. 157
16. Frize, Monique. *Laura Bassi and Science in 18th Century Europe*. Berlin/Heidelberg: Springer, 2013; see also Messbarger, *The Lady Anatomist*, pp. 171–3
17. Foccaccia, Miriam, and Raffaella Simili. 'Luigi Galvani, Physician, Surgeon, Physicist: From Animal Electricity to Electro-Physiology'. In: Harry Whitaker, C. U. M. Smith and Stanley Finger (eds.), *Brain, Mind and Medicine: Essays in Eighteenth-Century Neuroscience*. Boston: Springer, 2007, pp. 145–58 (p. 154)
18. Bresadola & Piccolino, *Shocking Frogs*, p. 76
19. Bresadola & Piccolino, *Shocking Frogs*, p. 89
20. Bresadola & Piccolino, *Shocking Frogs*, p. 122
21. O'Reilly & Walsh, *Makers of Electricity*, p. 133 3
22. Bernardi, W. 'The controversy on animal electricity in eighteenth-century Italy. Galvani, Volta and others'. In: F. Bevilacqua and L. Fregonese (eds.), *Nuova Voltiana: Studies on Volta and His Times Vol. 1*. Milan: Hoepli, 2000, pp. 101–12 (p. 102). 英語翻訳は以下を参照。<http://www.edumed.org.br/cursos/neurociencia/controversy-bernardi.pdf>、および特に Bresadola & Piccolino, *Shocking Frogs*, p. 143
23. Pancaldi, *Volta*, pp. 14–15.
24. Pancaldi, *Volta*, p. 20
25. Pancaldi, *Volta*, p. 31
26. Pancaldi, *Volta*, p. 91
27. Pancaldi, *Volta*, p. 111
28. Pancaldi, *Volta*, p. 111
29. Bresadola & Piccolino, *Shocking Frogs*, p. 152
30. Bresadola & Piccolino, *Shocking Frogs*, pp. 143–4
31. Bernardi, 'The controversy', pp. 104–5.
32. フランスの委員会に関する資料は以下の文献を参考。Blondel, Christine. 'Animal Electricity in Paris: From Initial Support, to Its Discredit and Eventual Rehabilitation'. In: Marco Bresadola and Giuliano Pancaldi (eds.), *Luigi Galvani International Workshop*, 1998, pp. 187–204.
33. Blondel, 'Animal Electricity', p. 189
34. Volta, Alessandro. 'Memoria seconda sull'elettricita animale'(14 May 1792). Quoted in: Pera, Marcello. *The Ambiguous Frog*. Trans. Jonathan Mandelbaum. Princeton, NJ: Princeton University Press, 1992, p. 106
35. 他に特に断りのない限り、本セクションにおける数多くの科学論文からの引用は、以下に依拠する。Bresadola & Piccolino,

Shocking Frogs* and Pera, *The Ambiguous Frog*
36. Ashcroft, Frances. *The Spark of Life*. London: Penguin, 2013, p. 24
37. Blondel, 'Animal Electricity', p. 190
38. Bernardi, 'The controversy', p. 107 (fn. 26)
39. ロバート・カンペノットがこの実験について、明確でわかりやすい説明をしている。Campenot, Robert. *Animal Electricity*. Cambridge, MA: Harvard University Press, 2016, p. 40
40. Bernardi, 'The controversy', p. 103
41. Bernardi, 'The controversy', p. 107

第二章：壮大な疑似科学

1. Aldini, Giovanni. *Essai Théorique et Expérimental Sur Le Galvanisme, Avec Une Série d'expériences. Faites En Présence Des Commissaires de l'Institut National de France, et En Divers Amphithéâtres Anatomiques de Londres*. Paris: Fournier Fils, 1804. Available via the Smithsonian Libraries archive at <https://library.si.edu/digital-library/book/essaitheyorique00aldi>
2. 文献によっては、シャーロット王女とその息子のプリンス・オブ・ウェールズが出席したことを示唆するものもあるが、弟のオーガスタス・フレデリック王子である可能性もある。アルディーニは後に一冊の本を彼に献上している。少なくともひとりの王族が出席していたことは確かなようだ。
3. Tarlow, Sarah and Emma Battell Lowman. *Harnessing the Power of the Criminal Corpse*. London: Palgrave Macmillan, 2018, pp. 87–114
4. McDonald, Helen. 'Galvanising George Foster, 1803', The University of Melbourne Archives and Special Collections. <https://library.unimelb.edu.au/asc/whats-on/exhibitions/dark-imaginings/gothicresearch/galvanising-george-foster,-1803>
5. Morus, Iwan Rhys. *Frankenstein's Children: Electricity, exhibition, and experiment in early-nineteenth-century London*. Princeton, NJ: Princeton University Press,1998, p. 128
6. Sleigh, Charlotte. 'Life, Death and Galvanism'. *Studies in History and Philosophy of Science Part C: Studies in History and Philosophy of Biological and Biomedical Sciences*, vol. 29, no. 2 (1998), pp. 219–48 (p. 223)
7. この実験については多くの説明がある――筆者の説明は主に以下から引用した。Morus, Iwan Rhys. *Shocking Bodies: Life, Death & Electricity in Victorian England*. Stroud: The History Press, 2011, pp. 34–7. その他の引用元は、アルディーニの個人アカウントおよび以下より引用。*Newgate Calendar*, 22 January 1803, p. 3.
8. Sleigh, 'Life, Death and Galvanism', p. 224
9. Parent, André. 'Giovanni Aldini: From Animal Electricity to Human Brain Stimulation', *Canadian Journal of Neurological Sciences / Journal Canadien Des Sciences Neurologiques*, vol. 31, no. 4 (2004), pp. 576–84 (p. 578)
10. Blondel, Christine. 'Animal Electricity in Paris: From Initial Support, to Its Discredit and Eventual Rehabilitation'. In: Marco Bresadola and Giuliano Pancaldi (eds.), *Luigi Galvani International Workshop*, 1998, pp. 187–204 (pp. 194–5)
11. Aldini, 'Essai Théorique', p. vi
12. こうした治療に関するアルディーニの最も詳細な説明はルイ

ージ・ランツァリーニに関するものである。
13. Carpue, Joseph. ‘An Introduction to Electricity and Galvanism; with Cases, Shewing Their Effects in the Cure of Diseases’. London: A. Phillips, 1803, p. 86 <https://wellcomecollection.org/works/bzaj37cs/items?canvas=100>
14. Blondel, ‘Animal Electricity’, p. 197
15. Aldini, John [John の名で出版]. ‘General Views on the Application of Galvanism to Medical Purposes, Principally in cases of suspended animation’. London: Royal Society, 1819, p. 37
16. Parent, ‘Giovanni Aldini’, p. 581
17. ヴァッサーリ・イアンディは一八〇二年八月、次のように語った。アルディーニは「ヴォルタの電気モーターでは心臓の収縮が何も得られなかったことを認めざるを得なかった」。P. 195.
18. Aldini, ‘Essai Théorique’, p. 195
19. Giulio, C. ‘Report presented to the Class of the Exact Sciences of the Academy of Turin, 15th August 1802, in Regard to the Galvanic Experiments Made by C. Vassali-Eandi, Giulio and Rossi on the 10th and 14th of the same Month, on the Head and Trunk of three Men a short Time after their Decapitation’. *The Philosophical Magazine*, vol. 15, no. 57 (1803), pp. 39–41
20. Morus, Iwan. ‘The Victorians Bequeathed Us Their Idea of an Electric Future’. *Aeon*, 8 August 2016
21. Aldini, ‘Essai Théorique’, p. 143–4
22. このセクションは主に以下に依拠している。Bertucci, Paola. ‘Therapeutic Attractions: Early Applications of Electricity to the Art of Healing’. In: Harry Whitaker, C. U. M. Smith and Stanley Finger (eds.), *Brain, Mind and Medicine: Essays in Eighteenth-Century Neuroscience*. Boston: Springer, 2007, pp. 271–83; Pera, Marcello, *The Ambiguous Frog*. Trans. Jonathan Mandelbaum. Princeton, NJ: Princeton University Press, 1992; and several unbeatable details from Iwan Rhys Morus’s *Frankenstein’s Children*.
23. Pera, *The Ambiguous Frog*, pp. 18–25
24. Pera, *The Ambiguous Frog*, p. 22
25. Ashcroft, Frances. *The Spark of Life*. London: Penguin, 2013, pp. 290–1
26. Bertucci, ‘Therapeutic Attractions’, p. 281
27. 二〇二三年五月にCPIインフレーション計算器を使用して算出。<https://www.officialdata.org/uk/inflation>
28. Bertucci, ‘Therapeutic Attractions’, p. 281
29. Shepherd, Francis John. ‘Medical Quacks and Quackeries’, *Popular Science Monthly*, vol. 23 (June 1883), p. 152
30. Morus, *Shocking Bodies*, p. 35
31. Ochs, Sidney. *A History of Nerve Functions: From Animal Spirits to Molecular Mechanisms*. Cambridge: Cambridge University Press, 2004, p. 117
32. Miller, William Snow. ‘Elisha Perkins and His Metallic Tractors’. *Yale Journal of Biology and Medicine*, vol. 8, no. 1 (1935), pp. 41–57 (p. 44)
33. Lord Byron. ‘English Bards and Scotch Reviewers’. Quoted in: Miller, ‘Elisha Perkins’, p. 53
34. Finger, Stanley, Marco Piccolino and Frank W. Stahnisch. ‘Alexander von Humboldt: Galvanism, Animal Electricity, and Self-Experimentation Part 2: The Electric Eel, Animal

Electricity, and Later Years'. *Journal of the History of the Neurosciences*, vol. 22, no. 4 (2013), pp. 327–52 (p. 343)
35. Finger, Stanley, and Marco Piccolino. *The Shocking History of Electric Fishes*. Oxford: Oxford University Press, 2011, p. 11
36. Finger et al, 'Alexander von Humboldt', p. 343
37. Otis, Laura. *Müller's Lab*. Oxford: Oxford University Press, 2007 p. 11; see also Finger et al, 'Alexander von Humboldt', p. 345
38. 写真はノビーリの大型無定位検流計で見ることができる。ガリレオ博物館バーチャルミュージアム、<https://catalogue.museogalileo.it/object/NobilisLargeAstaticGalvanometer.html>
39. Verkhratsky, Alexei and Parpura, Vladimir. 'History of Electrophysiology and the Patch Clamp'. In: Marzia Martina and Stefano Taverna (eds.), *Methods in Molecular Biology*. New York: Humana Press, 2014, pp. 1–19 (p. 7). However, much of the detail about Nobili and Matteucci's experiments comes from Otis's *Müller's Lab*.
40. Cobb, Matthew. *The Idea of the Brain: A History*. London: Profile Books, 2020, p. 71
41. Finger et al, 'Alexander von Humboldt', p. 347
42. du Bois-Reymond in an 1849 letter to fellow experimental physiologist Carl Ludwig, reproduced on p. 347 of: Finger et al, 'Alexander von Humboldt'.
43. Finger & Piccolino, *The Shocking History of Electric Fishes*, p. 369
44. Bresadola, Marco, and Marco Piccolino. *Shocking Frogs: Galvani, Volta, and the Electric Origins of Neuroscience*. Oxford: Oxford University Press, 2013, p. 21
45. Finkelstein, Gabriel. 'Emil du Bois-Reymond vs Ludimar Hermann'. *Comptes rendus biologies*, vol. 329, 5-6 (2006), pp. 340-7. doi:10.1016/j.crvi.2006.03.005

第二部：生体電気とエレクトローム

1. Bresadola, Marco, and Marco Piccolino. *Shocking Frogs: Galvani, Volta, and the Electric Origins of Neuroscience*. Oxford: Oxford University Press, 2013, p. 13

第三章：エレクトロームと生体電気コード

1. 「エレクトローム」という言葉の最初の言及は、ベルギーの生物学者アーノルド・デ・ルーフが著した二〇一六年の難解な論文にある（"The cell's self-generated "electrome": The biophysical essence of the immaterial dimension of Life?', *Communicative & Integrative Biology*, vol. 9,5,e1197446）。この定義が幅広く普及することはなかった。しかしこの論文が発表される前にも、マイケル・レヴィンやミン・ザオをはじめとする他の生体電気研究者はこの言葉をすでに使用しはじめていた。特にザオはこの言葉を「[一貫した定義も明確化もなく]使用した原稿をいくつか査読し、「それは進化中の理解である」としている。本書の目的は、この単語をガラスの中の蝶のように固定することである。
2. Valenstein, Elliot. *The War of the Soups and the Sparks: The Discovery of Neurotransmitters and the Dispute over how Nerves Communicate*. New York: Columbia University Press, 2005, pp. 121–34
3. James, Frank. 'Davy, Faraday and Italian Science'. 以下の会議

で提示された報告書。IX National Conference of 'History and Foundations of Chemistry' (Modena, 25–27 October 2001), pp. 149–58 <https://media.accademiaxl.it/memorie/S5-VXXV-P1-2-2001/James149-158.pdf> Accessed 22 February 2021.

4. Faraday, Michael. *Experimental Researches In Electricity – Volume 1* [1832]. London: Richard and John Edward Taylor, 1849. 以下を参照。<https://www.gutenberg.org/files/14986/14986-h/14986-h.htm>
5. Ringer, Sydney, and E. A. Morshead. 'The Influence on the Afferent Nerves of the Frog's Leg from the Local Application of the Chlorides, Bromides, and Iodides of Potassium, Ammonium, and Sodium'. *Journal of Anatomy and Physiology* 12 (October 1877), pp. 58–72
6. Campenot, Robert, *Animal Electricity*. Cambridge, MA: Harvard University Press, 2016, p. 114
7. McCormick, David A. 'Membrane Potential and Action Potential'. In: Larry Squire et al (eds.), *Fundamental Neuroscience*. Oxford: Academic Press, 2013, pp. 93–116 (p. 93)
8. Hodgkin, Alan, and Andrew F. Huxley. 'A quantitative description of membrane current and its application to conduction and excitation in nerve'. *The Journal of Physiology*, vol. 117, no. 4 (1952), pp. 500–44
9. Bresadola, Marco, and Marco Piccolino. *Shocking Frogs: Galvani, Volta, and the Electric Origins of Neuroscience*. Oxford: Oxford University Press, 2013, p. 294
10. Ramachandran, Vilayanur S. 'The Astonishing Francis Crick'. Francis Crick memorial lecture delivered at the Center for the Philosophical Foundations of Science in New Delhi, India, 17 October 2004. <http://cbc.ucsd.edu/The_Astonishing_Francis_Crick.htm>
11. Schuetze, Stephen. 'The Discovery of the Action Potential'. *Trends in Neurosciences* 6 (1983), pp. 164–8. 以下も参照。Lombard, Jonathan, 'Once upon a time the cell membranes: 175 years of cell boundary research'. *Biology Direct*, vol. 9, no. 32, pp. 1–35; and Finger, Stanley, and Marco Piccolino. *The Shocking History of Electric Fishes*. Oxford: Oxford University Press, 2011, p. 402
12. Campenot, *Animal Electricity*, pp. 210–11
13. Agnew, William, et al. 'Purification of the Tetrodotoxin-Binding Component Associated with the Voltage-Sensitive Sodium Channel from Electrophorus Electricus Electroplax Membranes'. *Proceedings of the National Academy of Sciences*, vol. 75, no. 6 (1978), pp. 2606–10.
14. Noda, Masaharu, et al. 'Expression of Functional Sodium Channels from Cloned CDNA'. *Nature*, vol. 322, no. 6082 (1986), pp. 826–8.
15. Brenowitz, Stephan, et al. 'Ion Channels: History, Diversity, and Impact'. *Cold Spring Harbor Protocols* 7 (2017), loc. pdb.top092288 <http://cshprotocols.cshlp.org/content/2017/7/pdb.top092288.long#sec-3>
16. McCormick, 'Membrane Potential and Action Potential', p. 103
17. Ashcroft, Frances. *The Spark of Life*. London: Penguin, 2013, p. 69
18. McCormick, David A. 'Membrane Potential and Action

Potential'. In: John H. Byrne and James L. Roberts (eds.), *From molecules to networks: an introduction to cellular and molecular Neuroscience*. Amsterdam/Boston: Academic Press, 2009, pp 133–58 (p. 164)

19. Ashcroft, *The Spark of Life*, p. 49 and pp. 87–9
20. Barhanin, Jacques, et al. 'New scorpion toxins with a very high affinity for Na+ channels. Biochemical characterization and use for the purification of Na+ channels'. *Journal de Physiologie*, vol. 79, no. 4 (1984), pp. 304–8.
21. Kullmann, Dimitri M. 'The Neuronal Channelopathies'. *Brain*, vol. 125, no. 6 (2002), pp. 1177–95.
22. Fozzard, Harry. 'Cardiac Sodium and Calcium Channels: A History of Excitatory Currents'. *Cardiovascular Research*, vol. 55, no. 1 (2002), pp. 1–8
23. Sherman, Harry G., et al. 'Mechanistic insight into heterogeneity of trans-plasma membrane electron transport in cancer cell types'. *Biochimica et Biophysica Acta – Bioenergetics*, 1860/8 (2019), pp. 628–39
24. Lund, Elmer. *Bioelectric Fields and Growth*. Austin: University of Texas Press, 1947
25. Prindle A, Liu J, Asally M, Ly S, Garcia-Ojalvo J, Süel GM. 'Ion channels enable electrical communication in bacterial communities'. *Nature*. (2015) Nov 5;527(7576):59-63. doi: 10.1038/nature15709. Epub 2015 Oct 21. PMID: 26503040; PMCID: PMC4890463
26. Brand, Alexandra et al. 'Hyphal Orientation of Candida albicans Is Regulated by a Calcium-Dependent Mechanism'. *Current Biology*, 17, (2007), pp. 347-352.
27. Davies, Paul. *The Demon in the Machine*. London: Allen Lane, 2019, p. 110
28. Anderson, Paul A., and Robert M. Greenberg. 'Phylogeny of ion channels: clues to structure and function'. *Comparitive Biochemistry and Physiology Part B: Biochemistry and Molecular Biology*, vol. 129, no. 1 (2001), pp. 17–28. doi: 10.1016/s1096-4959(01)00376-1
29. Liebeskind, B. J., D. M. Hillis, and H. H. Zakon. 'Convergence of ion channel genome content in early animal evolution'. *Proceedings of the National Academies of Science* 112 (2015), E846–E851

第三部：脳と身体の生体電気
第四章：心臓に電気を通す

1. Besterman, Edwin, and Creese, Richard. 'Waller – pioneer of electrocardiography'. *British Heart Journal*, vol. 42, no. 1 (1979), pp. 61–4 (p. 63)
2. Acierno, Louis. 'Augustus Desire Waller'. *Clinical Cardiology*, vol. 23, no. 4 (2000), pp. 307–9 (p. 308)
3. Harrington, Kat. 'Heavy browed savants unbend'. Royal Society blogs, 14 July 2016. Retrieved from the Internet Archive 21 September 2021 <https://web.archive.org/web/20191024235429/http://blogs.royalsociety.org/history-of-science/2016/07/04/heavy-browed/>
4. Waller, Augustus D. 'A Demonstration on Man of Electromotive Changes accompanying the Heart's Beat'. *The Journal of Physiology*, vol. 8 (1887), pp. 229–34
5. Campenot, Robert. *Animal Electricity*. Cambridge, MA:

Harvard University Press, 2016, p. 269
6. Burchell, Howard. 'A Centennial Note on Waller and the First Human Electrocardiogram'. *The American Journal of Cardiology*, vol. 59, no. 9 (1987), pp. 979–83 (p. 979)
7. AlGhatrif, Majd, and Joseph Lindsay. 'A Brief Review: History to Understand Fundamentals of Electrocardiography'. *Journal of Community Hospital Internal Medicine Perspectives*, vol. 2 no. 1 (2012), loc. 14383
8. Ashcroft, Frances. *The Spark of Life*. London: Penguin, 2013, p. 146
9. Campenot, *Animal Electricity*, pp. 272–4
10. Aquilina, Oscar. 'A brief history of cardiac pacing'. *Images in Paediatric Cardiology*, vol. 8, no. 2 (April 2006), pp. 17–81 (Fig. 16)
11. Rowbottom, Margaret and Charles Susskind. *Electricity and Medicine: History of Their Interaction*. London: Macmillan, 1984, p. 248
12. Rowbottom & Susskind, *Electricity and Medicine*, p. 249
13. Rowbottom & Susskind, *Electricity and Medicine*, p. 249
14. Emery, Gene. 'Nuclear pacemaker still energized after 34 years', Reuters, 19 December 2007 <https://www.reuters.com/article/us-heart-pacemaker-idUSN1960427320071219>
15. Norman, J. C. et al. 'Implantable nuclear-powered cardiac pacemakers'. *New England Journal of Medicine*, vol. 283, no. 22 (1970), pp. 1203–6. doi: 10.1056/NEJM197011262832206
16. Roy, O. Z., and R. W. Wehnert. 'Keeping the heart alive with a biological battery'. *Electronics*, vol. 39, no. 6 (1966), pp. 105–7. Also see: <https://link.springer.com/article/10.1007/BF02629834>
17. Greatbatch, Wilson. *The Making of the Pacemaker: Celebrating a Lifesaving Invention*. Amherst: Prometheus Books, 2000, p. 23
18. Tashiro, Hiroyuki, et al. 'Direct Neural Interface'. In: Marko B. Popovic (ed.), *Biomechatronics*. Oxford: Academic Press, 2019, pp. 139–74
19. Greatbatch, *The Making of the Pacemaker*, p. 23

第五章：脳スクリプトから人工記憶インプラントまで

1. Hamzelou, Jessica. '$100 million project to make intelligence-boosting brain implant', *New Scientist*, 20 October 2016 <https://www.newscientist.com/article/2109868-100-million-project-to-make-intelligence-boosting-brain-implant/>
2. McKelvey, Cynthia. 'The Neuroscientist Who's Building a Better Memory for Humans', *Wired*, 1 December 2016 <https://www.wired.com/2016/12/neuroscientist-whos-building-better-memory-humans/>
3. Johnson, Bryan. 'The Urgency of Cognitive Improvement', *Medium*, 14 June 2017 <https://medium.com/future-literacy/the-urgency-of-cognitive-improvement-72f5043ca1fc>
4. Campenot, Robert, *Animal Electricity*. Cambridge, MA: Harvard University Press, 2016, pp. 110–11
5. Finger, Stanley. *Minds Behind the Brain*. Oxford: Oxford University Press, 2005, pp 243–47. 以下も参照。Ashcroft, Frances. *The Spark of Life*. London: Penguin, 2013, ch. 3
6. Garson, Justin. 'The Birth of Information in the Brain: Edgar Adrian and the Vacuum Tube'. *Science in Context*, vol. 28, no. 1

(2015), pp. 31–52 (pp. 40–2)
7. Finger, *Minds*, p 249
8. Finger, *Minds*, p. 250
9. Finger, *Minds*, p. 250
10. Garson, 'The Birth', p. 46
11. Finger, *Minds*, p. 250
12. Adrian, E. D. *The Physical Background of Perception*. Quoted in Cobb, Matthew. *The Idea of the Brain: A History*. London: Profile Books, 2020, p. 186
13. Borck, Cornelius. 'Recording the Brain at Work: The Visible, the Readable, and the Invisible in Electroencephalography'. *Journal of the History of the Neurosciences* 17 (2008), pp. 367–79 (p. 371)
14. Millett, David. 'Hans Berger: From Psychic Energy to the EEG'. *Perspectives in Biology and Medicine*, vol. 44, no. 4 (2001), pp. 522–42 (p. 523)
15. Ginzberg, quoted in Millet, 'Hans Berger', p. 524
16. Millet, 'Hans Berger', p. 537
17. Cobb, *The Idea of the Brain*, p. 170
18. Millet, 'Hans Berger', p. 539
19. Borck, 'Recording', p. 369
20. Borck, 'Recording', p. 368
21. Borck, Cornelius and Ann M. Hentschel. *Brainwaves: A Cultural History of Electroencephalography*. London: Routledge, 2018, p. 110
22. Borck & Hentschel, *Brainwaves*, p. 109
23. Borck & Hentschel, *Brainwaves*, p. 115
24. Collura, Thomas. 'History and Evolution of Electroencephalographic Instruments and Techniques'. *Journal of Clinical Neurophysiology*, vol. 10, no. 4 (1993), pp. 476–504 (p. 498)
25. Marsh, Allison. 'Meet the Roomba's Ancestor: The Cybernetic Tortoise', IEEE Spectrum, 28 February 2020 <https://spectrum.ieee.org/meet-roombas-ancestor-cybernetic-tortoise>.
26. Cobb, *The Idea of the Brain*, p. 190
27. Hodgkin, Alan. 'Edgar Douglas Adrian, Baron Adrian of Cambridge. 30 November 1889–4 August 1977'. *Biographical Memoirs of Fellows of the Royal Society* 25 (1979), pp. 1–73 (p. 19)
28. Tatu, Laurent. 'Edgar Adrian (1889–1977) and Shell Shock Electrotherapy: A Forgotten History?'. *European Neurology*, vol. 79, nos. 1–2 (2018), pp. 106–7.
29. Underwood, Emil. 'A Sense of Self'. *Science*, vol. 372, no. 6547 (2021), pp. 1142–5 (pp. 1142–3)
30. Olds, James. 'Pleasure Centers in the Brain'. *Scientific American*, vol. 195 (1956), pp. 105–17; Olds, James. 'Self-Stimulation of the Brain'. *Science* 127 (1958), pp. 315–24
31. Moan, Charles and Robert G. Heath. 'Septal Stimulation for the Initiation of Heterosexual Behavior in a Homosexual Male'. In: Wolpe, Joseph, and Leo J. Reyna (eds.), *Behavior Therapy in Psychiatric Practice*. New York: Pergamon Press, 1976, pp. 109–16
32. Giordano, James (ed.). *Neurotechnology*. Boca Raton: CRC Press, 2012, p. 151
33. Frank, Lone. 'Maverick or monster? The controversial

pioneer of brain zapping', *New Scientist*, 27 March 2018 <https://www.newscientist.com/article/mg23731710-700-maverick-or-monster-the-controversial-pioneer-of-brain-zapping/>
34. Blackwell, Barry. 'Jose Manuel Rodriguez Delgado'. *Neuropsychopharmacology*, vol. 37, no. 13 (2012), pp. 2883–4.
35. この写真は幅広く複製されているが、以下にも掲載されている。Marzullo, Timothy. 'The Missing Manuscript of Dr. Jose Delgado's Radio Controlled Bulls'. *JUNE*, vol. 15, no. 2 (Spring 2017), pp. 29–35
36. Osmundsen, John. 'Matador with a radio stops wired bull: modified behavior in animals subject of brain study', *New York Times*, 17 May 1965
37. Horgan, John. 'Tribute to Jose Delgado, Legendary and Slightly Scary Pioneer of Mind Control', *Scientific American*, 25 September 2017
38. Gardner, John. 'A History of Deep Brain Stimulation: Technological Innovation and the Role of Clinical Assessment Tools'. *Social Studies of Science*, vol. 43, no. 5 (2013), pp. 707–28 (p. 710)
39. Schwalb, Jason M., and Clement Hamani. 'The History and Future of Deep Brain Stimulation'. *Neurotherapeutics*, vol. 5, no. 1 (2008), pp. 3–13
40. Gardner, 'A History', p. 719
41. Lozano, A. M., N. Lipsman, H. Bergman, et al. 'Deep brain stimulation: current challenges and future directions'. *Nature Reviews Neurology* 15 (2019), pp. 148–60 <https://www.nature.com/articles/s41582-018-0128-2>
42. Nuttin, Bart et al. 'Electrical Stimulation in Anterior Limbs of Internal Capsules in Patients with Obsessive-Compulsive Disorder'. *The Lancet*, vol. 354, no. 9189 (1999), p. 1526
43. Ridgway, Andy. 'Deep brain stimulation: A wonder treatment pushed too far? ', *New Scientist*, 21 October 2015 <https://www.newscientist.com/article/mg22830440-500-deep-brain-stimulation-a-wonder-treatment-pushed-too-far/>
44. Sturm, V., et al. 'DBS in the basolateral amygdala improves symptoms of autism and related self-injurious behavior: a case report and hypothesis on the pathogenesis of the disorder'. *Frontiers in Neuroscience*, vol. 6, no. 341 (2013), doi: 10.3389/fnhum.2012.00341.
45. Formolo, D. A., et al. 'Deep Brain Stimulation for Obesity: A Review and Future Directions'. *Frontiers in Neuroscience*, vol. 13, no. 323 (2019), doi: 10.3389/fnins.2019.00323; Wu, H., et al. 'Deep-brain stimulation for anorexia nervosa'. World Neurosurgery 80 (2013), doi: 10.1016/j.wneu.2012.06.039
46. Baguley, David, et al. 'Tinnitus'. *The Lancet*, vol. 382, no. 9904 (2013), pp. 1600–7; Luigjes, J., van den Brink, W., Feenstra, M., et al. 'Deep brain stimulation in addiction: a review of potential brain targets'. *Molecular Psychiatry* 17 (2012), pp. 572–83 <https://doi.org/10.1038/mp.2011.114>; Fuss, J., et al. 'Deep brain stimulation to reduce sexual drive'. *Journal of Psychiatry and Neuroscience*, vol. 40, no. 6 (2015) pp. 429–31
47. 二〇一八年、サンディエゴで開催された神経科学協会サテライト会議。メイバーグはこれについて、以下でも語っている。Brain & Behaviour Research Foundation: 'Deep Brain

Stimulation for Treatment-Resistant Depression: A Progress Report', Brain & Behaviour Research Foundation YouTube channel, 16 October 2019 <https://www.youtube.com/watch?v=X86wBj1tjiA>
48. Mayberg, Helen, et al. 'Deep Brain Stimulation for Treatment-Resistant Depression'. *Neuron*, vol. 45, no. 5 (2005), pp. 651–60.
49. Dobbs, David. 'Why Deep-Brain Stimulation for Depression Didn't Pass Clinical Trials', *The Atlantic*, 17 April 2018 <https://www.theatlantic.com/science/archive/2018/04/zapping-peoples-brains-didnt-cure-their-depression-until-it-did/558032/>
50. 'BROADEN Trial of DBS for Treatment-Resistant Depression No Better than Sham', The Neurocritic blog, 10 October 2017 <https://neurocritic.blogspot.com/2017/10/broaden-trial-of-dbs-for-treatment.html>
51. 'The Remote Control Brain', *Invisibilia*, NPR, first broadcast 29 March 2019 <https://www.npr.org/2019/03/28/707639854/the-remote-control-brain>
52. Cyron, Donatus. 'Mental Side Effects of Deep Brain Stimulation (DBS) for Movement Disorders: The Futility of Denial'. *Frontiers in Integrative Neuroscience* 10 (2016), pp. 1–4 <https://www.frontiersin.org/articles/10.3389/fnint.2016.00017/full>
53. Mantione, Mariska, et al. 'A Case of Musical Preference for Johnny Cash Following Deep Brain Stimulation of the Nucleus Accumbens'. *Frontiers in Behavioral Neuroscience*, vol. 8, no. 152 (2014), doi: 10.3389/fnbeh.2014.00152
54. Florin, Esther et al. 'Subthalamic Stimulation Modulates Self-Estimation of Patients with Parkinson's Disease and Induces Risk-Seeking Behaviour'. *Brain*, vol. 136, no. 11 (2013), pp. 3271–81.
55. Shen, Helen H., 'Can Deep Brain Stimulation Find Success beyond Parkinson's Disease? '. *Proceedings of the National Academy of Sciences*, vol. 116, no. 11 (2019), pp. 4764–6.
56. Müller, Eli J., and Peter A. Robinson. 'Quantitative Theory of Deep Brain Stimulation of the Subthalamic Nucleus for the Suppression of Pathological Rhythms in Parkinson's Disease', ed. by Saad Jbabdi, *PLOS Computational Biology*, vol. 14, no. 5 (2018), e1006217. 以下も参照。Kisely, Steve, et al. 'A Systematic Review and Meta-Analysis of Deep Brain Stimulation for Depression'. *Depression and Anxiety*, vol. 35, no. 5 (2018), pp. 468–80
57. Crick, Francis. *The Astonishing Hypothesis: The Scientific Search for the Soul*. New York: Scribner; London: Maxwell Macmillan International, 1994, p. 10. pp. 182-4 も参照。
58. Crick, Francis. *The Astonishing Hypothesis*, p. 3. 意識についての詳細のすばらしいリソースとして、Matthew Cobb の *The Idea of the Brain*、第一五章を参照。
59. Gerstner, Wulfram et al. 'Neural Codes: Firing Rates and Beyond'. *Proceedings of the National Academy of Sciences*, vol. 94, no. 24 (1997), pp. 12740–1 <https://www.pnas.org/doi/epdf/10.1073/pnas.94.24.12740>
60. Buzsaki, Gyorgy. *Rhythms of the Brain*, New York: Oxford University Press, 2011
61. Kellis, Spencer et al. 'Decoding Spoken Words Using Local

Field Potentials Recorded from the Cortical Surface'. *Journal of Neural Engineering*, vol. 7, no. 5 (2010), 056007

62. Martin, Richard. 'Mind Control', *Wired*, 1 March 2005 <https://www.wired.com/2005/03/brain-3/>
63. Martin, 'Mind Control', 2005
64. Bouton, Chad. 'Reconnecting a paralyzed man's brain to his body through technology', TEDx Talks YouTube channel, 25 November 2014 <https://www.youtube.com/watch?v=BPI7XWPSbS4>
65. Bouton, C., Shaikhouni, A., Annetta, N., et al. 'Restoring cortical control of functional movement in a human with quadriplegia'. *Nature* 533 (2016), pp. 247–50 <https://doi.org/10.1038/nature17435>
66. Geddes, Linda. 'First paralysed person to be "reanimated" offers neuroscience insights', *Nature*, 13 April 2016 <https://doi.org/10.1038/nature.2016.19749>
67. Geddes, Linda. 'Pioneering brain implant restores paralysed man's sense of touch', *Nature*, 13 October 2016 <https://doi.org/10.1038/nature.2016>
68. Flesher, S. N., et al. 'Intracortical microstimulation of human somatosensory cortex'. *Science Translational Medicine*. vol. 8, no. 361 (2016), doi: 10.1126/scitranslmed.aaf8083
69. Berger, T. W., et al. 'A cortical neural prosthesis for restoring and enhancing memory'. *Journal of Neural Engineering*, vol. 8, no. 4 (2011), doi: 10.1088/1741-2560/8/4/046017
70. Frank, Loren. 'How to Make an Implant That Improves the Brain', *MIT Technology Review*, 9 May 2013 <https://www.technologyreview.com/2013/05/09/178498/how-to-make-a-cognitive-neuroprosthetic/>
71. Hampson, Robert E., et al. 'Facilitation and Restoration of Cognitive Function in Primate Prefrontal Cortex by a Neuroprosthesis That Utilizes Minicolumn-Specific Neural Firing'. *Journal of Neural Engineering*, vol. 9, no. 5 (2012), 056012.
72. Strickland, Eliza. 'DARPA Project Starts Building Human Memory Prosthetics', IEEE Spectrum, 27 August 2014 <https://spectrum.ieee.org/darpa-project-starts-building-human-memory-prosthetics>.
73. McKelvey, 'The Neuroscientist', 2016
74. Ganzer, Patrick, et al. 'Restoring the Sense of Touch Using a Sensorimotor Demultiplexing Neural Interface'. *Cell*, vol. 181, no. 4 (2020) pp. 763–73
75. 'Reconnecting the Brain After Paralysis Using Machine Learning', *Medium*, 21 September 2020 <https://medium.com/mathworks/reconnecting-the-brain-after-paralysis-using-machine-learning-1a134c622c5d>
76. Andrew Jackson, a neuroscientist at Newcastle University, UK, didn't think it was promising when I visited his lab in 2018.
77. チャド・ブートンは「在宅医療」問題の解決について取り組んでいる。 Bouton, Chad. 'Brain Implants and Wearables Let Paralyzed People Move Again', IEEE Spectrum, 26 January 2021 <https://spectrum.ieee.org/brain-implants-and-wearables-let-paralyzed-people-move-again>
78. Engber, Daniel. 'The Neurologist Who Hacked His Brain -- And Almost Lost His Mind'. *Wired*, 26 January 2016.

79. Jun, James J., et al. 'Fully Integrated Silicon Probes for High-Density Recording of Neural Activity'. *Nature*, vol. 551, no. 7679 (2017), pp. 232–6.
80. Strickland, Eliza. '4 Steps to Turn "Neural Dust" Into a Medical Reality', IEEE Spectrum, 21 October 2016 <https://spectrum.ieee.org/4-steps-to-turn-neural-dust-into-a-medical-reality>
81. Lee, Jihun, et al. 'Neural Recording and Stimulation Using Wireless Networks of Microimplants'. *Nature Electronics*, vol. 4, no. 8 (2021), pp. 604–14.
82. 'Brain chips will become "more common than pacemakers", says investor, as startup raises $10m', The Stack, 19 May 2021 <https://thestack.technology/blackrock-neurotech-brain-machine-interfaces-peter-thiel/>
83. Ghose, Carrie. 'Ohio State researcher says Battelle brain-computer interface for paralysis could save $7B in annual home-care costs', *Columbus Business First*, 10 October 2019 <https://www.bizjournals.com/columbus/news/2019/10/10/ohio-state-researcher-saysbattelle-brain-computer.html>
84. Regalado, Antonio. 'Thought Experiment', *MIT Technology Review*, 17 June 2014 <https://www.technologyreview.com/2014/06/17/172276/the-thought-experiment/>

第六章：癒しの火花

1. Bowen, Chuck. 'Nerve Repair Innovation Gives Man Hope', Spinal Cord Injury Information Pages, 4 July 2007 <https://www.sci-info-pages.com/news/2007/07/nerve-repair-innovation-gives-man-hope/>
2. Wallack, Todd. 'Sense of urgency for spinal device', *Boston Globe*. 18 September 2007 <http://archive.boston.com/business/globe/articles/2007/09/18/sense_of_urgency_for_spinal_device/>
3. 一九八六年から二〇一九年までリチャード・ボーゲンの研究室アシスタントを務めたデブラ・ボーナートとの電話インタビューに依拠する。
4. Jaffe, L. F., and M. -m. Poo. 'Neurites grow faster towards the cathode than the anode in a steady field'. *Journal of Experimental Zoology* 209 (1979), pp. 115–28
5. Ingvar, Sven. 'Reaction of cells to the galvanic current in tissue cultures'. *Experimental Biology and Medicine*, vol. 17, issue 8 (1920)
6. Bishop, Chris. 'The Briks of Denton and Dallas TX', Garage Hangover, 18 October 2007 <https://garagehangover.com/briks-denton-dallas/>
7. Pithoud, Kelsey. 'Ex-rocker turns to research', *The Purdue Exponent*, 17 September 2003 <https://web.archive.org/web/20151216205707/https://www.purdueexponent.org/campus/article_73f34375-9059-5273-b6a8-8d9577c74b5d.html>
8. Bishop, 'The Briks', 2007
9. Comment by Johnny Young on Bishop, 'The Briks', 2007. 25 January 2019 at 11.33 a.m.
10. Kolsti, Nancy. 'This is . . . Spinal Research', The North Texan Online, Fall 2001 <https://northtexan.unt.edu/archives/f01/spinal.htm>
11. Hinkle, Laura, et al. 'The direction of growth of differentiating neurones and myoblasts from frog embryos in an applied

electric field'. *The Journal of Physiology* 314 (1981), pp. 121–35
12. McCaig, Colin. 'Epithelial Physiology, Ovarian Follicles, Nerve Growth Cones, Vibrating Probes, Wound Healing, and Cluster Headache: Staggering Steps on a Route Map to Bioelectricity'. *Bioelectricity*, vol. 2, no. 4 (2020), pp. 411–17 (p. 412)
13. Borgens, Richard, et al. 'Bioelectricity and Regeneration'. *BioScience*, vol. 29, no. 8 (1979), pp. 468–74
14. Borgens, Richard et al. 'Large and persistent electrical currents enter the transected lamprey spinal cord'. *Proceedings of the National Academy of Sciences*, vol. 77, no. 2 (1980), pp. 1209–13
15. Borgens, Richard B., Andrew R. Blight and M. E. McGinnis. 'Behavioral Recovery Induced by Applied Electric Fields After Spinal Cord Hemisection in Guinea Pig'. *Science*, vol. 238, no. 4825 (1987), pp. 366–9
16. Kleitman, Naomi. 'Under one roof: the Miami Project to Cure Paralysis model for spinal cord injury research'. *Neuroscientist*, vol. 7, no. 3 (2001), pp. 192–201
17. Borgens, Richard B., et al. 'Effects of Applied Electric Fields on Clinical Cases of Complete Paraplegia in Dogs'. *Restorative Neurology and Neuroscience*, vol. 5/5,6 (1993), pp. 305–22.
18. 'Electrical stimulation helps dogs with spinal injuries', *Purdue News*, 21 July 1993 <https://www.purdue.edu/uns/html3month/1990-95/930721.Borgens.dogstudy.html>
19. Orr, Richard. 'Research On Dogs' Spinal Cord Injuries May Lead To Help For Humans', *Chicago Tribune*, 20 November 1995 <https://www.chicagotribune.com/news/ct-xpm-1995-11-20-9511200137-story.html>
20. 'Purdue/IU partnership in paralysis research', Purdue News Service, 28 July 1999 https://www.purdue.edu/uns/html4ever/1999/990730.Borgens.institute.html
21. 'Human Trial for Spinal Injury Treatment Launched by Purdue, IU', Purdue News Service, December 2000 <https://www.purdue.edu/uns/html4ever/001120.Borgens.SpinalTrial.html>
22. Callahan, Rick. 'Two universities launch clinical trial for paralysis patients', *Middletown Press*, 12 December 2000 <https://www.middletownpress.com/news/article/Two-universities-launch-clinical-trial-for-11940807.php>
23. この引用は筆者が見たパデュー大学獣医学部の自費出版のニューズレター版に依拠する。'Tales from the Vet Clinic: Yukon overcomes his chilling ordeal! ', *Synapses*, Fall 2020
24. 'Device to Aid Paralysis Victims to Get Test', *Los Angeles Times*, 13 December 2000
25. Bowen, C. 'Nerve Repair Innovation Gives Man Hope', *Indianapolis Star*, 4 July 2007 <http://www.indystar.com/apps/pbcs.dll/article?AID=/20070703/BUSINESS/707030350/1003/BUSINESS>
26. Ravn, Karen. 'In spinal research, pets lead the way', *Los Angeles Times*, 9 April 2007 <https://www.latimes.com/archives/la-xpm-2007-apr-09-he-labside9-story.html>
27. 'Implanted device offers new sensation', The Engineer, 11 January 2005 <https://www.theengineer.co.uk/implanted-device-offers-new-sensation/>
28. 'Cyberkinetics to acquire Andara Life Science for $4.5M',

Boston Business Journal, 13 February 2006 <https://www.bizjournals.com/boston/blog/mass-high-tech/2006/02/cyberkinetics-to-acquire-andara-life-science.html>

29. Cyberkinetics press release, 28 September 2006 <https://www.purdue.edu/uns/html3month/2006/060928CyberkineticsAward.pdf>

30. Robinson, Kenneth and Peter Cormie. 'Electric Field Effects on Human Spinal Injury: Is There a Basis in the in Vitro Studies? '. *Developmental Neurobiology*, vol. 68, no. 2 (2008), pp. 274–80.

31. Wallack, 'Sense of urgency', 2007

32. Shapiro, Scott. 'A Review of Oscillating Field Stimulation to Treat Human Spinal Cord Injury'. *World Neurosurgery*, vol. 81/5–6 (2014), pp. 830–5.

33. Bowman, Lee. 'Study on dogs yields hope in human paralysis treatment', *Seattle Post-Intelligencer*, 3 August 2004

34. Li, Jianming. 'Oscillating Field Electrical Stimulator (OFS) for Regeneration of the Spinal Cord', 2017 entry to the Create the Future Design Contest <https://contest.techbriefs.com/2017/entries/medical/8251>

35. Li, Jianming. 'Weak Direct Current (DC) Electric Fields as a Therapy for Spinal Cord Injuries: Review and Advancement of the Oscillating Field Stimulator (OFS) '. *Neurosurgical Review*, vol. 42, no. 4 (2019), pp. 825–34.

36. Willyard, Cassandra. 'How a Revolutionary Technique Got People with Spinal-Cord Injuries Back on Their Feet'. *Nature*, vol. 572, no. 7767 (2019), pp. 20–5.

37. 接触阻害解除や人工圧力といった化学的・物理的要因をも含む。

38. McCaig, Colin D., et al. 'Controlling Cell Behavior Electrically: Current Views and Future Potential'. *Physiological Reviews*, vol. 85, no. 3 (2005), pp. 943–78

39. 「直流電流（DC）の電場はすべての動物の発達および再生する組織に存在するが、それらの存在と組織の修正および発達への影響は大部分無視されている」と、彼らは 'Controlling Cell Behavior Electrically' の中で書いている。

40. Reid, Brian et al. 'Wound Healing in Rat Cornea: The Role of Electric Currents'. *The FASEB Journal*, vol. 19, no. 3 (2005), pp. 379–86

41. Hagins, W.A., et al. 'Dark Current and Photocurrent in Retinal Rods'. *Biophysical Journal*, vol. 10, no. 5 (1970), pp. 380–412.

42. Song, Bing, et al. 'Electrical Cues Regulate the Orientation and Frequency of Cell Division and the Rate of Wound Healing in Vivo'. *Proceedings of the National Academy of Sciences*, vol. 99, no. 21 (2002), pp. 13577–82.

43. Leppik, Liudmila et al. 'Electrical Stimulation in Bone Tissue Engineering Treatments'. *European Journal of Trauma and Emergency Surgery*, vol. 46, no. 2 (2020), pp. 231–44

44. Zhao, Min, et al. 'Electrical Signals Control Wound Healing through Phosphatidylinositol-3-OH Kinase-γ and PTEN'. *Nature*, vol. 442, no. 7101 (2006), pp. 457–60.

45. 以下を参照。National Institutes for Health, 'A Clinical Trial of Dermacorder for Detecting Malignant Skin Lesions', 17 November 2009 <https://clinicaltrials.gov/ct2/show/NCT01014819>

46. Nuccitelli, R., et al. 'The electric field near human skin wounds declines with age and provides a noninvasive indicator of wound healing'. *Wound Repair and Regeneration*, vol. 19, no. 5 (2011), pp. 645–55
47. Stephens, Tim. 'Bioelectronic device achieves unprecedented control of cell membrane voltage', UC Santa Cruz News Center, 24 September 2020 <https://news.ucsc.edu/2020/09/bioelectronics.html>
48. Ershad, F., A. Thukral., J. Yue, et al. 'Ultra-conformal drawn-on-skin electronics for multifunctional motion artifact-free sensing and point-of-care treatment'. *Nature Communications*, vol. 11 no. 3823 (2020), doi: https://doi.org/10.1038/s41467-020-17619-1

第四部：誕生と死の生体電気

第七章：はじめに

1. Levin, Michael. 'What Bodies Think About: Bioelectric Computation Beyond the Nervous System as Inspiration for New Machine Learning Platforms'. The Thirty-second Annual Conference on Neural Information Processing Systems (NIPS). Palais des Congrès de Montréal, Montréal, Canada. 4 December 2018, slide 49 <https://media.neurips.cc/Conferences/NIPS2018/Slides/Levin_bioelectric_computation.pdf >。以下も参照。Pullar, Christine E. (ed.). *The Physiology of Bioelectricity in Development, Tissue Regeneration and Cancer*. Boca Raton: CRC Press, 2011, p. 69
2. Sampogna, Gianluca, et al. 'Regenerative Medicine: Historical Roots and Potential Strategies in Modern Medicine'. *Journal of Microscopy and Ultrastructure*, vol. 3, no. 3 (2015), pp. 101–7 (p. 101)
3. Power, Carl and John E. J. Rasko. 'The stem cell revolution isn't what you think it is', *New Scientist*, 29 September 2021 <https://www.newscientist.com/article/mg25133542-600-the-stem-cell-revolution-isnt-what-you-think-it-is>
4. Burr, Harold Saxton, et al. 'A Vacuum Tube Micro-Voltmeter for the Measurement of Bio-Electric Phenomena'. *The Yale Journal of Biology and Medicine*, vol. 9, no. 1 (1936), pp. 65–76. この雑誌のウェブサイトには，記事と一緒に写真が掲載されている：<https://www.ncbi.nlm.nih.gov/pmc/articles/PMC2601500/figure/F1/>
5. Burr, Harold Saxton. *Blueprint for Immortality: The Electric Patterns of Life*. Essex: Neville Spearman Publishers, 1972, p. 48
6. Burr, Harold Saxton, L. K. Musselman, Dorothy Barton, and Naomi B. Kelly. 'Bio-Electric Correlates of Human Ovulation'. *The Yale Journal of Biology and Medicine*, vol. 10, no. 2 (1937), pp. 155–60
7. Burr, Harold Saxton, R. T. Hill, and E. Allen. 'Detection of Ovulation in the Intact Rabbit'. *Proceedings of the Society for Experimental Biology and Medicine*, vol. 33, no. 1 (1935), pp. 109–11
8. Burr, *Blueprint*, p. 50
9. Burr, *Blueprint*, p. 51
10. Langman, Louis and H. S. Burr. 'Electrometric Timing of Human Ovulation'. *American Journal of Obstetrics and Gynecology*, vol. 44, no. 2 (1942), pp. 223–29

11. ‘Medicine: Yale Proof’, *Time*, 11 October 1937 <http://content.time.com/time/subscriber/article/0,33009,770949-1,00.html>
12. 以下の書物の一五六ページに図がある。Burr et al, ‘Bio-Electric Correlates’. <https://www.ncbi.nlm.nih.gov/pmc/articles/PMC2601785/?page=2>
13. Altmann, Margaret. ‘Interrelations of the Sex Cycle and the Behavior of the Sow’. *Journal of Comparative Psychology*, vol. 31, no. 3 (1941), pp. 481–98
14. ‘Dr. John Rock (1890-1984) ’, PBS American Experience <https://www.pbs.org/wgbh/americanexperience/features/pill-dr-john-rock-1890-1984/>
15. Snodgrass, James et al. ‘The Validity Of “Ovulation Potentials”’. *American Journal of Physiology – Legacy Content*, vol. 140, no. 3 (1943), pp. 394–415.
16. Su, Hsiu-Wei, et al. ‘Detection of Ovulation, a Review of Currently Available Methods’. *Bioengineering & Translational Medicine*, vol. 2, no. 3 (2017), pp. 238–46.
17. Herzberg, M., et al. ‘The Cyclic Variation of Sodium Chloride Content in the Mucus of the Cervix Uteri’. *Fertility and Sterility*, vol. 15, no. 6 (1964), pp. 684–94.
18. Burr, Harold Saxton, and L. K. Musselman. ‘Bio-Electric Phenomena Associated with Menstruation’. *The Yale Journal of Biology and Medicine*, vol. 9, no. 2 (1936), pp. 155–8.
19. Tosti, Elisabetta. ‘Electrical Events during Gamete Maturation and Fertilization in Animals and Humans’. *Human Reproduction Update*, vol. 10, no. 1 (2004), pp. 53–65
20. Van Blerkom, J. ‘Domains of High-Polarized and Low-Polarized Mitochondria May Occur in Mouse and Human Oocytes and Early Embryos’. *Human Reproduction*, vol. 17, no. 2 (2002), pp. 393–406
21. Trebichalská, Zuzana and Zuzana Holubcová. ‘Perfect Date—the Review of Current Research into Molecular Bases of Mammalian Fertilization’. *Journal of Assisted Reproduction and Genetics*, vol. 37, no. 2 (2020), pp. 243–56
22. Stein, Paula, et al. ‘Modulators of Calcium Signalling at Fertilization’. *Open Biology*, vol. 10, no. 7 (2020), loc. 200118
23. Campbell, Keith H., et al. ‘Sheep cloned by nuclear transfer from a cultured cell line’. *Nature*, vol. 380, article 6569 (1996), pp. 64–6 (p. 64)
24. Zimmer, Carl. ‘Growing Left, Growing Right’, *The New York Times*, 3 June 2013 <https://www.nytimes.com/2013/06/04/science/growing-left-growing-right-how-a-body-breaks-symmetry.html>.
25. 正常な呼吸や生殖機能に問題がある人もいる。
26. 以下を参照。Nuccitelli, Richard, *Ionic Currents In Development*. New York: International Society of Developmental Biologists, 1986
27. Tosti, E., R. Boni, and A. Gallo. ‘Ion currents in embryo development’. *Birth Defects Research Part C* 108 (2016), pp. 6–18, doi: 10.1002/bdrc.21125
28. Adams, Dany S., and Michael Levin. ‘General Principles for Measuring Resting Membrane Potential and Ion Concentration Using Fluorescent Bioelectricity Reporters’. *Cold Spring Harbor Protocols*, 2012/4 (2012)
29. Cone, Clarence, and Charlotte M. Cone. ‘Induction of Mitosis

in Mature Neurons in Central Nervous System by Sustained Depolarization'. *Science*, vol. 192, no. 4235 (976), pp. 155–8

30. Knight, Kalimah Redd, and Patrick Collins, 'The Face of a Frog: Time-lapse Video Reveals Never-Before-Seen Bioelectric Pattern', Tufts University press release, 18 July 2011 <https://now.tufts.edu/2011/07/18/face-frog-time-lapse-video-reveals-never-seen-bioelectric-pattern>
31. Vandenberg, Laura N., et al. 'V-ATPase-Dependent Ectodermal Voltage and Ph Regionalization Are Required for Craniofacial Morphogenesis'. *Developmental Dynamics*, vol. 240, no. 8 (2011), pp. 1889–904
32. Adams, Dany Spencer, et al. 'Bioelectric Signalling via Potassium Channels: A Mechanism for Craniofacial Dysmorphogenesis in KCNJ2-Associated Andersen-Tawil Syndrome: K + -Channels in Craniofacial Development'. *The Journal of Physiology*, vol. 594, no. 12 (2016), pp. 3245–70.
33. Moody, William J., et al. 'Development of ion channels in early embryos'. *Journal of Neurobiology* 22 (1991) pp. 674–84
34. Rovner, Sophie. 'Recipes For Limb Renewal', *Chemical & Engineering News*, 2 August 2010 <https://pubsapp.acs.org/cen/science/88/8831sci1.html>
35. Pai, Vaibhav P., et al. 'Transmembrane Voltage Potential Controls Embryonic Eye Patterning in Xenopus Laevis'. *Development*, vol. 139, no. 2 (2012), pp. 313–23
36. Malinowski, Paul T., et al. 'Mechanics dictate where and how freshwater planarians fission'. *PNAS*, vol. 114, no. 41 (2017), pp. 10,888–93 <www.pnas.org/cgi/doi/10.1073/pnas.1700762114>
37. Hall, Danielle. 'Brittle Star Splits', Smithsonian Ocean, January 2020 <https://ocean.si.edu/ocean-life/invertebrates/brittle-star-splits>
38. Levin, Michael. 'Reading and Writing the Morphogenetic Code: Foundational White Paper of the Allen Discovery Center at Tufts University', p. 2 <https://allencenter.tufts.edu/wp-content/uploads/Whitepaper.pdf>
39. Kolata, Gina. 'Surgery on Fetuses Reveals They Heal Without Scars', *The New York Times*, 16 August 1988 <https://www.nytimes.com/1988/08/16/science/surgery-on-fetuses-reveals-they-heal-without-scars.html>
40. Barbuzano, Javier. 'Understanding How the Intestine Replaces and Repairs Itself', *Harvard Gazette*, 14 July 2017 <https://news.harvard.edu/gazette/story/2017/07/understanding-how-the-intestine-replaces-and-repairs-itself/>
41. Vanable, Joseph. 'A history of bioelectricity in development and and regeneration'. In: ed. Charles E. Dinsmore (ed.), *A History of Regeneration Research*. New York: Cambridge University Press, 1991, pp. 151–78 (p. 163)
42. Sisken, Betty. 'Enhancement of Nerve Regeneration by Selected Electromagnetic Signals'. In: Marko Markov (ed.), *Dosimetry in Bioelectromagnetics*, Boca Raton: CRC Press, 2017, pp. 383–98
43. Tseng A. -S., et al. 'Induction of Vertebrate Regeneration by a Transient Sodium Current'. *Journal of Neuroscience*, vol. 30, no. 39 (2010), pp. 13,192–200.
44. Tseng, Ai-sun, and Michael Levin. 'Cracking the bioelectric code: Probing endogenous ionic controls of pattern formation',

Communicative & Integrative Biology, vol. 6,1 (2013): e22595

45. Eskova, Anastasia, et al. 'Gain-of-Function Mutations of Mau/DrAqp3a Influence Zebrafish Pigment Pattern Formation through the Tissue Environment'. *Development* 144 (2017), doi:10.1242/dev.143495
46. Dlouhy, Brian J., et al. 'Autograft-Derived Spinal Cord Mass Following Olfactory Mucosal Cell Transplantation in a Spinal Cord Injury Patient: Case Report'. *Journal of Neurosurgery: Spine*, vol. 21, no. 4 (2014), pp. 618–22.
47. Jabr, Ferris. 'In the Flesh: The Embedded Dangers of Untested Stem Cell Cosmetics', *Scientific American*, 17 December 2012 <https://www.scientificamerican.com/article/stem-cell-cosmetics/>
48. Aldhous, Peter. 'An Experiment That Blinded Three Women Unearths the Murky World of Stem Cell Clinics', BuzzFeed News, 21 March 2017 <https://www.buzzfeednews.com/article/peteraldhous/stem-cell-tragedy-in-florida>
49. Coghlan, Andy. 'How "stem cell" clinics became a Wild West for dodgy treatments', *New Scientist*, 17 January 2018 <https://www.newscientist.com/article/mg23731610-100-how-stem-cell-clinics-became-a-wild-west-for-dodgy-treatments/>
50. Feng J.F., et al. 'Electrical Guidance of Human Stem Cells in the Rat Brain'. *Stem Cell Reports*, vol. 9, no. 1 (2017), pp. 177–89

第八章：最後に

1. Rose, Sylvan Meryl, and H. M. Wallingford. 'Transformation of renal tumors of frogs to normal tissues in regenerating limbs of salamanders'. *Science*, vol. 107, no. 2784 (1948), p. 457
2. Oviedo, Néstor J., and Wendy S. Beane. 'Regeneration: The origin of cancer or a possible cure? '. *Seminars in Cell & Developmental Biology*, vol. 20, no. 5 (2009), pp. 557–64
3. Fatima, Iqra, et al. 'Skin Aging in Long-Lived Naked Mole-Rats is Accompanied by Increased Expression of Longevity-Associated and Tumor Suppressor Genes'. *Journal of Investigative Dermatology*, 9 June 2022, doi: 10.1016/j.jid.2022.04.028
4. Ruby, J. Graham, et al. 'Naked mole-rat mortality rates defy Gompertzian laws by not increasing with age'. *eLife* 7:e31157 (2018), doi: 10.7554/eLife.31157
5. Burr, Harold Saxton. *Blueprint for Immortality: The Electric Patterns of Life*. Essex: Neville Spearman Publishers, 1972, p. 53
6. Burr, Harold Saxton. *Blueprint for Immortality: The Electric Patterns of Life*. Essex: Neville Spearman Publishers, 1972, p. 54
7. Langman, Louis, and Burr, H. S. 'Electrometric Studies in Women With Malignancy of Cervix Uteri'. *Science*, vol. 105, no. 2721 (1947), pp. 209 –10
8. Langman, Louis, and Burr, HS. 'A technique to aid in the detection of malignancy of the female genital tract'. *Journal of the American Journal of Obstetrics and Gynecology*, vol. 57, issue 2 (1949), pp. 274-281
9. Langman & Burr, 'Electrometric' p. 210
10. Stratton, M. R. (2009). 'The cancer genome'. *Nature*, vol. 458, article 7239 (2009), pp, 719–24, doi: 10.1038/nature07943

11. Nordenström, B. E. W. 'Biologically closed electric circuits: Activation of vascular-interstitial closed electric circuits for treatment of inoperable cancers'. *Journal of Bioelectricity* 3 (1984), pp. 137–53
12. Nordenström, Björn. *Biologically closed electric circuits: clinical, experimental, and theoretical evidence for an additional circulatory system*. Stockholm: Nordic Medical Publications, 1983
13. Nordenström, *Biologically closed*
14. Nordenström, *Biologically closed*, p. vii
15. Parachini, Allan. 'Cancer-Treatment Theory an Enigma to Scientific World', *Los Angeles Times*, 30 September 1986 <https://www.latimes.com/archives/la-xpm-1986-09-30-vw-10015-story.html>
16. Parachini, 'Cancer-Treatment', 1986
17. Nordenström, 'Biologically closed'
18. Parachini, 'Cancer-Treatment', 1986
19. Nilsson E., et al. 'Electrochemical treatment of tumours'. *Bioelectrochemistry*, vol. 51, no. 1 (2000), pp. 1–11
20. All statistics from 'Proceedings of the International Association for Biologically Closed Electric Circuits'. *European Journal of Surgery 1994 Supplement* 574, pp. 7–23
21. 'Activation of BCEC-channels for Electrochemical Therapy (ECT) of Cancer'. *Proceedings of the IABC International Association for Biologically-Closed Electric Circuits (BCEC) in Medicine and Biology*. Stockholm, September 12–15, 1993 (1994), pp. 25–9 <https://pubmed.ncbi.nlm.nih.gov/7531011/>
22. 'Björn Nordenström', *20/20*, ABC News, first broadcast 21 October 1988. Available on YouTube: <https://www.youtube.com/watch?v=OmqTKh-CP88>
23. Moss, Ralph W. 'Bjorn E. W. Nordenstrom, MD'. Townsend Letter, *The Examiner of Alternative Medicine* 285 (2007), p. 156 <link.gale.com/apps/doc/A162234818/AONE?u=anon~51eea7d2&sid=bookmark-AONE&xid=8719a268>. Accessed 5 August 2021
24. Lois, Carlos, and Arturo Alvarez-Buylla. 'Long-distance neuronal migration in the adult mammalian brain'. *Science* 264 (1994), pp. 1145–8, doi: 10.1126/science.8178174
25. Grimes, J. A., et al. 'Differential expression of voltage-activated Na + currents in two prostatic tumour cell lines: contribution to invasiveness in vitro'. *FEBS Letters* 369 (1995), pp. 290–4 <https://febs.onlinelibrary.wiley.com/doi/epdf/10.1016/0014-5793%2895%2900772-2>
26. 以下を含め、至るところで報告されている。Pullar, Christine E. (ed.). *The Physiology of Bioelectricity in Development, Tissue Regeneration and Cancer*. Boca Raton: CRC Press, 2011, p. 271
27. Arcangeli, Annarosa, and Andrea Becchetti. 'New Trends in Cancer Therapy: Targeting Ion Channels and Transporters'. *Pharmaceuticals*, vol. 3, no. 4 (2010), pp. 1202–24
28. Bianchi, Laura, et al. 'herg Encodes a K+ Current Highly Conserved in Tumors of Different Histogenesis: A Selective Advantage for Cancer Cells? '. *Cancer Research*, vol. 58, no. 4 (1998), pp. 815–22
29. Kunzelmann, 2005; Fiske et al, 2006; Stuhmer et al, 2006; Prevarskaya et al, 2010; Becchetti, 2011; Brackenbury, 2012,

collected in Yang Ming and William Brackenbury. 'Membrane potential and cancer progression'. *Frontiers in Physiology*, vol. 4, article 185 (2013), doi: https://doi.org/10.3389/fphys.2013.00185
30. Santos, Rita, et al. 'A comprehensive map of molecular drug targets'. *Nature Reviews Drug Discovery*, vol. 16, no. 1 (2017), pp. 19–34
31. McKie, Robin. 'For 30 years I've been obsessed by why children get leukaemia. Now we have an answer', *The Guardian*, 30 December 2018 <https://www.theguardian.com/science/2018/dec/30/children-leukaemia-mel-greaves-microbes-protection-against-disease>
32. Djamgoz, Mustafa, S. P. Fraser, and W. J. Brackenbury. (2019). 'In Vivo Evidence for Voltage-Gated Sodium Channel Expression in Carcinomas and Potentiation of Metastasis'. *Cancers*, vol. 11, no. 11 (2019), p. 1675
33. Leanza, Luigi, Antonella Managò, Mario Zoratti, Erich Gulbins, and Ildiko Szabo. 'Pharmacological targeting of ion channels for cancer therapy: In vivo evidences' *Biochimica et Biophysica Acta (BBA) – Molecular Cell Research*, vol. 1863, no. 6, Part B (2016), pp. 1385–97
34. 二〇一九年、中国の多施設前臨床試験で、ジャムゴズの変種に有効な抗体をマウスでテストした。彼らは、これによって転移を抑制できると主張した。Gao, R., et al. 'Nav1.5-E3 antibody inhibits cancer progression'. *Translational Cancer Research*, vol. 8, no. 1 (2019), pp. 44-50, doi: 10.21037/tcr.2018.12.23
35. Lang, F., and C. Stournaras. (2014). 'Ion channels in cancer: future perspectives and clinical potential'. *Philosophical Transactions of the Royal Society of London. Series B, Biological sciences*, vol. 369, article 1638 (2014), 20130108 <https://www.ncbi.nlm.nih.gov/pmc/articles/PMC3917362/pdf/rstb20130108.pdf>
36. 'An interview with Professor Mustafa Djamgoz', Metrion BioSciences, 2018
37. 'The Bioelectricity Revolution: A Discussion Among the Founding Associate Editors'. *Bioelectricity*, vol. 1, no. 1 (2019), pp. 8–15.
38. G reaves, Mel. 'Nothing in cancer makes sense except . . . '. *BMC Biology*, vol. 16, no. 22 (2018)
39. Wilson, Clare. 'The secret to killing cancer may lie in its deadly power to evolve', *New Scientist*, 4 March 2020 <https://www.newscientist.com/article/mg24532720-800-the-secret-to-killing-cancer-may-lie-in-its-deadly-power-to-evolve/>
40. Hope, Tyna and Siân Iles. 'Technology review: The use of electrical impedance scanning in the detection of breast cancer'. *Breast Cancer Research*, vol. 6, no. 69 (2004), pp. 69–74
41. Wilke, Lee, et al. 'Repeat surgery after breast conservation for the treatment of stage 0 to II breast carcinoma: a report from the National Cancer Data Base, 2004-2010'. *JAMA Surgery*, vol. 149, no. 12 (2014), pp. 1296–305.
42. Dixon, J. Michael, et al. 'Intra-operative assessment of excised breast tumour margins using ClearEdge imaging device'. *European Journal of Surgical Oncology* 42 (2016), pp.1834–40, doi: 10.1016/j.ejso.2016.07.141
43. Djamgoz, Professor Mustafa. 'In vivo evidence for expression

of voltage-gated sodium channels in cancer and potentiation of metastasis', Sophion Bioscience YouTube channel, 18 July 2019 <https://www.youtube.com/watch?v=bkKewfmCW6A>. この講義の関連するセクションは1六分頃から始まる。
44. Dokken, Kaylinn and Patrick Fairley. 'Sodium Channel Blocker Toxicity' [Updated 30 April 2022]. In: StatPearls [Internet]. Treasure Island, FL: StatPearls Publishing, 2022 <https://www.ncbi.nlm.nih.gov/books/NBK534844/>
45. Reddy, Jay P., et al. 'Antiepileptic drug use improves overall survival in breast cancer patients with brain metastases in the setting of whole brain radiotherapy'. *Radiotherapy and Oncology*, vol. 117, no. 2 (2015), pp. 308–14, doi: 10.1016/j.radonc.2015.10.009
46. Takada, Mitsutaka, et al. 'Inverse Association between Sodium Channel-Blocking Antiepileptic Drug Use and Cancer: Data Mining of Spontaneous Reporting and Claims Databases'. *International Journal of Medical Sciences*, vol. 13, no. 1 (2016), pp. 48–59, doi:10.7150/ijms.13834
47. 'An interview with Professor Mustafa Djamgoz', Metrion BioSciences, 2018
48. Quail, Daniela F., and Johanna A Joyce. 'Microenvironmental regulation of tumor progression and metastasis'. *Nature Medicine*, vol. 19, no. 11 (2013), pp. 1423–37, doi:10.1038/nm.3394
49. Zhu, Kan, et al. 'Electric Fields at Breast Cancer and Cancer Cell Collective Galvanotaxis'. *Scientific Reports*, vol. 10, no. 1 (2020), article 8712
50. Wapner, Jessica. 'A New Theory on Cancer: What We Know About How It Starts Could All Be Wrong', *Newsweek*, 17 July 2017 <https://www.newsweek.com/2017/07/28/cancer-evolution-cells-637632.html>; see also Davies, Paul. 'A new theory of cancer', *The Monthly*, November 2018 <https://www.themonthly.com.au/issue/2018/november/1540990800/paul-davies/new-theory-cancer#mtr>
51. Silver, Brian and Celeste Nelson. 'The Bioelectric Code: Reprogramming Cancer and Aging From the Interface of Mechanical and Chemical Microenvironments'. *Frontiers in Cell and Developmental Biology*, vol. 6, no. 21 (2018)
52. Lobikin, Maria, Brook Chernet, Daniel Lobo, and Michael Levin. 'Resting potential, oncogene-induced tumorigenesis, and metastasis: the bioelectric basis of cancer in vivo'. *Physical Biology*, vo. 9, no. 6 (2012), loc. 065002. doi:10.1088/1478-3975/9/6/065002
53. Chernet, Brook, and Michael Levin. 'Endogenous Voltage Potentials and the Microenvironment: Bioelectric Signals that Reveal, Induce and Normalize Cancer'. *Journal of Clinical and Experimental Oncology*, Suppl. 1:S1-002 (2013), doi: 10.4172/2324-9110
54. Chernet & Levin, 'Endogenous'
55. Gruber, Ben. 'Battling cancer with light', Reuters, 26 April 2016 <https://www.reuters.com/article/us-science-cancer-optogenetics-idUSKCN0XN1U9>
56. Chernet, Brook and Michael Levin. 'Transmembrane voltage potential is an essential cellular parameter for the detection and control of tumor development in a Xenopus model'. *Disease Models & Mechanisms*, vol. 6, no. 3 (2013), pp. 595–607, doi:

10.1242/dmm.010835
57. Silver & Nelson, 'The Bioelectric Code'
58. Tuszynski, Jack, Tatiana Tilli, and Michael Levin. 'Ion Channel and Neurotransmitter Modulators as Electroceutical Approaches to the Control of Cancer'. *Current Pharmaceutical Design*, vol. 23, no. 32 (2017), pp. 4827–41
59. Schlegel, Jürgen, et al. 'Plasma in cancer treatment', *Clinical Plasma Medicine*, vol. 1, no. 2 (2013), pp. 2–7

第五部：未来の生体電気
第九章：シリコンとイカの交換

1. Brown, Joshua. 'Team Builds the First Living Robots', The University of Vermont, 13 January 2020 <https://www.uvm.edu/news/story/team-builds-first-living-robots>
2. Lee, Y., et al. 'Hydrogel soft robotics'. *Materials Today Physics* 15 (2020) <https://doi.org/10.1016/j.mtphys.2020.100258>
3. Thubagere, Anupama, et al. 'A Cargo-Sorting DNA Robot'. *Science*, vol. 357, article 6356 (2017), eaan6558
4. Solon, Olivia. 'Electroceuticals: swapping drugs for devices', *Wired*, 28 May 2013 <https://www.wired.co.uk/article/electroceuticals>
5. Geddes, Linda. 'Healing spark: Hack body electricity to replace drugs', *New Scientist*, 19 February 2014 <https://www.newscientist.com/article/mg22129570-500-healing-spark-hack-body-electricity-to-replace-drugs/>
6. Behar, Michael. 'Can the nervous system be hacked? ', *The New York Times*, 23 May 2014 <https://www.nytimes.com/2014/05/25/magazine/can-the-nervous-system-be-hacked.html>
7. Mullard, Asher. 'Electroceuticals jolt into the clinic, sparking autoimmune opportunities'. *Nature Reviews Drug Discovery* 21 (2022) pp. 330–1
8. Hoffman, Henry, and Harold Norman Schnitzlein. 'The Numbers of Nerve Fibers in the Vagus Nerve of Man'. *The Anatomical Record*, vol. 139, no. 3 (1961), pp. 429–35
9. Davies, Dave. 'Are Implanted Medical Devices Creating A "Danger Within Us"? ', NPR, 17 January 2018 <https://www.npr.org/2018/01/17/578562873/are-implanted-medical-devices-creating-a-danger-within-us>
10. Golabchi, Asiyeh, et al. 'Zwitterionic Polymer/Polydopamine Coating Reduce Acute Inflammatory Tissue Responses to Neural Implants'. *Biomaterials* 225 (2019), 119519 <https://doi.org/10.1016/j.biomaterials.2019.119519>
11. Leber, Moritz, et al. 'Advances in Penetrating Multichannel Microelectrodes Based on the Utah Array Platform'. In: Xiaoxiang Zheng (ed.), *Neural Interface: Frontiers and Applications*. Singapore: Springer, 2019, pp. 1–40
12. Yin, Pengfei, et al. 'Advanced Metallic and Polymeric Coatings for Neural Interfacing: Structures, Properties and Tissue Responses'. *Polymers*, vol. 13, no. 16 (2021), article 2834 <https://www.ncbi.nlm.nih.gov/pmc/articles/PMC8401399/pdf/polymers-13-02834.pdf>
13. Aregueta-Robles, U. A., et al. 'Organic electrode coatings for next-generation neural interfaces'. *Frontiers in Neuroengineering*, 27 May 2014 <https://doi.org/10.3389/fneng.2014.0001>

14. 'The Nobel Prize in Chemistry 2000', NobelPrize.org <https://www.nobelprize.org/prizes/chemistry/2000/summary/>
15. Cuthbertson, Anthony. 'Material Found by Scientists "Could Merge AI with Human Brain"', *The Independent*, 17 August 2020 <https://www.independent.co.uk/tech/artificial-intelligence-brain-computer-cyborg-elon-musk-neuralink-a9673261.html>
16. Chen, Angela. 'Why It's so Hard to Develop the Right Material for Brain Implants', *The Verge*, 30 May 2018 <https://www.theverge.com/2018/5/30/17408852/brain-implant-materials-neuroscience-health-chris-bettinger>
17. 技術的には、活動電位を抑制する方法もあるが、それは単に抑制ニューロンを刺激するということを意味する——つまり、他のニューロンを発火させない種類のニューロンということである。しかしそのメカニズムは同じである。
18. 企業の中には、続いて起こる信号を聞くためのより多くの電極を埋め込むことによって、身体がいかに活動電位を解釈してきたかを理解しようとするところもある。しかしそれはさらなる外科的リスクをもたらすため、ヒトにおいてはもちろん起こらない。
19. Casella, Alena et al. 'Endogenous Electric Signaling as a Blueprint for Conductive Materials in Tissue Engineering'. *Bioelectricity*, vol. 3, no. 1 (2021), pp. 27–41
20. Demers, Caroline, et al. 'Natural Coral Exoskeleton as a Bone Graft Substitute: A Review'. *Bio-Medical Materials and Engineering*, vol. 12, no. 1 (2002), pp. 15–35
21. イスラエルを拠点とするOkCoralとCoreBoneは特別な食事を与えてサンゴを育て、それを特に移植片に適したものにしている。
22. Wan, Mei-chen, et al. 'Biomaterials from the Sea: Future Building Blocks for Biomedical Applications'. *Bioactive Materials*, vol. 6, no. 12 (2021), pp. 4255–85
23. DeCoursey, Thomas. 'Voltage-Gated Proton Channels and Other Proton Transfer Pathways'. *Physiological Reviews*, vol. 83, no. 2 (2003) pp. 475–579, doi: 10.1152/physrev.00028.2002
24. Lane, Nick. 'Why Are Cells Powered by Proton Gradients? '. *Nature Education*, vol. 3, no. 9 (2010), p. 18
25. Kautz, Rylan et al. 'Cephalopod-Derived Biopolymers for Ionic and Protonic Transistors'. *Advanced Materials*, vol. 30, no. 19 (2018), loc. 1704917
26. Ordinario, David, et al. 'Bulk protonic conductivity in a cephalopod structural protein'. *Nature Chemistry*, vol. 6, no. 7 (2014), pp. 596–602
27. Strakosas, Xenofon, et al. 'Taking Electrons out of Bioelectronics: From Bioprotonic Transistors to Ion Channels'. *Advanced Science*, vol. 4, no. 7 (2017), loc. 1600527
28. Kim, Young Jo, et al. 'Self-Deployable Current Sources Fabricated from Edible Materials'. *Journal of Materials Chemistry B* 31 (2013), p. 3781, doi: 10.1039/C3TB20183J
29. Ordinario, David, et al. 'Protochromic Devices from a Cephalopod Structural Protein'. *Advanced Optical Materials*, vol. 5, no. 20 (2017), loc. 1600751
30. Sheehan, Paul. 'Bioelectronics for Tissue Regeneration'. Defense Advanced Projects Research Agency <https://www.darpa.mil/program/bioelectronics-for-tissue-regeneration>.

Accessed 31 May 2022
31. Kriegman, Sam, et al, 'Kinematic Self-Replication in Reconfigurable Organisms'. *Proceedings of the National Academy of Sciences*, vol. 118, no. 49 (2021), loc. e2112672118 <https://doi.org/10.1073/pnas.2112672118>
32. Coghlan, Simon and Kobi Leins. 'Will self-replicating "xenobots" cure diseases, yield new bioweapons, or simply turn the whole world into grey goo? ', The Conversation, 9 December 2021 <https://theconversation.com/will-self-replicating-xenobots-cure-diseases-yield-new-bioweapons-or-simply-turn-the-whole-world-into-grey-goo-173244>
33. Adamatzky, Andrew, et al. 'Fungal Electronics'. *Biosystems* 212 (2021), loc. 104588, doi: 10.1016/j.biosystems.2021.104588

第一〇章：自分をよりよく電化する

1. Nitsche, Michael A., et al. 'Facilitation of Implicit Motor Learning by Weak Transcranial Direct Current Stimulation of the Primary Motor Cortex in the Human'. *Journal of Cognitive Neuroscience*, vol. 15, no. 4 (2003), pp. 619–26, doi: https://doi.org/10.1162/089892903321662994
2. Trivedi, Bijal. 'Electrify your mind – literally', *New Scientist*, 11 April 2006 < https://www.newscientist.com/article/mg19025471-100-electrify-your-mind-literally/>
3. Marshall, L, M. Mölle, M. Hallschmid, and J. Born. 'Transcranial direct current stimulation during sleep improves declarative memory'. *The Journal of Neuroscience* vol. 24, no. 44 (2004), pp. 9985–92, doi: 10.1523/Jneurosci.2725-04.2004
4. Walsh, Professor Vincent. 'Cognitive Effects of TDC at Summit on Transcranial Direct Current Stimulation (tDCS) at the UC-Davis Center for Mind & Brain', UC Davis YouTube channel, 8 Oct 2013 <https://www.youtube.com/watch?v=9fz7r8VDV4o>. この講義の該当部分は一四分頃から始まる。
5. Wurzman, Rachel et al. 'An open letter concerning do-it-yourself users of transcranial direct current stimulation'. *Annals of Neurology*, vol. 80, Issue 1. July 2016
6. Aschwanden, Christie. 'Science Isn't Broken: It's just a hell of a lot harder than we give it credit for', Five Thirty-Eight, 19 August 2015 <https://fivethirtyeight.com/features/science-isnt-broken/>
7. Verma, N., et al. 'Auricular Vagus Neuromodulation – A Systematic Review on Quality of Evidence and Clinical Effects'. *Frontiers in Neuroscience* 15 (2021), article 664740 <https://doi.org/10.3389/fnins.2021.664740>
8. Young, Stella. 'I'm not your inspiration, thank you very much'. TED, June 2014, www.ted.com/talks/stella_young_i_m_not_your_inspiration_thank_you_very_much/
9. 国際神経倫理学会の二〇一八年一一月三日の会議での筆者とのインタビューに依拠する。この問題については、以下の文献でも深く掘り下げられている。Drew, Liam. 'The ethics of brain-computer interfaces'. *Nature*, 24 July 2019 <https://www.nature.com/articles/d41586-019-02214-2>
10. Strickland, Eliza. 'Worldwide Campaign For Neurorights Notches Its First Win', *IEEE Spectrum*, 18 December 2021 <https://spectrum.ieee.org/neurotech-neurorights>
11. Coghlan, Andy. 'Vaping really isn't as harmful for your cells as smoking', *New Scientist*, 4 January 2016 <https://www.

newscientist.com/article/dn28723-vaping-really-isnt-as-harmful-for-your-cells-as-smoking/>

12. 'Committee on the Review of the Health Effects of Electronic Nicotine Delivery Systems and others'. In: Kathleen Stratton, Leslie Y. Kwan, and David L. Eaton (eds.), *Public Health Consequences of E-Cigarettes*, Washington, DC: 2018, 24952 <https://www.nap.edu/catalog/24952>
13. Moehn, Kayla,Yunus Ozekin, and Emily Bates. 'Investigating the Effects of Vaping and Nicotine's Block of Kir2.1 on Humerus and Digital Development in Embryonic Mice'. *FASEB Journal*, vol. 36, no. S1 (2022) <https://doi.org/10.1096/fasebj.2022.36.S1.R2578>
14. Benzonana, Laura, et al. 'Isoflurane, a Commonly Used Volatile Anesthetic, Enhances Renal Cancer Growth and Malignant Potential via the Hypoxia-Inducible Factor Cellular Signaling Pathway In Vitro'. *Anesthesiology*, vol. 119, no. 3 (2013), pp. 593–605
15. Jiang, Jue, and Hong Jiang. 'Effect of the Inhaled Anesthetics Isoflurane, Sevoflurane and Desflurane on the Neuropathogenesis of Alzheimer's Disease (Review)'. *Molecular Medicine Reports*, vol. 12, no. 1 (2015), pp. 3–12
16. Robson, David. 'This is what it's like waking up during surgery', Mosaic, 12 March 2019 <https://mosaicscience.com/story/anaesthesia-anesthesia-awake-awareness-surgery-operation-or-paralysed/>
17. Edelman, Elazer, et al. 'Case 30-2020: A 54-Year-Old Man with Sudden Cardiac Arrest'. *New England Journal of Medicine*, vol. 383, no. 13 (2020), pp. 1263–75
18. Hesham, R. Omar, et al. 'Licorice Abuse: Time to Send a Warning Message'. *Therapeutic Advances in Endocrinology and Metabolism*, vol. 3, no. 4 (2012), pp. 125–38
19. 実は、筆者はふたつのパターンに気づいた。最も容赦ない批判を浴びた科学者のほとんどは女性であったこと。そして男性はときに、トラブルがあったことをまったく思い出さなかったということ。
20. Davies, Paul. *The Demon in the Machine*. London: Allen Lane, 2019, p. 86
21. McNamara, H. M., et al. 'Bioelectrical domain walls in homogeneous tissues'. *Nature Physics* 16 (2020), pp. 357-64 <https://doi.org/10.1038/s41567-019-0765-4>
22. Davies, *The Demon in the Machine*, pp. 82-3
23. Pietak, A., and Levin, M. 'Exploring Instructive Physiological Signaling with the Bioelectric Tissue Simulation Engine'. *Frontiers in Bioengineering and biotechnology*, vol. 4, article 55 (2016), doi:10:3389/fbioe.2016.00055

訳者あとがき

本書はサリー・エイディによる*We Are Electric: The New Science of Our Body's Electrome*（Canongate Books, 2023）の全訳である。エイディはジョンズ・ホプキンス大学でサイエンス・ライティング・プログラムの修士号を取得後、『IEEEスペクトラム』や『ニューサイエンティスト』をはじめ、『ニューヨーク・タイムズ』、『エコノミスト』など多くの新聞や雑誌に寄稿してきたサイエンス／テクノロジーライターである。ブルー・ブレイン・プロジェクトやDARPA（米国防高等研究計画局）のプロジェクトなどを取材し、由緒ある米ナショナル・プレス・クラブ賞など、数々の賞を受賞している。

エイディにとって初の書籍となる本書の執筆のきっかけとなったのは、彼女が二〇一一年に参加したDARPAによるtDCS（経頭蓋直流電流刺激）の軍事実験だった。頭蓋に電気刺激を与えることによって、兵士の射撃能力や学習能力、集中力を高める効果を狙ったものである。当時からすでにtDCSの噂を耳にしていたエイディは、この技術が軍事用のみならず、うつ病やてんかん、パーキンソン病やがんといった心身の病気の治療、また再生医療や神経補綴技術としても利用できるという、その幅広い可能性に注目していた。そしてこの貴重な体験により、生体電気の仕組みを理解しようという彼女の長きにわたる探究が始まったのである。

それから一〇年余が経った今、生体電気の可能性はさらに拡大し、数多くの巨大企業が生体電気の技術を駆使した臨床試験やベンチャーに多額の資金を投じている。世界の名だたるＩＴ起業家やフューチャリストたちはこぞって、人間と機械が融合する未来を思い描き、脳から脳へ直接信号を送る人体間通信、いわゆるテレパシーの時代が訪れることを予見している。イーロン・マスクが二〇一六年に、脳インプラントを研究するニューラリンクを共同起業し、その名も"Telepathy"（テレパシー）と名付けられたＢＣＩ（ブレイン・コンピューター・インターフェイス）を開発し、二〇二四年一月、初の人間の被験者に脳インプラントを埋め込んだというニュースも記憶に新しい。

今でこそ、肯定的な目で見る人が増えてきたが、ＳＦ映画や漫画の世界でしかあり得なかったこうした技術は、現実の世界では長い間、インチキとか、いかさまといった言葉とセットで捉えられてきた。生体電気がひとつの研究分野として確立するまでには、先人たちが文字通り、命懸けでおこなった実験や研究の長い歴史が背景にある。しかも、生物学と物理学との分野間の断絶や、偽医者による実証されていない医療機器の使用など、さまざまな要因が生体電気の発展を妨げてきた。著者は、紀元二世紀の古代ローマの医学者、ガレノスが提唱した「アニマルスピリット」の概念にまで遡り、デカルト、ニュートンを経て、一八世紀イタリアのルイージ・ガルヴァーニのカエル実験へと読者を誘う。このカエルの実験によって動物に電気が流れていることが証明されたのも束の間、それを真っ向から批判したヴォルタが世界初の電池を発明してガルヴァーニに対抗した。こうしてガルヴァーニの「動物電気」説は影を潜めることになる。この不運なガルヴァーニの発見を、甥のアルディーニをはじめとする後世の科学者らが拾い上げ、その後数十年の年月をかけて、生体電気の研究を軌道に乗せてきた。こうした紆余曲折の歴史を、著者は順を追って丁寧に説明している。

細胞や組織、生物全体がもつ電気的特性である「エレクトローム」を理解することが、医学の進歩において極めて重要な役割を果たすと著者が主張するように、本書の後半で彼女は、生体電気の医療への応用に目を向ける。電気は、骨や皮膚、神経や筋肉など、私たちの身体にあるすべての細胞を流れている。脳が身体の各部分に信号を送ることができるのも、私たちが子宮の中で決まった姿形に成長するのも、けがをしたときに自己治癒力が発揮できるのも、すべてこのおかげなのだ。生体電気に何らかの異常が起きると、がんをはじめとするさまざまな病気になる可能性がある。したがって、この生体電気を制御したり、修正したりすることができれば、私たちの健康は今よりもはるかに改善されるだろう。さらに、四肢麻痺の患者のための脳インプラントや骨髄再生、身体の一部を失った人のための幹細胞による身体組織の修復、パーキンソン病に有効なＤＢＳ（脳深部刺激療法）、がん治療や不妊治療、胚発生、イオンチャネル薬やウェアラブルデバイス、アンチエイジングにいたるまで、医療分野に応用できる生体電気の可能性は計り知れない。

こうしてリストアップするだけでも、生体電気の未来はきわめて明るいように見える。しかもこの最先端技術には、ＤＡＲＰＡのような政府機関が積極的に資本を投入しているため、研究開発はますます幅広い範囲に及んでいる。しかしこうした侵襲性の高い先端技術の研究には、いわゆるバイオエシックスやニューロエシックスといった、切っても切り離すことのできない倫理・道徳上の問題が付随する。それは「なんとなく胡散臭い」では片付けることのできない、人間の本質に関わる問題である。

本書を翻訳するにあたり、さまざまな文献や資料の力を借りたが、なかでも印象深かったのが、脳に電極を埋め込んだ三人の登場人物（それぞれ四肢麻痺、パーキンソン病、失明）の葛藤と行く末を描いた

『I Am Human（私は人間）』*というドキュメンタリー映画だ。まだ実験段階の手術を、何の保証もないまま受けるのは、相当の勇気と覚悟が必要である。しかし当事者にとって、自立した日常を送るための唯一の方法がそれだとしたら？　受け入れるか受け入れないかは当事者の間でも意見がわかれるであろうが、作品の最後に映し出される彼らの笑顔や肯定的な発言は、治療を待ち望む人々にとってまちがいなく大きな希望となるだろう。

だが、もしこうした技術が、さまざまな病気や障害を治癒し、克服するという医療目的を超え、人間の能力をさらに高めるエンハンスメントの目的で一般的に使用されることになったらどうなるだろうか？　それは、「人間であることの意味を根本的に変えるということになる」のだろうか？　ユヴァル・ノア・ハラリが『ホモ・デウス』で警告しているように、人間の飽くなき探求は、最終的には「不老不死」を求める動きにつながっていくという。先人たちが命を賭して発見した生体電気は、私たちの命を救うだけでなく、命を制御するものへと発展していくのだろうか。私たちは自らの意識をも、脳に埋め込まれた小さな装置に託すことになるのだろうか。言葉を介さずとも相手の考えていることが「テレパシー」でわかってしまったら、以心伝心とか微細な心の機微までをも汲み取る、人間が本来もっている、いかにも人間らしい能力までもが失われてしまうのだろうか。

「人体を操作しようとする時、少なくとも私たちが発明したヘッドギアを使ってではなく、数百年来の進化によって磨かれてきた人体の条件で操作するべきだ」と著者はいう。彼女もまた、本書の後半で多くのページを割いて、生体電気の輝かしい未来とその危険性について読者に注意を喚起している。人間はこれまでの長い歴史の中で、よりよく生きるために、常に限界に挑戦し、その限界を超えて新たな技術を生み出してきた。そのたびに私たちは、「人間とは何か」という哲学的な疑問を突きつけられてきた。どれほど技術が発展しても、たとえ不老不死を手に入れようとも、答えが出ないまま残されたこの疑問だけは、人間として手放してはいけない最後の砦なのではないかと思う。

本書の刊行にあたっては、青土社書籍編集部の篠原一平氏をはじめ、校了にいたるまでの長い期間、多くの方々に大変お世話になった。この場を借りて心より御礼申し上げたい。

飯嶋貴子

二〇二四年六月

＊ *I Am Human*, 2019, Directed by Taryn Southern and Elena Gaby

索引

あ行
RNA 118
アイントホーフェン、ウィレム 125–27, 129
アグニュー、ウィリアム 104
アダマツキー、アンドリュー 313
アダムス、ダニー・スペンサー 239–40, 242, 245, 340, 344
とがん治療 276–77, 282
とプロトン 303
アッシュクロフト、フランセス 111, 113
『生命の閃光』106
アニマルスピリット（動物精気 pneuma psychikon）30–31, 40
アルカリ土類金属 79
アルカンジェリ、アンナローザ 268, 270, 278
アルコール 337
アルツハイマー病 164
アルディーニ、ジョヴァンニ 41, 53, 63–66, 130–31
とガルヴァーニ 66–70
と蘇生 70–74
アルトマン、マーガレット 229
アルファ波 164
アレニウス、スヴァンテ 97
アレン、ポール 251
アンダラ 198, 202, 204–05, 207–08
アンペール、アンドレ＝マリー 82
EEG（脳波計）19, 144–48, 164, 321
EMG（筋電計）226
ECoG（皮質脳波記録）164–66, 178
ECG（心電図）126–27, 134, 179, 226
イオン 15–16, 96–103, 115
とインプラント 298–301
とがん 259–63, 265–72, 277–79, 284
とキトサン 304
とチャネル 103–15, 117–20
と胚 237–39
と薬物 334–38
イカ 99, 302, 304–05
意識 162, 165
医者 32
イヌ 123–24, 192–95
イングラム、ブランドン 181–82, 195–97
いんちき 74–78, 147
インプラント 289–90, 330–34
インプラント型神経補綴 202
ヴァイゼント、マイケル（マイク）315, 317–20
ヴァッサーリ、アントン・マリア 56
ヴァッリ、エウセビオ 50, 54–55
ウィーナー、ノーバート：『サイバネティクス——動物と機械における制御と通信』150
ヴェッラッティ、ジュゼッペ 40
ヴェントゥローリ、ジュゼッペ 59
ウォーラー、オーガスタス 124–27, 129, 134, 143–44
ウォルシュ、ヴィンセント 324–25
ウォルシュ、ジョン 36–37, 40, 80
ヴォルタ、アレッサンドロ 27–29, 45–49, 61, 67
とガルヴァーニ 49–60, 67
とファラデー 96
とフンボルト 79–80
ウォルターズ、バーバラ 262
うつ病 9, 12, 14, 69, 164
と tDCS 326
と DBS 158–60
エイドリアン、エドガー 138–43, 148, 150
とベルガー 146
AI（人工知能）346
エピジェネティクス 116
FDA（食品医薬品局）157, 159, 175, 177, 338
と脊髄損傷 194–99, 202–05
MEG（脳磁図記録）179
MPTP 155【えむぴいてぃぴい】
エルズワース、オリヴァー 76
エレクトローム 20–23, 91–92, 114
塩化物 96, 98, 100, 105
とがん 271
と精子 232
と排卵 231
オウ、シェリー 244
王立協会（ロンドン）59, 77, 123, 146
王立外科学会（ロンドン）64
王立人道協会（ロンドン）72
OFS（脊髄外振動場刺激装置）191–209
オートン、ジャック 260

か行
カート、グレゴリー 260
カートン、リチャード 143–44
カーネル 135–36, 172–74, 178, 180

ガイスラー、デヴィッド 195
海洋生物 300-01
カヴオト、ジェームズ 182, 198, 202, 204-05, 208
カエル 40-44, 50-58
と再生 247, 250-51
と腫瘍 255, 282-83
と神経コード 137-41
と脊髄ニューロン 185, 199-200
とデュ・ボワ＝レーモン 84-85
と胚 239-45
とプロトンポンプ 302-03
とマテウッチ 82-84
とロボティクス 287-88, 310-14
科学革命 29, 33
活動電位 95-96, 98-102, 108-10
とインプラント 299
とがん 266-70
と心臓 113, 128, 133
と脊髄 207
カッラドリ、ジョヴァッキーノ 53, 55, 60
カトリック 38-39, 45, 230
雷 36, 41, 43-44, 46
カリウム 79, 183, 339
と活動電位 98, 100-03
とがん 270-71
と精子 232
とチャネル 105-12, 119
とニコチン 337
と胚 237-38, 245
ガリレオ、ガリレイ 29
ガルヴァーニ、ルイージ 19, 28-29, 32, 37-45, 49-62, 78-79, 346
とアルディーニ 65-69
とフンボルト 79-80
ガルヴァニズム 70-72, 77-78
『ガルヴァニズムの理論的・実験的試論』（アルディーニ）68
ガルヴァニック協会 68-70
カルシウム 15, 96, 100, 115
とがん 271
と精子 232-33
とチャネル 105, 110, 113
カルプー、ジョセフ 64, 70
ガレン、クラウディウス（ガレノス）30
がん 18, 20-22, 279-84
とイオンチャネル 114, 258-64, 266-71, 283
と再生 255-56
と治療 271-79, 309-10
感覚運動野 169
幹細胞 224-25, 240-41, 253-54, 266, 306-07
関節リウマチ 289
甘草 338-39
肝臓 248
カンペノット、ロバート 108
ガンマ波 164
記憶 135, 150, 170-74, 322-23
疑似科学 78
傷 17, 189, 207-08, 212-20
とキトサン 304
とタイプ 308-09
喫煙 336
キトサン 302, 304
キネア、デヴィッド 32
ギャップ結合 113, 128, 243-44
求心性神経系 94
強迫性障害 10, 158, 160-61
ギルバート、ウィリアム 33
ギルバート、フレデリック 331
金属 51-56, 76
とインプラント 288, 293-96
筋肉の収縮 41-45, 50-57
と死体 64-65
と神経コード 136-41
とデュ・ボワ＝レーモン 85-86
菌類 18, 115
クーロン、シャルル 50
薬 10, 74-78
とイオンチャネル 112-13, 269, 334-38
とがん 309
とナトリウムチャネル遮断薬 277-78
→再生医療
グラクソ・スミスクライン（GSK）291
グラッドストン、ハーバート 124
グリア 294-96
クリアエッジ 275
グリーヴス、メル 269, 272-73
グリーリー、ハンク 333
CRISPR 22
クリック、フランシス 102, 104, 165, 258
『DNAに魂はあるか―驚異の仮説』162-63
グリックマン、モートン 262-63
グレアム、ジェームズ 75
グレートバッチ、ウィルソン 132-33
クローン作成 104-05
ゲーリケ、オットー・フォン 33-34
外科手術 274-75
血液 17, 29, 127-29
ケネディ、フィル 176-77, 330

ゲノム 21, 92, 117, 273
ケプラー、ヨハネス 29
ケラチン（海綿）301
弦検流計 126-27, 129, 140, 144
原生生物 18, 115
顕微鏡 29, 31
検流計（ガルヴァノメーター）82, 85
→弦検流計
攻撃性 152-53
酵母菌 29
コーエン、アダム 345
コーディング 21-22, 148-49, 171
と神経 136-43, 162-71
と生体電気 117-20, 244-45, 250
コープランド、ネイサン 170
コーミー、ピーター 200
古代ギリシャ 33
コッホ、クリストフ 165-66
子ども 247-48
コネチカット医学会 75-76
琥珀 33-35
コブ、マシュー 150
コペルニクス、ニコラウス 29
ゴメズ、マーセラ 307-08
コラーゲン 301
ゴルジ、カミッロ 93
ゴロデツキー、アロン 304
混合伝導 300
コンピューター 148-49

さ行

再生 189-92, 246-51, 303-04
とがん 255-56, 309
再生医療 223-25, 251-54, 310-11
サイバーキネティックス社 198, 201, 203-05
サイバネティクス 149-50, 349
再分極 109-11
細胞膜 103, 106, 108-09, 118
ザオ、ミン 210-11, 217-19, 254
ザクマン、ベルト 103-05, 112
ザコン、ハロルド 119-20
殺人法（1803年）63-64
査読者 339-43
左右非対称性 236, 239-40, 243
サンゴ 300-01
サンショウウオ 246-47, 255
酸素 79
サンデラクルス、サラ 254
死 70-74
→死体
シーハン、ポール 306-09
シェリー、メアリー：『フランケンシュタイン』 66
軸索 94-95, 99, 110, 189-91, 208
シスケン、ベティ 249
自然哲学 32, 45-46
死体 63-66, 71-74
シナプス 95, 128-29
シナプス可塑性 265
自閉症 158, 326
脂肪細胞 241, 305-06
ジャクソン、アンドリュー 288
ジャッフェ、ライオネル 183-87, 219, 231, 235
と再生 249
シャピロ、スコット 194-201, 205
ジャムゴズ、ムスタファ 20, 24, 263-71, 277-79
宗教 38-39, 41, 45-46, 230
樹状突起 94-95
ショイエルマン、ヤン 176, 179
衝撃 →電気療法
上皮 211-14
ジョージ、マリ・ハルマン 194, 198
植物 18, 114-15
徐細動 71
女性 40, 225-31, 256-57
徐脈 129, 133
ジョンソン、ブライアン 135-36, 172-74, 178-79
白川英樹 297
新型コロナウィルスの蔓延 202, 207, 271, 327
神経インパルス 94-96, 101-02, 110, 136-43, 181-83
神経技術 328-30
神経系 16-17, 29-31, 91-92, 114-16
とイオン 96-103, 114
とデュ・ボワ＝レーモン 85-87
と電気療法 289-93
とニューロン 93-96
神経コード 136-43, 162-74
神経刺激 8-14
神経伝達物質 95, 110
神経毒 112-13
神経バイパス 167-69
人工電気 →電池（バッテリー）
心室 128
心臓 113, 124-29, 136-37
とペースメーカー 130-34
心電図検査 126-27

心房 127-28
水素 79, 237-38
膵臓 111
睡眠 147, 164, 321-22
スープ 95
スパーク 95
スパランツァーニ、ラザロ 42, 53, 55, 57, 60
　とアルディーニ 67
スポーツ 12, 348
スワントン、チャールズ 272
精子 231-33
静止電位 100, 107-08
生体インピーダンス 274-75
生体解剖反対主義者 123
生体適合性材料 289
生体電気コード 117-20, 244-45, 250
静電気 34
静電気発生器 34-35, 41
生物学 29, 32, 78
生理学的電流 185-89, 209-15
脊髄損傷 181-83, 185, 189-209, 329
摂食障害 324
節足動物 304
切断 223
ゼノボット 287-88, 310, 312-13
ゼラチン 301
セラフィン、カタリーナ 130, 328
セレスティアルベッド（天空のベッド）75
先天性欠損症 18, 335-37
繊毛 311-12
臓器 17, 224, 252
藻類 114, 183-86
蘇生 70-73, 131
ゾッターマン、イングヴィ 140-42
ソト、アナ 279
ソネンシャイン、カルロス 279

た行

DARPA（国防高等研究計画局）171, 218, 306
　と再生 251
　と tDCS 315-19
ダーマコーダー 217-18
第一次世界大戦 139, 150
第二次世界大戦 149
ダイバック 189
タンパク質 105-06
チャーネット、ブルック 282-83
治癒 215-20, 251-52, 255-56, 307-09
ツィームセン、フーゴ・フォン 130
ツェン、アイ＝スン 247-50, 340
デ・ルーフ、アーノルド 345
tDCS（経頭蓋直流電気刺激）8-14, 315-26, 347-49
DBS（脳深部刺激療法）10, 156-62, 178, 292, 333
デイヴィス、ポール 116, 345
DNA 102, 104, 118, 258
ディクソン、マイク 275
デカルト、ルネ 30-31
哲学 28, 30
テトロドトキシン 112
デバネズミ 255-56
デュ・ボワ＝レーモン、エミール 84-87, 91, 94-95
デルガド、ホセ 152-53
テレパシー 144
電圧測定値 225-31, 256-59, 276
　→膜電圧
電位計 81-82
電界 114, 116
てんかん 10, 69, 145, 147, 150-51
　と薬物 277-78, 334-35
電気 33-37, 61, 96-97
　と医療 74-79
　とヴォルタ 27-28, 45-57
　とガルヴァーニ 29, 39-45, 54-59
　と再生 249-53
　と心臓 124-34
　と精子 232-33
　と脊髄 207-08
　と藻類 183-85
　と蘇生 69-74
　と損傷治癒 218-20, 307-08
　と脳 143-48
　と胚 240-43
　と皮膚 211-13, 217
　→動物電気、イオン、電圧測定値
電気魚 33, 37, 40, 80-81
電気生理学 56, 58, 92-93, 265-67
電気盆 48, 51
電気療法 150-52
電気薬学 10, 289-301, 327-28
電磁気 61
電信 61, 79, 81
電池（バッテリー）58-61, 79
　とアルディーニ 68-69
　とカエル 82-85
　とペースメーカー 132-33
洞結節 128, 133
同性愛 151

頭足類　→イカ
糖尿病 10, 111, 113
動物電気 63–70, 78–82, 87
　と再生 246–47, 249
　と脊髄 189–90
　と脳 152–54
　と排卵 227–29
　→イヌ、カエル
トゥレット症候群 158
床ずれ 216
トスティ、エリザベッタ 232, 237
ドノヒュー、ジョン 166, 176, 204
ドブス、デイヴィッド 160
トラクター 76–77
トランジスター 301–02, 304, 306
トルピラージュ 150
トレイシー、ケヴィン 289–90

な行

内皮 214
ナトリウム 79, 183, 250
　と活動電位 98, 101–02
　とがん 267, 269–70, 277–78
　とチャネル 104–12, 119
ナポレオン・ボナパルト 58, 67
ニコチン 336–37
ニコレリス、ミゲル 204
ニッチェ、マイケル 322
ニュートン、アイザック 29, 31
ニューラルダスト 178
ニューラルレース 178
ニューログレイン 178
ニューロピクセル 178
ニューロン 16, 93–96, 293–95, 298–99, 337
ニュスライン＝フォルハルト、クリスティアーネ　252
妊娠 335–37
認知症 145, 164, 171
ヌッチテリ、リチャード 20, 184, 186, 188, 207
　と皮膚 214, 217–18
ネイグル、マット 166–67, 328
ネーアー、エルヴィン 103–05, 112
脳 16–17, 19, 21, 69–71, 143–48
　と ECG 134
　とインプラント 135–36, 152–54, 156–62, 293–98
　とコンピューティング 148–50
　と腫瘍 144–45, 164
　とチップ 173–80
　と電気療法 150–52
　とニューロン 94
　→DBS、記憶、神経コード、tDCS
野木大作 243
野田昌晴 105
ノビーリ、レオポルド 81–82
ノルデンストローム、ビョルン 259–63, 284

は行

歯 17
バー、ハロルド・サクストン 225–31, 235, 256–59, 274, 346–48
バーガー、セオドア 135, 170–73
パーキンス、エリシャ 75–77
パーキンソン病 10, 154–57, 159–61, 164
hERG チャネル 268, 271
バード、ゴールディング 79
バードン、パトリック 337
胚 18, 233–45, 345
　と幹細胞 224
　と再生 247
　→先天性欠損症
『バイオエレクトリシティ』（雑誌）343
バイオリアクター 223
ハイドロゲル 289
ハイマン、アルバート 131–32
排卵 227–31, 256
バイロン卿 77
パウルス、ウォルター 322
ハクスリー、アンドリュー 96, 99–103, 107
バクテリア 18, 29, 114–15, 119
ハタズリー、アンドリュー 111, 113
バッシ、ラウラ 39–40, 46
ハッチンソン、アレックス 348
バディラック、スティーヴン 225, 251–52, 341
ハラリ、ユヴァル・ノア：『ホモ・デウス』11
パリ学術協会 54
ハロルド、フランクリン：『世界をわかりやすくするために』343
ハンセン、スコット 115
BETR プログラム 307, 309
BETSE（生体電気組織刺激エンジン）346
ヒーガー、アラン・J. 297
ヒース、ロバート 151–52
ピータック、アレクシス 346
ピッコリーノ、マルコ 61, 89
ビッセル、ミナ 221
ヒトデ 246
ヒドラ 246

避妊 229–31
ヒバマタ 183–85
皮膚 17, 211–13, 216–17, 249, 305
ヒンクル、ローラ 188, 340
ファム、クリス 291
ファラデー、マイケル 61, 96–97
フィルミアン、カルロ 48
フィンガー、スタンリー 80
プー、ムー？ミン 185–88, 190, 210, 213
ブートン、チャド 167–69
フォースター、ジョージ 64–65, 72–73
フォーブス、アレクサンダー 139
ブオニコンティ、マーク 192
物理学 29, 79
不妊治療 229–31
プラー、クリスティン 218
プラスチック 296–98, 300
プラセボ効果 13, 160, 197, 200, 318
プラナリア 243, 246–47, 251, 338
フランクリン、ベンジャミン 35–36, 39–40, 46
フランクリン、ロザリンド 102
フランス科学アカデミー 50, 54, 67
フリシ、パオロ 47
ブルクハルト、イアン 168, 174, 179
ブルニャテッリ、ヴァレンティノ 53, 55
ブレインゲート 166–68, 170, 176, 198
ブレッサドーラ、マルコ 37, 61, 89
フレンチ、ジェニファー 202, 328–31, 333
フローリッヒ、フラヴィオ 178
プロトン 237–39, 302–07
ブロンデル、クリスティン 50, 70
フンボルト、アレクサンダー・フォン 32, 79–81, 83–87, 91
ベイツ、エミリー 335–37, 339–40, 342
ペースメーカー 130–34, 154–58, 293
ベータ波 164
ベッカリーア、ジャンバティスタ 40, 46
ベッティンガー、クリス 296
PEDOT 297–98
ベナビッド、アリム＝ルイ 156–57
ペニンガー、ヨゼフ 217
ベネディクト14世 38
ベルガー、ハンス 18, 143–48, 320
ヘルムホルツ、ヘルマン・フォン 86–87, 91, 95
ペンフィールド、ワイルダー 150–51
ボーゲンズ、リチャード 186–96, 198–201, 205–09, 219
ボーナート、デブラ 192–94, 196, 199, 205–07
ホジキン、アラン 96, 99–103, 107
ポタミアン、ブラザー 45
補綴学 22, 223
骨 17, 39, 215, 241, 305–06
　とサンゴ移植片 300–01
　と治癒 216–17
ポリアセチレン 297
ポリマー 289, 297, 300
ボレリ、アルフォンソ 31
ボローニャ　→ボローニャ大学
ボローニャ大学 38–40, 59, 68, 72
ボンガード、ジョシュア 287, 312

ま行

マーシャル、ジョン 76
マーシャル、リサ 322
マージンプローブ 275–76
マーブルストン、アダム 173–74, 179
MIMO（多入力多出力）アルゴリズム 170–74
マカロック、ウォーレン 148–49
マクダイアミッド、アラン・G. 297
膜電圧 238–41, 243–45, 249, 263, 302–03
　とがん 276, 280–82
　と幹細胞 305–07
膜電位 99, 108–09, 238
麻酔 337–38
マスク、イーロン 172, 178
マッキノン、ロデリック 105–06
マッケイグ、コリン 209–11
マテウッチ、カルロ 82–84
麻痺　→脊髄損傷
マレー、トーマス 348
ミッチェル、ピーター 19
ミュッセンブルーク、ピーテル・ファン 35, 46
ミュラー、ヨハネス 81
目 214, 248, 265
迷走神経 289–93, 327–28
メイバーグ、ヘレン 158–60, 174, 333
メスメル、フランツ 77
メッサーリ、マーク 216
メドトロニック 133, 156–59, 198
モランディ、アンナ 40

や行

薬物　→薬
ヤング、ステラ 329
有機エレクトロニクス 297
ユタアレイ電極 165–67, 173, 175–77

ら行

ライデン瓶 34–36, 40–41, 43–44, 48, 55, 74
ラット 171
ラドウィッグ、キップ 161, 297–99, 325, 327
ラニチェク、アン 206, 210–13, 217, 340, 352
ラモン・イ・カハル、サンティアゴ 93
ラングストン、ジョセフ 154–55
ラングマン、ルイス 256–59, 274
卵子 232–33
ランツァリーニ、ルイージ 69
ランド、エルマー 114
リー、ジアンミン 205–07
リッジウェイ、アンディ 158
リッター、ヨハン・ヴィルヘルム 80
リフレクチン 304
リンガー、シドニー 97–98
臨床試験の被験者 330–34
ルイス、トーマス 127
ルーカス、キース 137–39
ルーミス、アルフレッド 321
レイ、ジョニー 176–77
レヴィン、マイケル 117, 223, 225, 242–43, 346
　と幹細胞 305–07
　とがん治療 282–83
　と再生 250–52
　とゼノボット 310–13
　と胚 235–39, 283
　と批評家 340–43
　とプロトン 303
　と麻酔 338
レンザー、ジャンヌ：『私たちの体内の危険』 292
ローズ、シルヴァン・メリル 255
ローランディ、マルコ 301–09
ロック、ジョン 229–31
ロビキン、マリア 282
ロビンソン、ケン 184, 186–88, 191, 199–200, 212
　と胚 237–38
ロペス、ホセ 284, 341
ロボティクス 287–89, 310–14

わ行

ワシントン、ジョージ 76
ワトソン、ジェームズ 102, 104, 258

私たちは電気でできている
　200年にわたる生体電気の研究の歴史と未来の展望

2024年6月25日　第一刷印刷
2024年7月10日　第一刷発行

著　者　サリー・エイディ
訳　者　飯嶋貴子

発行者　清水一人
発行所　青土社

〒101-0051　東京都千代田区神田神保町1-29　市瀬ビル
［電話］03-3291-9831（編集）　03-3294-7829（営業）
［振替］00190-7-192955

印刷・製本　シナノ
装丁　大倉真一郎

ISBN978-4-7917-7651-1　Printed in Japan